Roland van Linge

Innoveren in de gezondheidszorg

Roland van Linge

Innoveren in de gezondheidszorg

Theorie, praktijk en onderzoek

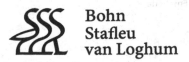

Bohn
Stafleu
van Loghum

Houten, 2016

Eerste druk, eerste en tweede oplage, 2006-2012
Tweede (ongewijzigde) druk, Bohn Stafleu van Loghum, Houten 2016

ISBN 978-90-368-1365-5   ISBN 978-90-368-1366-2 (eBook)
DOI 10.1007/978-90-368-1366-2

NUR 870
Omslagontwerp: Cube Vormgeving/Cees Brake bno, Enschede
Basisontwerp binnenwerk: Martin Majoor, Arnhem

Bohn Stafleu van Loghum
Het Spoor 2
Postbus 246
3990 GA Houten

www.bsl.nl

Inhoud

Inleiding

Innovaties zijn vandaag de dag meer regel dan uitzondering in de gezondheidszorg. Ook verpleegkundigen zijn er druk mee. Nieuwe verpleegkundige interventies, richtlijnen, zorgprogramma's, belevingsgerichte zorg, nieuwe verpleegkundige functies zoals de nurse practitioner en ga zo maar door. Soms worden innovaties door verpleegkundigen zelf bedacht, onderzocht en ontwikkeld, soms door andere professies of het management.

Er zijn weliswaar boeken geschreven voor het Nederlandse taalgebied over innovaties in de verpleging, maar deze richten zich vooral op bepaalde soorten innovaties. Een boek dat een overzicht geeft van de verschillende benaderingen van innoveren, toegespitst op de diverse innovaties in de verpleging, voorziet mijns inziens in een duidelijke behoefte.

De eerste druk van dit boek, uit 1998, was opgebouwd rond de fasen in het innovatieproces zoals deze in diverse modellen worden onderscheiden. Deze keuze had mede te maken met de beoogde doelgroepen van het toenmalige boek. Dit waren studenten van hbo-v-opleidingen, voortgezette opleidingen in de verpleging en masteropleidingen in de verplegingswetenschap. In de jaren na het verschijnen van de eerste editie van dit boek heb ik in mijn onderwijs aan masteropleidingen in de verplegingswetenschap gekozen voor een structuur waarin de diverse benaderingen van innoveren worden belicht. Deze benaderingen vormen de ruggengraat van deze tweede editie. De verschillen met de eerste editie zijn dan ook aanzienlijk. Bovendien is deze editie vooral bedoeld voor studenten die een masteropleiding in de verplegingswetenschap volgen en voor verpleegkundigen die dit niveau al hebben bereikt en zich verder willen verdiepen in de innovatiewetenschap. Hierbij heb ik dan projectleiders, staf- en kwaliteitsfunctionarissen, managers en onderzoekers voor ogen. Maar ook voor niet-verpleegkundigen die dergelijke functies bekleden in de gezondheidszorg zal dit boek, door de wijze waarop het is opgezet, bruikbare onderdelen bevatten.

De nadruk op innovatiebenaderingen, -theorieën en -modellen in dit boek is ook bedoeld om allerlei innovaties die hun intrede doen in de zorg in een breder perspectief te plaatsen. Bepaalde manieren van innovatieontwikkeling en bepaalde soorten innovaties, zoals richtlijnen, lijken soms de enige optie. Een kijkje buiten de gezondheidszorg kan dan heel verfrissend zijn. In dit boek zal ook aandacht worden besteed aan benaderingen en modellen van innoveren die in de gezondheidszorg en verpleging nog minder bekend zijn. Ook zullen onderzoeken worden aangehaald en besproken die afkomstig zijn van buiten de gezondheidszorg, zoals het bedrijfsleven, de ICT-sector en het onderwijs. Het zwaartepunt bij de selectie van onderzoek lag echter wel bij verpleging en gezondheidszorg. Hierbij heb ik geen volledigheid nagestreefd, maar vooral onderzoeken gekozen die illustratief waren voor de verschillende benaderingen en modellen. Soms wordt er bij de weergave van onderzoek aangegeven dat er 'mogelijk' een relatie is tussen factoren. Hiermee wordt dan bedoeld dat er wel aanwijzingen zijn voor een relatie maar geen overtuigend bewijs.

De innovatiewetenschap is een typisch multidisciplinaire wetenschap. Bij de keuze van de verschillende innovatiebenaderingen heb ik geprobeerd hiermee rekening te houden. Zo zullen benaderingen worden behandeld die zich richten op de persoon, de groep/het team, de organisatie en netwerken van organisaties. Deze benaderingen zijn onder andere afkomstig uit de psychologie, de organisatiesociologie, bedrijfskunde en management (kennismanagement, verandermanagement en innovatiemanagement). Verder wil ik erop wijzen dat in dit boek geen strikt onderscheid wordt gemaakt tussen de begrippen theorie en model.

Het boek is als volgt opgebouwd.

Hoofdstuk 1 bevat een begripsbepaling en een korte inleiding op de verschillende benaderingen van innoveren die in de hoofdstukken 2 t/m 9 worden behandeld.
    Het begrip innovatie wordt gerelateerd aan verwante begrippen als verandering en verbetering. Ook komen hier de verschillende soorten en kenmerken van innovaties aan de orde, de redenen om te innoveren en de verschillende innovatierollen die verpleegkundigen kunnen vervullen.

In hoofdstuk 2 staat de rationele benadering van innovatie centraal. Deze benadering, die nog tamelijk overheersend is in de gezondheidszorg, wordt verder onderscheiden naar procesmodellen en modellen die zich richten op de relaties tussen structuur, strategisch beleid, omgeving en innovatie. Ook wordt ingegaan op de typische interventies die binnen deze benadering zijn ontwikkeld.

Hoofdstuk 3 behandelt de human-resourcebenadering van innoveren. Hierbij gaat het over de relaties tussen persoon, groep, leiderschap en innovatie. Ook hier komen interventies aan bod.

In hoofdstuk 4 wordt vooral de cultuurbenadering besproken. Waarden, basale opvattingen en gedragingen worden hier gerelateerd aan innovaties en organisaties. Tevens wordt kort ingegaan op de verwante benaderingen van betekenisverlening en organisatorische identiteiten.

Hoofdstuk 5 belicht de politieke benadering. Innovatie wordt hier beschouwd als een proces waarin machtsverhoudingen en politiek handelen de boventoon voeren.

In hoofdstuk 6 worden benaderingen behandeld waarin innoveren als een natuurlijk proceswordt gezien. Organisaties en innovaties kennen aan elkaar gerelateerde levensfasen en innovatieprocessen zijn complex van aard.

Hoofdstuk 7 gaat over de netwerkbenadering van innoveren. Netwerken van personen, groepen en organisaties oefenen volgens deze benadering een sterke invloed uit op zowel de ontwikkeling als de verspreiding en adoptie van innovaties.

In hoofdstuk 8 staat de momenteel nogal sterk in opkomst zijnde kennis- en leerbenadering centraal. Innovatie impliceert kennis- en leerprocessen.

In hoofdstuk 9 worden integrerende benaderingen besproken. Hierbij is gekozen voor de contingentie- en configuratiebenaderingen, die proberen een brug te slaan tussen de andere benaderingen. In dit hoofdstuk wordt ook een model gepresenteerd dat door mijzelf in de afgelopen jaren is ontwikkeld.

Hoofdstuk 10 gaat het meest direct over innovatie in de verpleging. Een aantal categorieën van verpleegkundige innovaties wordt geanalyseerd zoals verpleegkundige diagnostiek, *evidence-based practice*, nieuwe verpleegkundige organisatievormen en functies, verpleegkundige modellen, kwaliteitssystemen en integrerende innovaties. Bij de analyse zal uiteraard gebruik worden gemaakt van de in dit boek besproken innovatiebenaderingen.

Hoofdstuk 11 gaat ten slotte nader in op onderzoek van innovatie en binnen innovatieprocessen in de verpleegkundige praktijk. De verschillende onderzoeksdesigns worden besproken, evenals de bruikbaarheid van onderzoeksresultaten en -methoden. Ook de verschillende vormen van praktijkgericht innovatieonderzoek komen hier aan de orde.

1 Innoveren in de verpleging: plaats- en begripsbepaling en benaderingen

In dit hoofdstuk maken we kennis met het verschijnsel innovatie en de betekenis van innovatie voor verpleegkundigen, de verpleegkundige professie en de organisaties waar verpleegkundigen hun werk doen.

In paragraaf 1.2 wordt een onderscheid gemaakt tussen soorten en typen innovaties. Hierdoor zal de herkenbaarheid van het begrip innovatie groter worden. In paragraaf 1.3 volgt een overzicht van de redenen die er kunnen zijn om te innoveren in de verpleging. Dit kunnen individuele redenen zijn, redenen van de verpleegkundige professie en redenen van de organisaties waar verpleegkundigen hun werk doen. Paragraaf 1.3 geeft een overzicht van de soort rollen die verpleegkundigen in verschillende functies en met verschillende opleidingen als achtergrond kunnen vervullen. Paragraaf 1.4 biedt een kort overzicht van de verschillende innovatiebenaderingen die in de hoofdstukken 2 tot en met 9 uitgebreider worden behandeld.

Ten slotte bevat paragraaf 1.5 een aantal conclusies over het wat, waarom en wie van innoveren in de verpleging.

1.1 INNOVATIES, WAT ZIJN HET EN WELKE ZIJN ER?
Eigenlijk gaan de meeste definities van wat een innovatie is uit van de beleving en subjectieve waarneming van de betrokken personen. Dus als mensen een idee, een model, een systeem, een methode of een hulpmiddel als nieuw waarnemen, dan is het voor hen nieuw. Ook de als toonaangevend te beschouwen definitie van Rogers (2003) benadrukt dit subjectieve element. De definitie van Rogers luidt als volgt: Een innovatie is een idee, praktijk of object dat door een individu of andere eenheid van adoptie als nieuw wordt waargenomen.

Er zijn ook heel moeilijk objectieve criteria aan te leggen voor wanneer iets wel of niet nieuw is. Wat voor de ene persoon, groep of organisatie nieuw is, hoeft dat voor een andere persoon, groep of organisatie niet te zijn. Deze kent het fenomeen immers al of werkt er zelfs al mee. Kortom, de meeste definities van innovatie en innoveren zijn perspectiefgebonden.

Soms verwijst het begrip innovatie naar een product zoals een nieuwe interventie of een nieuwe organisatiestructuur. Soms ook verwijst het begrip naar het proces van innoveren, met aan het begin een eerste idee en aan het einde een gerealiseerde praktijk, een werkend systeem enzovoort.

Innoveren opgevat als product of proces impliceert eigenlijk altijd veranderen. Iets nieuws ontwikkelen, invoeren enzovoort, zonder dat dit verandering met zich meebrengt, is eigenlijk niet goed voor te stellen. Of innoveren ook verbeteren is, hangt af van de betekenis die men aan verbeteren geeft. Vaak verwijst men bij verbeteren naar het beter maken van een reeds bestaand systeem, methode of werkwijze. Innoveren wordt daarentegen meer gezien als het ontwikkelen en implementeren van een nieuw systeem of een nieuwe methode die een bestaand systeem of bestaande methode juist vervangt. Verbeteren wordt echter ook wel opgevat als het beter bereiken van bepaalde doelen. In deze betekenis is er geen strijdigheid met het begrip innoveren, want innoveren kan juist bedoeld zijn om bestaande doelen beter te realiseren.

Twee begrippen waar men niet omheen kan bij innoveren zijn *adoptie* en *implementatie*. Adoptie kan worden omschreven als de beslissing om een innovatie te gebruiken. Dit kan de beslissing van één persoon zijn maar ook de gezamenlijke beslissing van een groep personen. Implementatie kan worden omschreven als het geheel van acties en gebeurtenissen die leiden tot het gebruik van de innovatie. Vaak worden adoptie en implementatie gezien als afzonderlijke fasen in een innovatieproces, waarbij adoptie voorafgaat of dient te gaan aan implementatie. In de meer dynamische visie op innovatieprocessen wordt er echter van uitgegaan dat adoptie en implementatie interacterende (deel)processen zijn. Zo kan de adoptie toenemen als de implementatie succesvol verloopt, maar kan de adoptie ook verminderen als dat niet het geval is. Uit onderzoek is gebleken dat een hoge adoptie wel een positieve invloed uitoefent op de implementatie, maar ook dat een hoge adoptie alleen hiervoor onvoldoende is. Er is dus nog meer nodig voor een succesvolle implementatie. Uit onderzoek blijkt ook dat de invloeden die inwerken op adoptie voor een deel andere zijn dan de invloeden die inwerken op implementatie. Een positieve invloed op adoptie hebben bijvoorbeeld de voordelen die worden toegekend aan de innovatie voor het realiseren van zowel persoonlijke doelen als doelen van de organisatie. Een positieve invloed op implementatie hebben organisatiesystemen die congruent zijn met de innovatie zoals structuur, cultuur en human-resourcespraktijken.

1.2 SOORTEN INNOVATIES

1.2.1 Onderscheid naar inhoud

Een simpele manier om innovaties te onderscheiden is door gebruik te maken van *dichotomieën* (tweedelingen). Bekende dichotomieën zijn de volgende:

■ product- en procesinnovaties;
■ zorg- en organisatorische innovaties.

Product- en procesinnovaties (Utterback 1994)
Voorbeelden van productinnovaties in de gezondheidszorg zijn een diabetesspreek-
uur of een verpleegkundig spreekuur voor nazorg aan patiënten die chemotherapie
hebben ontvangen. Het gaat hier om relatief scherp af te grenzen vormen van zorg
die op een bepaalde plaats aan een bepaalde doelgroep worden aangeboden. Procesinnovaties zijn vernieuwingen van de concrete manieren waarop zorg wordt geboden. Het gaat dan om nieuwe manieren van diagnostiek en assessment, specifieke
interventies en manieren om met cliënten om te gaan.

Zorg- en organisatorische innovaties (Damanpour 1991)
Zorginnovaties verwijzen naar het primaire proces in zorginstellingen. Organisatorische innovaties verwijzen naar de voorwaarden die dit mogelijk maken, zoals
structuur, beheer, human resources en beleid. Het onderscheid tussen technische en
managementinnovaties komt hiermee wat de gezondheidszorg betreft grotendeels
overeen.

Typologieën geven een genuanceerdere indeling van soorten innovaties en onderscheiden naar inhoud. De volgende typologie is een voorbeeld hiervan:
■ primairprocesinnovaties
■ structuurinnovaties
■ beheersinnovaties
■ strategische innovaties
■ ideologische innovaties
■ human-resourcesinnovaties

Primairprocesinnovaties
Primairprocesinnovaties zijn innovaties van de processen die zich meer of minder
direct tussen verpleegkundige en cliënt afspelen. Er zijn verschillende voorbeelden
te noemen van dergelijke innovaties:
■ een systeem van verpleegkundige diagnoses of losse diagnoses;
■ nieuwe verpleegkundige interventies;
■ nieuwe patiëntenuitkomsten.

Deze innovaties impliceren ook dat de verpleegkundige vanuit nieuwe concepten
kijkt en denkt en andere acties uitvoert ten aanzien van de cliënt. Interventies zijn
verder te onderscheiden naar inhoud, doelgroep en sector. Zo kan een nieuwe inter-

ventie bestaan uit bijvoorbeeld nazorg (inhoud) aan patiënten met CVA (doelgroep) die zijn ontslagen uit het ziekenhuis (sector).

Structuurinnovaties

Structuurinnovaties zijn gericht op nieuwe manieren om het werk te organiseren. In de verpleegkunde gaat het vooral om nieuwe verpleegsystemen. Voorbeelden van verpleegsystemen zijn patiëntgericht verplegen, integrerend verplegen, teamverpleging, casemanagement en zelfsturende teams. Deze systemen zijn structuren die een kader scheppen voor de verpleegkundige processen. Dit gebeurt door middel van verdeling van taken en bevoegdheden, de wijze van communicatie en rapportage en de wijze van coördinatie van werkzaamheden. Structuurinnovaties hebben soms betrekking op totale structuren en soms op specifieke structuuronderdelen zoals het scheppen van een nieuwe verpleegkundige functie, het ontwikkelen van een nieuwe wijze van dossiervorming of de differentiatie van functies.

Beheersinnovaties

Beheersinnovaties hebben betrekking op de wijze van toekenning en inzet van middelen om het werk te kunnen uitvoeren. Middelen zijn: personeel, geld, materiële middelen en informatie. Een goed voorbeeld van een beheersinnovatie is een zogenaamd budgetteringssysteem. Dit systeem is een hulpmiddel om personele, financiële en materiële middelen toe te kennen aan bijvoorbeeld een afdeling in een organisatie en de inzet of besteding van deze middelen te bewaken.

Een ander voorbeeld van een beheersinnovatie is een patiëntenclassificatiesysteem. Dit systeem wordt bijvoorbeeld gebruikt om de zorgzwaarte of zorgbehoefte van patiënten te taxeren. Op grond hiervan kan dan worden berekend hoeveel zorgtijd en zorgverleners nodig zijn voor de patiënt.

Andere voorbeelden van beheersinnovaties zijn: een nieuw systeem van dienstroosterplanning of een geautomatiseerd systeem voor de registratie van cliënten- en zorggegevens.

Strategische innovaties

Strategische innovaties omvatten nieuwe doelen van eenheden binnen een organisatie (divisie, sector) of van de gehele organisatie en de manieren om deze te bereiken. Voorbeelden van strategische innovaties zijn: integrale kwaliteitsprogramma's *(total quality management)*, programma's voor staf- en managementontwikkeling, onderzoeksprogramma's en procesherontwerp *(business process reengineering* en *redesign)*. Ook vormen van samenwerking (strategische allianties) tussen instellingen vallen onder deze categorie van innovaties.

Ideologische innovaties

Ideologische innovaties omvatten nieuwe visies, ideologieën en fundamentele opvattingen. Deze innovaties kunnen betrekking hebben op de missie van een organisatie en op de visie op zorgverlening. Een nieuwe visie op de manier van organiseren van het werk en een nieuwe kijk op management vallen ook onder deze categorie.

Human-resourcesinnovaties

Voorbeelden van dit soort innovaties zijn manieren om personeel te werven, personeel te behouden, beloningssystemen, systemen voor de ontwikkeling van medewerkers, manieren van competentiemanagement, sociale steun, reflectie en coaching.

Een goede typologie onderscheidt zo scherp mogelijk tussen soorten innovaties. Dat neemt niet weg dat er altijd grensgevallen zijn, of innovaties met elementen van meerdere typen uit de typologie.

1.2.2 Onderscheid naar kenmerken

Ook als we kijken naar de kenmerken van innovaties, zijn verschillende manieren van indeling mogelijk. Hier worden de manieren weergegeven die een zekere historie kennen in de innovatieliteratuur en het innovatieonderzoek.

Kenmerken van herkomst

Als we uitgaan van het perspectief van organisaties in de zorg, dan kan een onderscheid worden gemaakt tussen:
■ extern ontwikkelde innovaties;
■ extern ontwikkelde en intern gemodificeerde innovaties;
■ intern ontwikkelde innovaties.

Gaan we uit van een landelijk perspectief, dan ontstaat een onderscheid tussen bijvoorbeeld innovaties ontwikkeld door onderzoeksinstituten, door organisaties in de zorg of ontwikkeld in samenwerking tussen onderzoeksinstituten en organisaties in de zorg.

De herkomst van een innovatie is niet onbelangrijk, omdat deze inzicht geeft in de bedoeling achter de innovatie en de onderliggende waarden en opvattingen. Ook is gebleken dat extern ontwikkelde innovaties minder snel worden geadopteerd omdat er geen ervaring van eigenaarschap is bij degenen voor wie de innovatie is bedoeld. Ook kan de elders ontwikkelde innovatie sporen bevatten van kenmerken van de organisatie die aan de wieg van de innovatie heeft gestaan. Deze kenmerken kunnen afwijken van de kenmerken van de organisatie die de innovatie importeert.

Mate van dwingendheid

Innovaties kunnen verschillen in de mate waarin ze dwingend worden opgelegd. Zeer dwingende innovaties worden opgelegd bij wet. Hierbij kan bijvoorbeeld worden gedacht aan verplichte registratie van gegevens in het kader van de WGBO. Ook binnen organisaties kunnen innovaties door de ene groep (management) dwingend worden opgelegd aan andere groepen (verpleegkundigen, artsen).

Mate van nieuwheid

Een innovatie is iets dat door een persoon of groep als nieuw wordt waargenomen. Echter, hoe nieuw een innovatie is, verschilt van geval tot geval. Bij de beoordeling hiervan speelt ook een rol of iets als nieuw wordt waargenomen vanuit het perspectief van de directe context van de waarnemer (de afdeling, de organisatie), of vanuit een breder perspectief (bijv. de verpleging in Nederland of de verpleging wereldwijd). Dit brengt met zich mee dat ook een aantal onderverdelingen dat uitgaat van de mate van nieuwheid tamelijk relatief is. Een goed voorbeeld is het onderscheid tussen *incrementele* en *radicale* innovaties (Damanpour 1991). Een incrementele innovatie wijkt in geringe mate af van een bestaande praktijk en bestaande waarden en opvattingen. Een radicale innovatie wijkt sterk af, want omvat nieuwe praktijken, waarden en opvattingen. Echter, een innovatie als bijvoorbeeld belevingsgerichte zorg kan voor de ene organisatie incrementeel zijn, want sluit al redelijk aan bij hoe men handelt en denkt, maar is voor een andere organisatie een radicale innovatie. Dit omdat de innovatie daar sterk afwijkt van bestaande praktijken, waarden en opvattingen. Het onderscheid tussen *ondersteunende* en *verstorende* innovaties (Christensen 1999) komt sterk overeen met het genoemde onderscheid en geeft aan dat sommige innovaties het bestaande systeem in stand houden terwijl andere innovaties het juist verstoren.

Tijdskenmerken

Sommige innovaties evolueren geleidelijk in de tijd terwijl andere vrij abrupt, als een soort van revolutie optreden. Dit onderscheid tussen *evolutionaire* en *revolutionaire* innovaties (Burke 2002) gaat dus in essentie om de relatie tussen tijd en innoveren. Het onderscheid wordt tevens gebruikt om twee verschillende innovatiestrategieën aan te duiden. Een evolutionaire strategie is dan gericht op het stapje voor stapje ontwikkelen van een innovatie, terwijl een revolutionaire strategie in een kort tijdsbestek de innovatie tracht te ontwikkelen en implementeren.

Compositie- en relationele kenmerken

Nog een andere manier om innovaties te onderscheiden is door te kijken naar de interne compositie van de innovatie en de relatie van deze compositiekenmerken tot andere systemen zoals zorgverleners, organisaties en cliënten.

Innovaties kunnen meer of minder *complex* zijn in de zin van het aantal componenten en de aard van de relaties tussen deze componenten. Complexiteit kan nader worden onderscheiden in onzekerheid, variabiliteit, stabiliteit, afhankelijkheid en deelbaarheid.

Onzekerheid verwijst naar de mate van kennis die men heeft over de effecten van de toepassing van een innovatie. Als er veel onderzoek is gedaan naar de effectiviteit van een bepaalde innovatie, dan zal dit leiden tot meer zekerheid. Als uit onderzoek blijkt dat de effectiviteit van een innovatie zeer laag is, dan is weliswaar de mate van zekerheid hoog, maar is er weinig reden om de innovatie in te voeren. Zelfs als uit onderzoek is gebleken dat een bepaalde innovatie zeer effectief is in een organisatie, kan men er bijvoorbeeld nog niet van uitgaan dat dezelfde innovatie in een andere organisatie 'dus' ook wel effectief zal zijn. Het hangt er namelijk sterk van af of de situatie in de desbetreffende organisatie wel te vergelijken is met de situatie in de organisaties waar de innovatie effectief is gebleken.

Zelfsturende teams in ziekenhuis Statendrecht
De zelfsturende teams die men in Statendrecht overweegt in te voeren, zijn een aantal keren onderzocht. Uit deze onderzoeken blijkt dat dergelijke teams leiden tot een hogere teamproductiviteit, kwaliteit en tevredenheid van cliënten en tot een lager verzuim van medewerkers. Als Statendrecht een of meer van deze resultaten zou willen nastreven, dan lijken zelfsturende teams een te verdedigen keuze: de onzekerheid of het gewenste resultaat zal worden bereikt is echter vrij groot. Absolute zekerheid is er natuurlijk nooit. Als Statendrecht dan ook zou besluiten tot het invoeren van zelfsturende teams, hetzij eerst op proef, hetzij direct organisatiebreed, dan zal men goed moeten nagaan of de bedoelde resultaten ook daadwerkelijk worden gerealiseerd.

Variabiliteit verwijst naar de diversiteit van de situaties waarin de innovatie gebruikt kan worden. Het kan daarbij gaan om de diversiteit van cliënten, zorgverleners en organisaties.

Zo kan men zich de vraag stellen of de organisatie van zorg door middel van zelfsturende teams wel voor alle denkbare cliëntengroepen even geschikt is. Wellicht zijn dergelijke teams het meest geschikt bij cliënten met een complexe problematiek. Dit zou dus kunnen betekenen dat in Statendrecht (zie box) op slechts een beperkt aantal afdelingen, bijvoorbeeld intensive care en psychiatrie, tot de invoering van zelfsturende teams kan worden overgegaan.

Stabiliteit verwijst naar de mate van veranderlijkheid van de situaties waarin de innovatie gebruikt kan worden. Zelfsturende teams lijken bij uitstek geschikt voor sterk veranderende omstandigheden, omdat juist deze vragen om een snel en adequaat antwoord. Structuren waarin alles langs hiërarchische lijnen dient te verlopen, zijn uitermate ongeschikt om adequaat te kunnen reageren op snel veranderende omstandigheden.

Afhankelijkheid als dimensie van complexiteit kan nader worden onderscheiden in taak-, informatie- en beslissingsafhankelijkheid. Een innovatie is sterk *taakafhankelijk* als de personen die met de innovatie werken sterk van elkaars handelingen afhankelijk zijn voor een goede uitvoering van de innovatie. Innovaties met een multidisciplinair karakter kennen een sterke taakafhankelijkheid; denk bijvoorbeeld aan een bepaalde interventie bij pijn, waarbij meerdere disciplines een taak hebben.

Soms is men voor de uitvoering van een innovatie sterk afhankelijk van de *informatie* waarover anderen beschikken, bijvoorbeeld bij nieuwe apparatuur op een intensive care, waarvoor verpleegkundigen afhankelijk zijn van technisch personeel.

Afhankelijkheid van *beslissingen* doet zich voor bij allerlei soorten innovaties. Zo kan het moment waarop een verpleegkundige de verpleegkundige diagnostiek stelt, sterk afhankelijk zijn van beslissingen van artsen om de patiënt te zien.

Zelfsturende teams en afhankelijkheid

Zelfsturende teams zijn volgens de literatuur geschikt in het geval van goed af te bakenen taken of opdrachten. Als een groep echter sterk afhankelijk is van andere groepen, dan is zelfsturing minder geschikt. Het maakt hierbij natuurlijk uit om wat voor soort afhankelijkheid het gaat. Als zowel de taak- als de beslissingsafhankelijkheid tussen groepen groot is, dan is zelfsturing eigenlijk niet mogelijk. Wat stuur je dan immers nog zelf? Als er echter hoofdzakelijk sprake is van informatieafhankelijkheid, dan lijkt dit het kiezen voor zelfsturende teams niet echt in de weg te staan.

Deelbaarheid als dimensie van complexiteit duidt op de mogelijkheid om een innovatie niet in zijn geheel te gebruiken maar slechts onderdelen ervan. Bij sommige innovaties is het een kwestie van 'alles of niets', bij andere innovaties kan men een deel gebruiken.

Men kan zich afvragen of er ook voor 'een beetje zelfsturende teams' kan worden gekozen. Dat lijkt in dit geval niet mogelijk; zelfsturing is een vrij absoluut verschijnsel. Wel kan men natuurlijk de verschillende taak- of regelgebieden waarop zelfsturing zal moeten plaatsvinden (werkuitvoering en -verdeling, werving, selectie, kwaliteitsborging, onderzoek) faseren. Met andere woorden: voor de invoering van een innovatie zoals zelfsturende teams kan men de innovatie slechts opdelen voor zover het gaat om het faseren van invoering van de onderdelen. Uiteindelijk zullen echter alle delen ingevoerd moeten zijn.

Om een inschatting te maken van de complexiteit van een innovatie is kennis nood-zakelijk. Als deze kennis afkomstig is uit onderzoek, dan is dat natuurlijk prachtig. Als het ervaringskennis is van andere gebruikers of organisaties, dan is dat minder positief, maar tenminste iets. Hoe sterk of zwak de kennis ook moge zijn: deze zal al-tijd van beperkte waarde zijn voor de eigen situatie. Dit kan een goede reden zijn om een innovatie eerst uit te proberen in de eigen situatie alvorens een beslissing te ne-men om de innovatie al dan niet in te voeren. Door een innovatie uit te proberen kan men zeer veel leren uit de operationele processen die zich daarbij zullen afspelen.

Innovaties kunnen ook worden onderscheiden naar de aard van hun relatie tot be-staande processen of systemen. Een innovatie kan aanvullend, vervangend of uit-breidend zijn.

Een innovatie is *aanvullend* indien deze iets toevoegt aan een bestaande manier van werken, waarbij deze toevoeging noodzakelijk is om het geheel goed te laten werken. Een voorbeeld is een systeem van verpleegkundige diagnoses waaraan een systeem van interventies en uitkomsten gekoppeld moet worden, willen de diagnoses bruik-baar zijn voor het bepalen van de benodigde zorg. Een ander voorbeeld is een ver-pleegsysteem waaraan een manier van rapportage wordt toegevoegd om het systeem compleet te maken.

Een innovatie kan ook een bestaande manier van werken *vervangen*. Een voorbeeld hiervan is dat een bepaalde matras om decubitus te voorkomen wordt vervangen door een andere, betere matras. Een ander voorbeeld is een taakgericht systeem van verplegen dat geheel wordt vervangen door een systeem van patiëntgericht verple-gen.

   Relatief voordeel (Rogers 1995) duidt op de mate waarin een innovatie wordt gezien als beter dan een bestaand idee of praktijk. Het gaat dus om de mogelijke vervanging van iets bestaands door iets nieuws. Een vergelijking van bestaande en eventueel nieuwe praktijken verwijst naar een waardering op grond van bepaalde doelen.

Ten slotte kan een innovatie ook een *uitbreiding* zijn van de manieren waarop wordt gewerkt. Een voorbeeld hiervan is een verpleegkundige interventie als pijnverlichting door middel van muziek, waarbij deze interventie wordt gehanteerd naast de al ge-bruikte methoden. In dit geval wordt het arsenaal van interventies dus uitgebreid.

Kenmerken van kennis
Innovaties kunnen ook van elkaar worden onderscheiden op basis van de soort(en) en bronnen van kennis die eraan ten grondslag liggen. Zo kan de mate van expliciet-heid en toegankelijkheid van de kennis verschillen. Indien innovaties hoofdzakelijk

zijn ontwikkeld op basis van kennis uit wetenschappelijk onderzoek, dan is deze kennis expliciet en voor iedereen toegankelijk. Innovaties kunnen echter ook zijn ontwikkeld op grond van ervaringskennis van personen en/of groepen. Deze kennis kan minder expliciet zijn en dus ook minder toegankelijk voor anderen.

1.2.3 Onderscheid naar configuraties van kenmerken

Bij deze indeling van innovaties wordt uitgegaan van de gelaagdheid van innovaties en van een (ideale) fit tussen de kenmerken van een innovatie binnen en tussen de lagen.

De diepste laag van innovaties wordt gevormd door de *basale opvattingen* die eraan ten grondslag liggen. De kenmerken op deze laag worden ook wel dieptekenmerken genoemd (Van Linge 1998). De basale opvattingen gaan over:

De aard van de relaties tussen mensen, waarbij de opvattingen geplaatst kunnen worden in een continuüm dat loopt van controle naar flexibiliteit.

De oriëntatie op de wereld, waarbij de opvattingen geplaatst kunnen worden op een continuüm dat loopt van interne oriëntatie, zoals de oriëntatie op de eigen groep of organisatie, en externe oriëntatie, zoals de oriëntatie op de omgeving van de organisatie (andere organisaties, de systemen waarvan patiënten deel uitmaken).

Bij innovaties die zijn ontwikkeld op basis van een bepaalde theorie of model, bijvoorbeeld een verpleegkundige theorie of een verpleegkundig model, zijn de basale opvattingen doorgaans tamelijk expliciet en naspeurbaar. Er zijn echter ook innovaties waaraan geen expliciete maar een impliciete opvatting ten grondslag ligt.

De middelste laag van innovaties wordt gevormd door *expliciete waarden, doelen en kennis over de effecten* van de innovatie. De kenmerken op deze laag zijn eerder de doelkenmerken genoemd (Van Linge 1998).

Waarden die aan innovaties ten grondslag kunnen liggen, zijn bijvoorbeeld uniformiteit, groepscohesie, tevredenheid, kwaliteit van arbeid, kwaliteit van leven, resultaatgerichtheid en ondernemingszin. Deze waarden zijn meestal wel terug te vinden in de doelen die met een innovatie worden beoogd. Of deze doelen ook redelijkerwijs zijn te realiseren, hangt af van de kennis die er over de effecten van de innovatie bestaan. Sommige innovaties zijn in hoge mate evidence-based, wat betekent dat we uit onderzoek weten dat de innovatie effectief is. Bij andere innovaties kan effectonderzoek echter nog ontbreken, of is vanwege tegenstrijdige onderzoeksresultaten de effectiviteit nog onbekend.

De bovenste laag van innovaties ten slotte wordt gevormd door de *operationele kenmerken* (Van Linge 1998). Dit zijn de relatief zichtbare handelingscomponenten van een innovatie zoals deze tot uiting komen in structuuraspecten als uitvoering van taken, communicatie en besluitvorming, standaardisatie, arbeidsintensiteit, competenties en methodische kenmerken van de innovatie. Kortom, in deze laag gaat het om de innovatie 'in actie'.

Als we nu uitgaan van de situatie waarin de drie lagen van innovaties onderling consistent zijn, dan kunnen we een viertal typen of 'configuraties' van innovaties onderscheiden.

Het regelgerichte innovatietype

* Basale opvattingen: controle en externe oriëntatie.
* Expliciete waarden en doelen: uniformiteit, voorspelbaarheid, doelmatigheid.
* Operationele kenmerken: centrale besluitvorming, individuele taakverantwoordelijkheid, standaardisatie van processen, technische competenties, verticale communicatie.

Het resultaatgerichte innovatietype

* Basale opvattingen: controle en externe oriëntatie.
* Expliciete waarden en doelen: resultaatgerichtheid, meetbare uitkomsten, hoeveelheid gezondheidswinst.
* Operationele kenmerken: standaardisatie van uitkomsten, individuele resultaatverantwoordelijkheid, doelgerichte competenties, selectieve decentralisatie.

Het teamgerichte innovatietype

* Basale opvattingen: flexibiliteit en interne oriëntatie.
* Expliciete waarden en doelen: cohesie, moraal, samenwerking, tevredenheid, kwaliteit.
* Operationele kenmerken: standaardisatie van competenties, communicatieve vaardigheden, gezamenlijke proces- en resultaatverantwoordelijkheid, horizontale communicatie.

Het ontwikkelingsgerichte innovatietype

* Basale opvattingen: flexibiliteit en externe oriëntatie.
* Expliciete waarden en doelen: ondernemingsgericht, kansen pakken, lerend, voortdurend innoverend, werkelijk innoverend.
* Operationele kenmerken: standaardisatie van normen, creatieve competenties, improvisatievermogen, interne en externe communicatie in wisselende groepen, decentralisatie.

De vier typen zijn in aanleg ideaaltypen. Ze zijn immers afgeleid van een tweetal theoretische dimensies: controle versus flexibiliteit en interne versus externe oriëntatie. Ze kunnen dan ook in meerdere of mindere mate in de realiteit voorkomen. Als wordt afgeweken van het ideaalbeeld, kan dit verschillende redenen hebben.

Een eerste reden kan zijn dat de innovatie niet op een consistente wijze ontworpen is. Zo kan aan een innovatie wel een opvatting van flexibiliteit ten grondslag hebben gelegen maar is men hiervan afgeweken bij het expliciteren van waarden en doelen en bij de operationele vormgeving aan de innovatie.

Een tweede reden kan zijn dat de innovatie door verschillende mensen verschillend wordt waargenomen en ge(her)interpreteerd. Hierbij kunnen eigen voorkeuren en bestaande opvattingen een rol spelen. Men lijkt het over dezelfde innovatie te hebben, maar kent er verschillende kenmerken aan toe.

Een derde reden kan zijn dat een innovatie hybride is, wat betekent dat deze kenmerken van twee of zelfs nog meer typen heeft. Zo kan een zelfsturend team zowel sterk resultaatgerichte kenmerken hebben als kenmerken van het teamgerichte type.

Dit onderscheid in configuraties van innovatiekenmerken heeft een aantal voordelen:
- de interne fit van innovaties kan worden vastgesteld;
- de verhouding (externe fit) tussen innovaties en kenmerken van de organisatie, de omgeving en de bedoelde gebruikers kan worden geanalyseerd;
- eventuele verschillen in perspectief kunnen worden blootgelegd (bijv. ontwikkelaars versus gebruikers, gebruikers onderling, management en uitvoerenden);
- de onderverdeling is niet gebonden aan specifieke innovaties.

1.3 WAAROM INNOVEREN?

1.3.1 Realisatie van persoonlijke doelen

Doelen van individuen kunnen sterk verschillen. Voor sommige mensen is het belangrijk om zich persoonlijk te ontwikkelen en carrière te maken. Anderen willen meer zeggenschap over het eigen werk of invloed op het beleid van de organisatie. Weer anderen worden vooral gemotiveerd door de sociale aspecten van het werk zoals bevredigende contacten met patiënten, collega's en de leidinggevende. Voor verpleegkundigen is een belangrijke motivatie het leveren van een bijdrage aan het herstel of het voorkomen van verslechtering van de gezondheidstoestand van de patiënt. De behoeften en motieven van de verpleegkundige zullen van invloed zijn op het soort innovaties dat men aantrekkelijk, waardevol en interessant vindt. Zo zullen innovaties waarvan verpleegkundigen verwachten dat deze de cliënt ten goede komen een redelijke adoptie hebben. Een vraag is, of de geneigdheid tot innovatie een persoonlijkheidskenmerk is. Kirton (1976) maakt een onderscheid tussen twee cognitieve stijlen, de *adopter*-stijl en de *innovator*-stijl. De term stijl verwijst naar een tamelijk stabiel persoonlijkheidskenmerk. Adopters zijn mensen die verbeteringen proberen aan te brengen binnen bestaande kaders. Innovators daarentegen breken met bestaande kaders en zoeken naar verbeteringen buiten de bestaande kaders.

1.3.2 Ontwikkelingen in de gezondheidszorg

Ontwikkelingen in het veld van de gezondheidszorg kunnen direct of indirect leiden tot innovatie. Een aantal van deze ontwikkelingen passeert hier de revue.

Ontwikkelingen in de markt van gezondheidszorgorganisaties

Een van de bekendste demografische ontwikkelingen waarmee eigenlijk alle zorgorganisaties en hierbinnen werkzame verpleegkundigen te maken hebben, is de veroudering van de Nederlandse bevolking. Deze ontwikkeling gaat gepaard met een toename van bepaalde ziektebeelden zoals diverse vormen van chronische ziekte. Hiernaast dienen zich ook nieuwe ziekten aan zoals hiv, ADHD en ME. Een andere ontwikkeling is het langer thuisblijven en het eerder naar huis gaan van patiënten, waardoor grotere druk op de mantelzorg ontstaat. Patiënten worden kritischer, geven zelf veranderde of nieuwe behoeften aan. In toenemende mate maken ook patiënten gebruik van internet om te zoeken naar nieuwe behandelmethoden voor hun ziekte, waarna zij hun zorgverleners confronteren met het bestaan hiervan.

Ook verpleegkundigen worden met deze ontwikkelingen geconfronteerd. De ontwikkelingen kunnen leiden tot kleine verbeteringen van bestaande zorg maar ook tot geheel nieuwe vormen van zorg.

Ontwikkelingen in technologie en kennis

Nieuwe technologieën stellen ook nieuwe eisen aan het verpleegkundige werk. Minimaal invasieve ingrepen bijvoorbeeld leiden weliswaar tot een kortere verblijfsduur in ziekenhuizen maar maken het werk van verpleegkundigen doorgaans complexer. Daarnaast worden in toenemende mate technologieën zoals beademingsapparatuur, infusen en pijnpompen ook in de thuissituatie van patiënten ingezet. Dit stelt ook nieuwe eisen aan de taken van verpleegkundigen.

Uit verpleegkundig onderzoek komt steeds meer kennis voort. Dit onderzoek is onder andere gericht op de beleving van gezondheid en ziekte door verschillende groepen patiënten, factoren zoals levensstijl die van invloed zijn op ziekte en gezondheid, ontwikkeling en effectiviteit van verpleegkundige interventies en de ontwikkeling van meetinstrumenten zoals diagnostische instrumenten. De kennis die uit het onderzoek voortkomt, kan nieuwe inzichten bieden en leiden tot de ontwikkeling en implementatie van nieuwe vormen van zorg.

Beleid van de overheid

De overheid erkent in toenemende mate het belang van een snellere doorstroom van effectief gebleken zorginnovaties en probeert dit ook te stimuleren. Dit gebeurt onder andere door de financiering van programma's zoals die door Zorg Onderzoek Nederland (ZON) worden gecoördineerd en uitgevoerd, de subsidiëring van doorbraakprojecten, het verspreiden van kennis over *best practices* via internet enzovoort.

Andere beleidsdoelen van de overheid zullen waarschijnlijk op termijn leiden tot innovatie, hoewel niet altijd direct te voorzien is wat deze innovatie dan zal inhouden. Een van de huidige doelen van het overheidsbeleid is het realiseren van meer marktwerking in de gezondheidszorg, om de kosten te kunnen beheersen, de kwaliteit van de zorg te verbeteren en de keuzevrijheid van consumenten te vergroten. Mogelijk leidt dit beleid tot zowel nieuwe vormen van zorg als nieuwe vormen van organisatie van de huidige of eventueel nieuwe zorg. De kosten van de verpleegkundige zorg maken een groot deel uit van de totale kosten in de gezondheidszorg. Gaat het beleid van zorgorganisaties zich vanwege de externe ontwikkelingen (overheid en verzekeraars) in toenemende mate richten op de verhouding tussen kosten en kwaliteit van geleverde zorg, dan zal de verpleegkundige zorg hierbij uiteraard niet buiten schot blijven.

Onderwijsontwikkelingen

Veranderingen in de uitstroom van verpleegkundige basis- en voortgezette opleidingen zijn van invloed op zorginstellingen. Wat verpleegkundigen leren nemen zij mee naar de zorgorganisaties, vaak al tijdens hun opleiding in de vorm van een stage, een duaal leertraject of het vervullen van praktijkopdrachten. Zo zien organisaties zich geconfronteerd met competentiemodellen die in de opleidingen worden gehanteerd en die gevolgen hebben voor de toetsing en beoordeling van leerlingen maar wellicht uiteindelijk ook voor het al aanwezig verpleegkundige personeel. Een ander voorbeeld is de keuze voor systemen van verticale functiedifferentiatie in de verpleging als reactie op verschillen in binnenkomende verpleegkundigen met een mbo- of hbo-opleiding. In de verpleegkundige vervolgopleidingen is de laatste jaren een aantal thema's sterk naar voren getreden die via de studenten ook in toenemende mate de instellingen bereiken. Goede voorbeelden hiervan zijn de aandacht voor *evidence-based practice* en *best practice*, *action learning* en reflectie, nieuwe functies zoals de *nurse practitioner* en de toenemende aandacht voor zelfmanagement van chronisch zieken.

Ontwikkelingen en vernieuwingen binnen het verpleegkundig basisonderwijs kunnen en zullen tot innovatie binnen zorgorganisaties leiden. Het omgekeerde kan natuurlijk ook het geval zijn. Innovaties binnen de instellingen leiden dan tot nieuwe eisen aan competenties van medewerkers, die weer kunnen leiden tot nieuwe opleidingen of andere accenten binnen bestaande opleidingen. Het kan dus beide richtingen uitgaan. Het lijkt er echter op dat de onderwijsorganisaties meestal leidend zijn als het gaat om innovatie, en de zorgorganisaties volgend.

Algemeen maatschappelijke ontwikkelingen

Over het algemeen is er in de maatschappij een tendens merkbaar dat innoveren goed wordt gevonden en veel innoveren nog beter. Voor een deel heeft dit te maken met de snelle ontwikkelingen waarmee mensen worden geconfronteerd op het gebied van de consumentenelektronica, computers en internet, draadloze telefonie en dataoverdracht. Veel mensen volgen de ontwikkelingen op deze terreinen goed en letten er scherp op dat ze de laatste innovaties kennen en zich die, indien financieel haalbaar, ook aanschaffen. Innovatie lijkt dus over het algemeen gewaardeerd te worden als iets wat voor jezelf waardevol, vlot en essentieel voor je levensstijl is. Ook zijn mensen minder snel geneigd zich te verzoenen met situaties zoals die zijn. Hoewel vaak vertrekkend vanuit eigen behoeften en belangen, dringen mensen eerder aan op verbetering van systemen, zijn ze sneller geneigd een klacht in te dienen enzovoort. Uiteraard nemen ook verpleegkundigen deel aan dergelijke maatschappelijke processen waardoor innoveren niet meer zozeer als iets uitzonderlijks en sporadisch wordt gezien maar als iets heel gewoons.

Ontwikkelingen in het denken over zorg

Ook het denken over zorg is de laatste tijd aan veranderingen onderhevig. Een sterk dominante ontwikkeling is die van de zogenoemde aanbodgestuurde naar vraaggestuurde zorg.

Zorg dient niet alleen vastgesteld te worden door de aanbieders van zorg zoals particuliere beroepsbeoefenaren en zorgorganisaties, maar dient uit te gaan van de vragen en behoeften van mensen. Het gaat daarbij niet alleen over de inhoud van de zorg maar ook over de plaats waar deze wordt gegeven, het tijdstip waarop deze wordt gegeven en de wijze van communicatie met de patiënt. Het perspectief van de patiënt wordt ook in toenemende betrokken in de ontwikkeling van nieuwe zorgvormen. Vertegenwoordigers van patiëntengroepen participeren steeds vaker in groepen die zich bezighouden met de ontwikkeling van nieuwe zorg.

Aan de andere kant is echter ook een tendens te bespeuren naar een verfijndere manier van structureren en ordenen van de zorg aan de aanbodkant. De intrede van de zogenoemde DBC's (diagnose-behandelcombinaties) is hiervan een voorbeeld, evenals de ontwikkeling en implementatie van diagnostische systemen binnen de verpleging. De ontwikkeling van richtlijnen en protocollen moet ook gezien worden als een ontwikkeling die zich vooral aan de aanbodzijde van de zorg afspeelt.

De verdere rationalisering van de zorg aan de aanbodzijde aan de ene kant en de ontwikkeling van vraaggestuurde zorg aan de andere kant laten ook zien dat de ontwikkelingen in het denken over (goede) zorg een sterk paradoxaal karakter hebben. Vanuit beide bewegingen zijn innovatieve activiteiten zichtbaar, ook in de verpleging.

1.3.3 Realisatie van organisatiedoelen

De hiervoor beschreven ontwikkelingen zullen vroeg of laat ook van invloed zijn op het beleid van de organisaties waar verpleegkundigen werkzaam zijn.

Om de beleidsdoelen van een organisatie of de onderdelen van een organisatie te kunnen realiseren, is innoveren vaak noodzakelijk. Anders gesteld: bepaalde beleidsdoelen kunnen eigenlijk alleen maar worden gerealiseerd door te innoveren. De verschillende beleidsdoelen die zorgorganisaties kunnen nastreven, maken deze relatie duidelijk.

■ Kwaliteitsdoelen. Deze doelen kunnen gericht zijn op het behouden van kwaliteit of op het verbeteren ervan. Een omvangrijke kwaliteitsverbetering vraagt altijd om innovatie van zorg en organisatie.

■ Doelmatigheid en productiviteit. Ook hier kan een organisatie uit zijn op handhaving of verbetering, waarbij verbetering mogelijk innovatie noodzakelijk maakt.

■ Kwaliteit van de arbeid en arbeidsomstandigheden. Ambitieuze doelstellingen op dit gebied maken organisatorische innovatie noodzakelijk zoals op het gebied van de human-resourcespraktijken (ontwikkeling en loopbaanmogelijkheden van medewerkers, werving en selectie, competenties en beoordeling), structurering van het werk, bouwkundige faciliteiten enzovoort.

■ Innovatie als beleidsdoel op zich. Hierbij gaat het dan meestal om de ontwikkeling, implementatie en uitvoering van werkelijk nieuwe vormen van zorg, al dan niet voor nieuwe doelgroepen. Voorbeelden zijn operaties op één dag, een poli voor specifieke vrouwenproblemen, een verpleegkundig spreekuur voor patiënten met chronisch eczeem, een nazorgprogramma voor oncologiepatiënten enzovoort. Het streven kan hierbij zijn om ook de eerste in Nederland te zijn of minimaal de eerste in de eigen regio.

■ Versterken van de concurrentiepositie. Dit beleidsdoel neemt in belangrijkheid toe. Zoals we al eerder zagen, wordt concurrentie tussen zorgorganisaties gestimuleerd door nieuwe wetgeving van de overheid. Op een aantal goed omschreven, tamelijk gestandaardiseerd uit te voeren ingrepen, zoals staaroperaties, kan nu al worden geconcurreerd tussen ziekenhuizen. De bedoeling is dat het aantal 'producten' waarop geconcurreerd zal gaan worden zich snel zal uitbreiden. In het bedrijfsleven en de commerciële dienstverlening is innovatie sterk gerelateerd aan concurrentie. Concurrentie jaagt innovatie aan; als niet wordt geïnnoveerd, dan verliest een bedrijf zijn positie op de markt en zijn marktaandeel.

■ Versterken van de relaties met andere organisaties. Om voorgaande doelen te kunnen realiseren of om in de toekomst beter te kunnen inspelen op ontwikkelingen, kan het noodzakelijk zijn om relaties aan te gaan met andere organisaties. Deze relaties kunnen een open en vrijblijvend karakter hebben maar ook meer doelgericht, gestructureerd en geformaliseerd zijn. Zo kan het voor een ziekenhuis belangrijk zijn om een zorginnovatie te ontwikkelen in samenwerking met een universiteit.

De relatie tussen beleidsdoelen en innoveren is echter niet altijd rechtlijnig. Een aantal factoren speelt hierbij een rol.

Relatie tussen beleidsdoelen onderling. Een eerste probleem heeft betrekking op de relatie tussen beleidsdoelen. Een bestudering van de beleidsdoelen van organisaties laat zien dat er meestal meer doelen worden geformuleerd. De verschillende doelen kunnen dan vragen om innovaties van een verschillend karakter. Bijvoorbeeld een doel als kwaliteitsverbetering zal andere innovaties vergen dan een doel als vergroting van de aantrekkelijkheid van de organisatie voor de werknemers. Ook het omgekeerde komt voor, wanneer een bepaalde innovatie wordt gezien als manier om meer doelen te realiseren. Bijvoorbeeld functiedifferentiatie in de verpleging wordt gezien als middel om kwaliteits- en doelmatigheidsverbetering te realiseren, evenals aantrekkelijkheid voor behoud van bestaand personeel en het aantrekken van nieuw personeel. Het is de vraag of dit allemaal kan. Opvallend is dat er eigenlijk nog weinig onderzoek is gedaan naar de effectiviteit van functiedifferentiatie, zodat er weinig houvast is voor deze doel-middelrelaties.

Een ander facet van dit probleem is het bestaan van doelen op de verschillende niveaus in een organisatie. In het ideale geval is er een subtiele samenhang tussen deze doelen. Maar zeker in sterk decentrale organisaties kunnen de beleidsdoelen op de diverse niveaus ook ver uiteen liggen. Een bepaalde innovatie kan dan interessant zijn voor het ene maar niet voor het andere niveau. Soms bestaan er ook aparte doelen voor de verpleegkundige discipline en soms niet.

Relatie tussen formele en feitelijke doelen. Een tweede probleem heeft betrekking op de relatie tussen de formele doelen en de doelen die feitelijk worden nagestreefd. Deze kunnen overeenkomen, maar dat hoeft niet per se. Zo kan het zijn dat in het beleidsplan van een organisatie verbetering van de zorgkwaliteit als doel is opgenomen, maar dat de instelling feitelijk vooral bezig is met het vergroten van de productie (aantal opnamen, verpleegdagen enzovoort). Soms vormen formele doelen ook een legitimatie voor de omgeving en minder een oproep tot handelen in de organisatie. De buitenstaander kan dan onder de indruk raken van de doelen die hij aantreft in beleidsstukken maar de organisatie is eigenlijk met andere dingen bezig.

Relatie tussen beleidsdoelen en factor tijd. Ten derde bestaat er ook een complexe relatie tussen beleidsdoelen en de factor tijd. Beleidsdoelen zijn doorgaans niet van de ene op de andere dag te realiseren en sommige beleidsdoelen zijn alleen te realiseren door eerst andere (tussen)doelen te bereiken. Zo is voor een substantiële kwaliteitsverbetering van de zorg vernieuwing van de organisatie en de competenties van medewerkers een voorwaarde. Het is vaak moeilijk te voorzien hoeveel tijd het zal kosten om deze vernieuwingen te implementeren, wat het ook moeilijk maakt om te voorzien wanneer het realistisch is om een kwaliteitsverbetering te verwachten. De complexiteit van de onderlinge relaties van de verschillende organisatiedomeinen maakt een scherpe tijdsplanning uiterst lastig en leidt, als men toch probeert te plannen, vaak tot teleurstellingen.

Relatie tussen voor beleidsdoelen gekozen innovaties en effectiviteit. Ten vierde is het de vraag of innovaties die worden gekozen of ontwikkeld om beleidsdoelen te realiseren ook werkelijk de potentie hiertoe hebben. Naarmate er meer bekend is over de effectiviteit van deze innovaties is deze relatie hechter. Als organisaties innovatieontwikkeling als beleidsdoel gekozen hebben, dan is er dus a priori nog geen kennis over de effectiviteit van deze innovaties.

Invloed omgeving. Ten slotte speelt ook de omgeving een belangrijke rol bij de relatie tussen beleidsdoelen en innoveren. Vooral als ontwikkelingen in de omgeving snel verlopen, kan dit ertoe leiden dat organisaties hijgend achter deze ontwikkelingen aanlopen door voortdurend de beleidsdoelen te wijzigen. Hierdoor kunnen eerder gekozen innovaties in een vacuüm terechtkomen. Dit geldt zeker voor innovaties die veel ontwikkel- en/of implementatietijd vergen.

1.3.4 Invloed van de verpleegkundige professie en professionele doelen

Innovaties kunnen ook gezien worden als noodzakelijk voor het realiseren van de doelen van de verpleegkundige professie. Hierbij kan het gaan om doelen die globaal, nationaal, sectoraal en lokaal worden geformuleerd.

Globale professionele doelen verwijzen naar doelen die binnen de internationale gemeenschap van verpleegkundigen als wenselijk en nastrevenswaardig worden beschouwd. Nationale doelen verwijzen naar doelen die door de nationale professionele organisaties worden nagestreefd. Sectoraal moet men denken aan de specifieke verpleegkundige beroepsverenigingen, bijvoorbeeld de vereniging van diabetesverpleegkundigen, vereniging van verpleegkundigen in de GGZ enzovoort. Lokaal gaat het om de verpleegkundige professie binnen zorginstellingen.

Strategische doelen van de verpleegkundige professie

Er kunnen verschillende professionele doelen worden onderscheiden. De doelen verwijzen naar verschillende soorten innovaties.

Behoud of vergroting van uniciteit en autonomie

Een professie kan trachten de eigen uniciteit te vergroten of te behouden. Uniciteit kan betrekking hebben op:
- het bezitten van een uniek pakket aan activiteiten;
- het bezitten van een uniek kennisdomein;

- het bezitten van een unieke visie op zorg;
- het bezitten van een unieke beslissingsbevoegdheid.

Uniek betekent hier zoveel als: niet in het bezit zijnde van anderen (andere professies, management).

Verpleegkundigen kunnen bepaalde innovaties vanuit professioneel oogpunt interessant vinden als verwacht wordt dat deze een bijdrage leveren aan behoud of vergroting van de uniciteit van de professie. Dit kan bijvoorbeeld een van de verklaringen zijn waarom verpleegkundige diagnostiek een bepaalde periode tamelijk populair was, zowel internationaal als in Nederland. De beschikking over een eigen diagnostiek suggereert een uniek kennisdomein met bijbehorende beslissingsbevoegdheden.

Er lijkt een directe en logische relatie te zijn tussen uniciteit en autonomie. Er moet echter onderscheid worden gemaakt tussen autonomie in de zin van onafhankelijkheid en relationele autonomie. Autonomie lijkt momenteel geen populaire doelstelling. Er is een tendens te bespeuren dat de grenzen tussen de disciplines in de gezondheidszorg vloeiend moeten zijn. Er moeten mogelijkheden zijn tot het herschikken van taken. Het idee hierachter is dat dit beter past bij een dynamische gezondheidszorg, dat het beter is voor de patiënt en bovendien doelmatiger. Een eigen identiteit staat echter niet per se haaks op een zekere flexibiliteit in uitvoering van taken en activiteiten.

Rationalisering en verwetenschappelijking

Een professie kan ernaar streven om de eigen handelingen meer transparant te maken en zo veel mogelijk te onderbouwen met kennis uit onderzoek. Een grotere transparantie kan bereikt worden door het formaliseren en standaardiseren van processen en uitkomsten.

De omarming van *evidence-based practice* door een deel van de verpleegkundige professie kan onder meer worden gezien als uiting van de behoefte om het beroep een sterkere wetenschappelijke status te geven. Het grote voorbeeld hierbij is de medische professie.

Specialisatie en differentiatie

Een professie kan streven naar interne differentiatie. Deze kan zowel verticaal als horizontaal zijn. Een voorbeeld van verticale differentiatie is het onderscheiden van niveaus in verpleging, zoals het onderscheid tussen seniorverpleegkundigen en verpleegkundigen. Horizontale differentiatie heeft betrekking op het scheppen van gespecialiseerde functies op basis van soorten aandoeningen en aandachtsvelden.

Aan differentiatie en specialisatie zijn zowel voordelen als nadelen verbonden. Een nadeel is dat door specialisatie de eenheid binnen een professie verloren dreigt te gaan. Een voordeel kan zijn dat de status van verpleegkundigen toeneemt.

Dienstverlening, patient advocacy en zingeving

Een professionele doelstelling kan ook zijn om op te treden als belangenbehartiger van de patiënt jegens andere professionals en eventueel ook het management van instellingen. Ook het centraal stellen van patiënten vanuit een holistische benadering van zorg of het werken vanuit een belevings- en behoeftegerichte visie kan gezien worden als de kern van de verpleegkundige professie. Volgens sommige groepen verpleegkundigen is de kerntaak van verpleegkundigen om patiënten te helpen zin te geven aan de aanwezigheid van ziekte in hun leven. Het gaat hier dus om een aantal idealen en basale opvattingen over de essentie van verpleegkundig werk.

Vergroten aantrekkelijkheid en status van verpleegkundig werk

In de klassieke literatuur over professionalisering (o.a. Abbott 1981, Freidson 1986) wordt de geringe status van verpleegkundigen benadrukt in relatie tot vooral artsen in de ziekenhuiszorg. Een gevolg hiervan is dat de aantrekkelijkheid van het beroep steeds moet worden bevochten en zeker in bepaalde tijden dreigt in te zakken.

In het AVVV-jaarboek 2003 (pag. 21) wordt melding gemaakt van de top drie van meest genoemde maatregelen om de beroepen van verpleegkundigen en verzorgenden aantrekkelijker te maken:

- meer bij- en nascholingsmogelijkheden: 64%;
- meer waardering voor verpleegkundigen en verzorgenden vanuit de organisatie: 62%;
- verlaging van de werkdruk: 58%.

Meer mogelijkheden tot innovatie staat niet in dit rijtje. Toch kunnen de wel genoemde voorkeuren gerelateerd worden aan innovatie. Bij- en nascholingsbehoefte verwijzen naar behoefte aan nieuwe kennis. Het via scholing kennisnemen van vernieuwingen kan ook leiden tot het initiëren en realiseren van vernieuwingen in de eigen situatie.

De behoefte aan meer waardering verwijst naar de blijkbaar nog onvoldoende aanwezigheid van human-resourcessystemen die voorzien in materiële dan wel immateriële waardering.

Verlaging van werkdruk verwijst naar creatieve maatregelen om werk te organiseren en vernieuwing van de aard van het werk: grotere doelmatigheid, maar met behoud van kwaliteit.

1.3.5 Innoveren vanuit professioneel perspectief

Proactief innoveren. Een professie kan verschillende posities innemen als het gaat om innoveren. Strategische professionele doelen en hieruit voortvloeiende innovaties kunnen proactief worden gekozen. In zo'n situatie wordt vooruitgelopen op verwachte ontwikkelingen of worden ontwikkelingen vanuit eigen kracht in gang gezet.

Proactief handelen door de verpleegkundige professie heeft een aantal voordelen. Bijvoorbeeld kan een nieuwe verpleegkundige functie als die van *nurse practitioner* door de verpleging zelf worden aangegrepen om een aantal van de eigen idealen te realiseren, zoals het bieden van belevingsgerichte zorg en de mogelijkheid om zelf carrière te maken. Dit kan niet in een meer reactieve situatie waarin bijvoorbeeld artsen uitmaken wat de functie van de nurse practitioner zal moeten inhouden, zoals het overnemen van een aantal medische taken.

Reactief innoveren. Een andere positie is die van reactie. Men kan reageren op bestaande ontwikkelingen, op de doelen van andere partijen, op de dwang die door anderen wordt uitgeoefend enzovoort. Vooral medici blijken bedreven in het behouden van hun dominante positie, vaak ook ten koste van groepen met een lagere status zoals verpleegkundigen.

Er zijn diverse voorbeelden te geven van reactief innoveren binnen de verpleging:

- overname van het denken in termen van competenties in zowel de verpleegkundige praktijk als in het onderwijs. Deze benadering is overgewaaid uit de VS en is eigenlijk een stroming binnen het strategische *human resources management*;
- adoptie van *evidence-based practice* als variant op *evidence-based medicine*;
- verpleegkundige diagnostiek, met als grote voorbeeld de medische diagnostiek.

Reactief innoveren heeft ook wel voordelen. Men doet mee met de hoofdstroom van innovatie en hoeft zich niet te verdedigen voor een afwijkende positie. Dit voorkomt ook aanvaringen met andere professies of met het management van organisaties.

Afschermen. Een derde positie is die van afschermen: het behoud van de eigen professionele belangen en verworvenheden enzovoort. Een voordeel van deze positie is dat de integriteit van de professie behouden blijft (Schneller & Ott 1996).

Een achterliggende vraag is nu de volgende. Heeft de verpleegkundige professie wel de positie en het vermogen om een eigen innovatieagenda op te stellen en hiermee strategisch te opereren? Als het antwoord hierop 'nee' is, dan impliceert dit eigenlijk dat proactief innoveren niet mogelijk is en dat de keuze rest tussen reactief innoveren en afschermen (niet innoveren).

Laten we eens nader kijken naar de voorwaarden om proactief te kunnen innoveren.

Voorwaarden voor proactief innoveren
Machtspositie en waardenbasis. In het algemeen zijn professies meer gericht op het primaire proces dan op beheer en beleid. In specifieke organisaties kan de invloed

van professies op beheers- en beleidsbeslissingen echter wel groot zijn. Dit geldt zeker als leden van de professies ook in het hogere management zijn vertegenwoordigd, zodat er bijvoorbeeld een expliciet verpleegkundig beleid wordt geformuleerd. Helaas zijn mede als gevolg van het afslanken van managementlagen in zorgorganisaties veel verpleegkundigen uit het hogere management verdwenen of manager zorg geworden met een lossere relatie ten opzichte van de verpleegkundige professie.

Momenteel heerst er in de gezondheidszorg een klimaat van over de grenzen van de eigen professie heen kijken, multidisciplinair werken, taken herschikken enzovoort. Deze trend lijkt vooral ten goede te komen aan de meer overheersende professies in de gezondheidszorg, waarbij het de vraag is of de kwaliteiten van de verpleegkundige professie in dit verband altijd voldoende tot hun recht komen. In dit opzicht kunnen de verpleegkundige adviesraden als beleidsvoorbereidend en adviserend orgaan een belangrijke rol vervullen, ook voor het mee opstellen van een lokale innovatieagenda.

Om proactief te kunnen innoveren als professie is een sterke basis in gedeelde opvattingen en waarden eigenlijk een voorwaarde. Dit kan ook als de cultuur van een professie worden aangeduid. Centrale vragen hierbij zijn: welke basale opvattingen zijn er over gezondheid en ziekte, is ziekte een individueel probleem of een probleem van een (breder) systeem, wat dient de rol van de verpleegkundige te zijn enzovoort.

Eerder in dit hoofdstuk werd op verschillende plaatsen nader ingegaan op opvattingen en waarden die momenteel in de Nederlandse verpleegdiscipline zijn te bespeuren. Grofweg ging het hierbij om twee stromingen: een stroming aangeduid als de *rationalisering* van de verpleegkundige zorg en een stroming aangeduid als de *verdieping* van de verpleegkundige zorg. Hiertussen lopen bovendien ontwikkelingen die beide stromingen combineren. Afgaande op deze stromingen lijken er verschillende verpleegkundige professies te zijn, die wel ieder voor zich proactief kunnen innoveren op grond van de gedeelde opvattingen en waarden, maar dit moeilijk met elkaar kunnen.

Vorming in proactief denken in het verpleegkundig onderwijs. Een centrale vraag is hier of opleidingen op de praktijk vooruitlopen en verpleegkundigen competent maken in proactief denken en handelen, óf dat ze juist fungeren als een soort van socialiserend lichaam voor bestaande praktijken en doelen. Het gaat er hier dus eigenlijk om of de verpleegkundige opleidingen zelf proactief of reactief zijn. Van een reactieve opleiding is moeilijk te verwachten dat deze proactieve verpleegkundigen opleidt. Ze staan immers niet model voor proactief denken en handelen.

Er is een verklaring te geven voor het feit dat opleidingen vaak lijken vóór te lopen op de praktijk in zorgorganisaties. In de verpleegkundige opleidingen, zeker op voortgezet en academisch niveau, worden onderwerpen bestudeerd die in de praktijk vaak nog niet of slechts aarzelend aandacht krijgen. Voorbeelden zijn *evidence-based practice* en *best practice*, innovatiemanagement in de verpleging, zelfmanagement van gezondheid en ziekte, competentiemanagement enzovoort. De opleidingen lopen hier dus vooruit op het werkveld en via opdrachten, stages en duale leerroutes van studenten sijpelen deze onderwerpen binnen in de zorgorganisaties.

De vraag is wel of door verpleegkundigen ontwikkelde competenties op deze domeinen behouden blijven in de zorgorganisaties. Binnen deze organisaties zal immers ook een proces van resocialisatie plaatsvinden. Hoe ontvangen management en andere disciplines de innoverende verpleegkundige? Is men blij met creatieve en innoverende verpleegkundigen of heeft men liever mensen die zich committeren aan de bestaande doelen en systemen?

1.3.6 Wie innoveren?

Verpleegkundigen vervullen in organisaties allerlei meer of minder verschillende functies. De wijze waarop zij betrokken zijn bij innovatieprocessen is mede afhankelijk van hun functie. Vaak is de aard van de betrokkenheid vastgelegd in de functieomschrijving, hoewel dit niet voor alle innovatieactiviteiten geldt. Zo kan bijvoorbeeld iedere verpleegkundige op een vernieuwend idee komen.

De relatie tussen verpleegkundige functies, innovatie en ook gevolgde opleidingen en competenties kan worden verhelderd door een onderscheid te maken tussen de volgende innovatierollen:

- (mede)bedenker van een nieuw idee;
- wetenschappelijk onderzoeker;
- introduceerder van een (bestaande) innovatie;
- ontwerper, ontwikkelaar van een innovatie;
- beoordelaar van en (mede)besluitvormer over innovaties;
- verspreider van een innovatie;
- implementeerder van een innovatie;
- borger van een innovatie;
- evalueerder van het innovatieproces en innovatie-uitkomsten;
- leidinggevende van innovatieprocessen, projectleider;
- strategisch (innovatie)manager (langeretermijnvisie op innovatie, innovatiedoelen en innovatiesystemen);
- gebruiker van een innovatie.

Een verpleegkundige met een uitvoerende functie op hbo-niveau wordt competent geacht in het ontwerpen van innovaties. Bovendien zal deze verpleegkundige in staat zijn om vanuit ervaren (kwaliteits)problemen in de eigen werksituatie ideeën te vormen over mogelijke verbetering of vernieuwing. Ook een bijdrage aan de verspreiding, implementatie en evaluatie van innovaties is bij deze verpleegkundigen denkbaar, zeker als zij in een functie van seniorverpleegkundige of mentor begeleiding en coaching bieden aan andere verpleegkundigen.

Een verpleegkundige met een gespecialiseerde uitvoerende functie op voortgezet of masterniveau beschikt in principe over competenties die hem geschikt maken voor het vervullen van diverse rollen in innovatieprocessen op het gebied van zorg aan specifieke patiëntengroepen. Deze verpleegkundigen zullen hierbij doorgaans ook een leidende rol vervullen, zoals het beoordelen van bestaande innovaties ten aanzien van de eigen patiëntengroep en het leiden van een proces van innovatieontwikkeling.

Verpleegkundigen met een staf-, kwaliteits- of beleidsfunctie op voortgezet of masterniveau zullen veelal rollen vervullen ten aanzien van organisatorische innovaties of de relatie tussen zorginnovaties en organisatorische innovaties. Vaak treden zij ook op als projectleider en adviseren zij het management ten aanzien van strategische innovatiebeslissingen.

Verpleegkundigen met een managementfunctie spelen vrijwel altijd een rol bij de keuzebepaling en, afhankelijk van het soort innovatie, bij de invoering en evaluatie. Natuurlijk maakt het hierbij wel uit op welk niveau in de organisatie een managementfunctie wordt vervuld. Op organisatie- of sectorniveau ligt de nadruk op strategische innovatiebeslissingen, terwijl op het niveau van de afdeling of het team de nadruk meer ligt op operationele beslissingen, bijvoorbeeld ten aanzien van de wijze van implementatie en evaluatie.

Ten slotte vervullen verpleegkundigen met de functie van onderzoeker een rol in het (d.m.v. onderzoek) ontwikkelen, uittesten en onderzoeken van de effectiviteit van een innovatie of implementatiestrategie.

1.4 BENADERINGEN VAN INNOVEREN

Dit hoofdstuk vormt een inleiding tot de hoofdstukken 2 tot en met 9, waarin verschillende benaderingen van innoveren de revue passeren. Van iedere benadering zullen de uitgangspunten, de uitwerking in modellen en centrale begrippen worden gepresenteerd. Ook zullen bij iedere benadering een aantal illustraties van onderzoek worden gegeven en praktijkvoorbeelden van de toepassing van de benadering. De benaderingen worden hieronder kort weergegeven:

- rationele benadering (hoofdstuk 2): innoveren als een *planmatig* proces;
- human-resourcesbenadering (hoofdstuk 3): innoveren als een *psychologisch* proces;
- cultuurbenadering (hoofdstuk 4): innoveren als een *collectief* proces;
- politieke benadering (hoofdstuk 5): innoveren als een *machts*proces;
- natuurlijke benadering (hoofdstuk 6): innoveren als een *spontaan* proces;
- netwerkbenadering (hoofdstuk 7): innoveren als een *interactief* proces;

Tabel 1.1 De focus van de benaderingen en de onderdelen van het innovatieproces

benadering	totale proces	ontwikkeling	adoptie	implementatie	borging
rationeel	x				
human resources		x	x		
cultuur			x	x	x
politiek		x	x		
kennis/leren		x		x	
netwerk		x	x		
natuurlijk		x			x
contingentie	x				

- leer- en kennisbenadering (hoofdstuk 8): innoveren als een *cognitief* proces;
- contingentie- en configuratiebenadering (hoofdstuk 9): innoveren als een *maatwerk*proces.

De benaderingen kunnen op verschillende manieren worden ingedeeld en gegroepeerd.

Een eerste manier is de indeling naar beheersbaarheid, beïnvloedbaarheid en planbaarheid van het innovatieproces. De rationele benadering kunnen we dan plaatsen aan het ene uiteinde van het spectrum en de natuurlijke benadering aan het andere. De overige benaderingen zijn hier tussenin te plaatsen. De contingentie-benadering bijvoorbeeld gaat ervan uit dat de omstandigheden waaronder innovatie plaatsvindt met zich meebrengen dat het innovatieproces soms meer en soms minder goed te sturen en te beïnvloeden is.

De benaderingen verschillen deels ook in hun focus op het gehele innovatieproces of op onderdelen van dit proces. In tabel 1.1 worden deze verschillen en overeenkomsten op onderdelen van het proces weergegeven.

Zowel wat naamgeving als uitgangspunten en centrale begrippen betreft delen deze benaderingen veel met benaderingen van organiseren zoals onderscheiden door onder andere Bolman & Deal (1997) en Morgan (1997). Verder zijn er overeenkomsten met de indeling in scholen van strategisch management door Mintzberg e.a. (1998) en de indeling in kleuren van organisatieverandering van De Caluwé en Vermaak (2002). Deze overeenkomsten zijn natuurlijk geen toeval. Dit boek gaat uit van innoveren in de context van organisaties. Verpleegkundigen werken immers grotendeels binnen het verband van een organisatie.

1.5 SAMENVATTING EN CONCLUSIES

Er zijn verschillende manieren bedacht en verder ontwikkeld om innovaties van elkaar te onderscheiden. Zo zijn er indelingen naar inhoud van innovaties, naar enkele kenmerken of naar clusters van kenmerken in de vorm van configuraties of typen. Grove indelingen zijn makkelijker te bevatten maar verfijndere indelingen bieden meer mogelijkheden voor nuancering bij zowel het stellen van onderzoeksvragen als het analyseren van situaties in de praktijk. Dit laatste geldt vooral voor het onderscheiden van innovatieconfiguraties zoals resultaatgerichte en teamgerichte innovaties.

De aanleidingen en redenen om te innoveren zijn zeer divers. De redenen kunnen gelegen zijn in de omgeving of in het (verpleegkundig) beleid van zorgorganisaties, in de persoonlijke motieven en ambities van verpleegkundigen en in de verpleegkundige professie. Twee thema's die hierbij naar voren komen, zijn de verhouding tussen proactief en reactief innoveren en de concurrentie tussen verschillende redenen om te innoveren. Innovaties in de verpleging zijn nog vaak het gevolg van voorkeuren van andere groepen dan verpleegkundigen zelf zoals artsen, managers, de overheid, verzekeraars en het onderwijs. Meer proactieve innovatie vanuit de kennis en visie in de verpleegkundige professie zelf is wenselijk. Dit wordt echter bemoeilijkt door de verschillen binnen de professie zelf. De basis voor proactieve innovatie is dus kwetsbaar. Om deze basis te verstevigen is een gezamenlijke inspanning nodig van de beroepsverenigingen, het verpleegkundig onderwijs op de verschillende niveaus, verpleegkundig onderzoekers en verpleegkundig leidinggevenden binnen de zorginstellingen. De verschillende innovatierollen van verpleegkundigen hangen samen met de verschillende niveaus waarop verpleegkundigen worden opgeleid en de hiermee samenhangende competenties.

2 De rationele benadering

De rationele benadering van innoveren heeft historisch gezien een aantal wortels.

Een eerste wortel is het empirisch-analytische wetenschapsparadigma. Volgens dit paradigma kan ware kennis alleen door onderzoek worden verkregen, waarbij dit onderzoek is gericht op het verklaren en voorspellen van verschijnselen, om met deze kennis verschijnselen te kunnen beheersen.

Een tweede wortel wordt gevormd door een aantal stromingen binnen het denken over management, beleid, organiseren en organisatieverandering. De oudste hiervan is het *scientific management*, later gevolgd door de structuurcontingentiebenadering, de *planned change*-benadering van organisatieverandering, en diverse ontwerpbenaderingen ten aanzien van strategisch beleid, organisatieprocessen en -structuren.

Wat de gezondheidszorg betreft zien we in de rationele benadering van innoveren ook veel elementen en uitgangspunten terug van de epidemiologie.

Uitgangspunten van de rationele benadering

Puntsgewijs worden de uitgangspunten van deze benadering besproken, gevolgd door een overzicht van enkele modellen die op grond van deze (gedeelde) uitgangspunten zijn ontwikkeld ten aanzien van innovatie.

- Innoveren is een maakbaar, te plannen en te controleren proces.
- Innovaties dienen gebaseerd te zijn op resultaten van wetenschappelijk onderzoek.
- Het innovatieproces bestaat uit een aantal duidelijk te onderscheiden fasen die elkaar in de tijd opvolgen.
- In de verschillende fasen van het innovatieproces dienen verschillende actoren actief te zijn. De fasen in het proces moeten worden gezien als een vorm van taakspecialisatie.
- Elke fase in het innovatieproces kent zijn eigen kwaliteitseisen. Deze eisen zijn geoperationaliseerd en verbonden aan een systeem van kwaliteitsbeoordeling.

2.1 PROCESMODELLEN

2.1.1 Modellen van het totale innovatieproces

Innovatie op macroniveau

Volgens modellen van het totale innovatieproces ontwikkelen gespecialiseerde organisaties zoals universiteiten nieuwe kennis. Vervolgens wordt die kennis door deze organisaties zelf en/of door andere organisaties gebundeld en eventueel omgezet in concrete innovaties, waarna de kennis of innovaties worden verspreid naar de beoogde gebruikers. Dit kunnen individuen zijn, maar ook organisaties of groepen van professionals. Kernconcepten in deze modellen zijn onderzoek, transfer van kennis, technologie of innovaties, verspreiding, implementatie en gebruik. Deze modellen hebben een aantal belangrijke veronderstellingen gemeen waarin we de hiervóór beschreven uitgangspunten van de rationele benadering kunnen herkennen:

- het proces bestaat uit een aantal opeenvolgende fasen;
- in de verschillende fasen zijn verschillende soorten organisaties en actoren actief;
- het gaat om eenrichtingsverkeer;
- de gebruiker is een passieve ontvanger;
- kennis is een product dat doorstroomt van wetenschap naar gebruikers;
- innoveren is het toepassen van uit wetenschap afkomstige kennis.

Modellen met deze kenmerken worden lineaire modellen genoemd. Een aantal hiervan is opgenomen in de hiernavolgende box.

Overzicht van lineaire modellen
- Lineair innovatiemodel (Kline & Rosenberg 1986)
- *Transfer of technology*-model (Chambers e.a. 1987)
- *Knowledge utilization*-modellen (Kilman e.a. 1994)
- *Dissemination*- en *Diffusion*-modellen (Rogers 2003; Martin e.a. 1998; Bracht e.a. 1999)
- Sociale-marketingmodellen (Goldberg e.a. 1997)

Het lineaire model is ook goed te herkennen in een aantal innovatiesystemen en -processen in de Nederlandse gezondheidszorg op macroniveau.

ZonMw is de organisatie die zich momenteel in opdracht van de overheid bezighoudt met de programmering, financiering en verspreiding van het gezondheidszorgonderzoek in Nederland. Deze organisatie beheert diverse onderzoeksprogramma's, waaronder weer deelprogramma's ressorteren. Kenmerkend voor deze deelprogramma's is, dat ze uitgaan van een fasering van het innovatieproces. Zo kent het programma Doelmatigheidsonderzoek de deelprogramma's innovatieontwikkeling, onderzoek naar effecten en doelmatigheid, proefimplementatie en landelijke implementatie.

Het lineaire innovatiemodel is ook te herkennen in de manier waarop in Nederland (maar ook in andere landen) richtlijnen worden ontwikkeld en verspreid. In Nederland speelt het CBO een centrale rol in de initiatie, ontwikkeling, coördinatie en verspreiding van richtlijnen voor de diverse disciplines in de gezondheidszorg. In toenemende mate wordt hierbij gestreefd naar *evidence-based* richtlijnen. Dit zijn richtlijnen die zijn opgesteld op grond van hoogwaardige kennis uit onderzoek. Resultaten van wetenschappelijk onderzoek vormen dus de input voor het proces van ontwikkeling van richtlijnen, die in innovatietermen als de eigenlijke innovatie kunnen worden gezien. Tussen de ontwikkeling en verspreiding van kennis wordt hier dus een fase ingelast die kan worden beschouwd als de samenvoeging, beoordeling en praktische vertaling van die kennis. Deze fase wordt steeds meer gereguleerd en gecontroleerd.

Innovatie op mesoniveau
Ook voor innovatie op het niveau van organisaties zijn rationeel-lineaire innovatiemodellen ontwikkeld.

Het R&D-model. Dit model is in het bedrijfsleven zeer bekend: R (research) staat voor onderzoek of inventie en D (development) staat voor ontwikkeling van innovaties. Het gaat hier dus om innovatieonderzoek dat door een organisatie zelf wordt uitgevoerd of in ieder geval geïnitieerd. Doel hiervan is om zich een voorsprong te verwerven op andere organisaties in een bepaalde markt. In de gezondheidszorg is het R&D-model vooral te herkennen bij farmaceutische bedrijven en bij bedrijven die technische hulpmiddelen ontwikkelen, zoals medische apparatuur. Deze bedrijven opereren immers in een markt waarin er sprake is van sterke concurrentie.

Evidence-based practice (EBP) is in de verpleging momenteel een tamelijk populaire visie op de zorg. Afgeleid van *evidence-based medicine* (EBM), beoogt het model een onderbouwing van verpleegkundige beslissingen en handelingen met behulp van resultaten uit wetenschappelijk onderzoek. Specifiek voor de verpleging zijn er diverse EBP-modellen ontwikkeld. Het merendeel van deze modellen geeft een gefaseerd verloop weer van een rationeel proces op organisatie- of afdelingsniveau. In deze modellen is het eerdergenoemde lineaire proces goed te herkennen.

Het strategische-innovatiemodel. Een ander voorbeeld van een procesmodel op organisatieniveau is het strategische-innovatiemodel van Tidd, Bessant en Pavitt (1997). Zij beschrijven een rationeel model van strategisch innoveren met de volgende fasen:

- analyse van sterke en zwakke interne kenmerken van de organisatie en externe kansen en bedreigingen;
- maken van strategische keuzes en een strategisch plan;
- uitvoering, monitoren en evaluatie van het plan.

Vertaald naar het verpleegkundige domein in organisaties houdt dit model het volgende in.

- Analyse van de sterke en zwakke kanten van de verpleegkundige discipline. In welke verpleegkundige zorg is men goed, welke competenties zijn sterk ontwikkeld, wat is de kracht van de verpleegkundige organisatie enzovoort?
- Wat zijn de kansen en bedreigingen voor innovatie van verpleegkundige zorg en organisatie? Bijvoorbeeld: welke kennis is beschikbaar voor innovatie, welke samenwerkingsmogelijkheden zijn er, welke beleidsmatige ontwikkelingen zijn gunstig of ongunstig voor verdere innovatie?
- Formuleren van een strategisch innovatiebeleid voor de verpleging, zoals verbetering van bestaande zorg, of ontwikkeling van nieuwe zorg voor bestaande of nieuwe doelgroepen.
- Opstellen en uitvoeren van een strategisch innovatieplan, waarin ook zijn opgenomen de noodzakelijke voorwaarden voor aantal en kwaliteit van het verpleegkundig personeel en de organisatie van het verpleegkundig werk.

2.1.2 Deelprocesmodellen
Een aantal rationele procesmodellen heeft niet het totale innovatieproces als onderwerp maar deelprocessen of fasen binnen dit totale proces. Het gaat dan om een verdere onderverdeling van deze deelprocessen of fasen in subfasen.

Deelprocessen op macroniveau
Een voorbeeld van een model dat zich richt op een innovatiedeelproces op macroniveau is het MTA (*Medical Technology Assessment*)-model. Omdat dit model in toenemende mate ook wordt toegepast op niet-medische technologie, wordt ook wel de term HTA (*Health Technology Assessment*) gebruikt. Deze modellen houden zich bezig met de evaluatie van medische en andere technologische innovaties. De evaluatie valt in een aantal stappen uiteen (Ament & Rutten 1993):

- identificeren van de beslissers;
- identificeren van alternatieven voor de nieuwe technologie (een diagnostische methode of een behandeling);
- identificeren van de kosten en opbrengsten van de nieuwe technologie;
- meten en waarderen van de opbrengsten.

Deelprocessen op mesoniveau

Ook voor het organisatieniveau is een aantal rationele procesmodellen ontwikkeld dat zich richt op een onderdeel of fase van het totale innovatieproces. Een voorbeeld is het model van Rogers (2003), dat een aantal subfasen onderscheidt binnen de implementatie van innovaties in organisaties.

Redefining/restructuring. In deze implementatie-deelfase wordt de innovatie gewijzigd en geherstructureerd om aan te sluiten bij de situatie. De structuur van de organisatie wordt aangepast zodat deze beter aansluit bij de innovatie.

Clarifying. In deze deelfase, waarin de innovatie volledig en regulier wordt gebruikt, wordt de relatie tussen de innovatie en de organisatie verhelderd.

Routinizing. In deze deelfase verliest de innovatie zijn afzonderlijke identiteit en wordt een onderdeel van de voortgaande activiteiten van de organisatie.

Deelprocessen op microniveau

Er zijn ook verschillende modellen ontwikkeld die uitgaan van de uiteindelijke keuze voor (adoptie) of afwijzing van een innovatie door individuen, die wordt voorafgegaan door een rationeel proces. Een van de bekendste voorbeelden is het *Innovation Decision*-model van Rogers (2003). In dit model onderscheidt Rogers de volgende deelfasen:

- het verwerven van kennis over de innovatie;
- het vormen van een attitude ten aanzien van de innovatie (*persuasion*). Dit vindt plaats op basis van zowel kenmerken van de persoon zelf als van kenmerken die de persoon aan de innovatie toekent, zoals complexiteit, relatief voordeel, verenigbaarheid en de mogelijkheid de innovatie uit te proberen;
- het nemen van een beslissing over adoptie of afwijzing van de innovatie.

2.1.3 De houdbaarheid van rationele procesmodellen

Een eerste vraag die kan worden gesteld is of innovatieprocessen wel feitelijk verlopen op de manier zoals deze wordt voorgesteld in de diverse rationele procesmodellen.

Onderzoek naar innovatieprocessen in organisaties, het mesoniveau, laat zien dat er processen voorkomen met een lineair verloop maar dat dit vaak ook niet zo is (King & Anderson 1990), Schroeder e.a. 1989, Pelz 1983, Redfern & Cristian 2003). Het lineaire proces komt vooral voor bij betrekkelijk eenvoudige innovaties in een stabiele, goed bij de innovatie passende omgeving (Pelz 1983, Redfern & Cristian, 2003).

Als lang niet alle innovatieprocessen binnen organisaties lineair verlopen en als het juist is dat dit samenhangt met kenmerken van zowel de innovatie zelf als van de context, dan roept dit de vraag op wanneer een lineaire innovatiestrategie wél (en dus ook niet) kan worden gekozen. Als we uitgaan van het onderzoek naar de relatie tussen procesverloop, context en uitkomsten van het proces, dan komen we tot de volgende verwachtingen.

Lineair innoveren is tamelijk effectief:

■ bij laagcomplexe innovaties;
■ bij innovaties met duidelijke grenzen, die betrekkelijk ongevoelig zijn voor invloeden vanuit de context (cliënten, zorgverleners, organisaties);
■ bij een grote overeenstemming over de doelen van de innovatie;
■ indien er niet veel geleerd hoeft te worden tijdens het proces van innoveren;
■ bij innovaties waarvan de onderliggende kennis weinig dynamisch is;
■ indien binnen en/of buiten de organisatie een sterke druk bestaat om lineair te opereren en het negeren van deze druk zal leiden tot het ontbreken van steun en financiële middelen voor het innovatieproces;
■ bij een sterk regelgerichte innovatie in een sterk regelgerichte omgeving (organisatie, personen en omgeving).

Deze verwachtingen impliceren dat mogelijk in een minderheid van de gevallen een lineair innovatieproces valt aan te wijzen. Dit staat haaks op de rationele hoofdstroom binnen het huidige denken over innovatie in de gezondheidszorg en verpleging en de daarbinnen als ideaal waargenomen praktijk.

King en Anderson (1995) stellen zich op een extremer standpunt. Zij spreken over de illusie van beheersbaarheid van innovatieprocessen. Ze maken hierbij onderscheid tussen de illusie van het lineaire verloop, de illusie van de voorspelbaarheid van innovatieprocessen en de illusie van controle. Het door ons genoemde onderzoek laat echter zien dat er niet in alle gevallen sprake is van een illusie.

2.2 ANTECEDENTENMODELLEN

Deze modellen onderscheiden factoren die van invloed zijn op innovatieprocessen en de onderdelen hiervan. Binnen de rationele traditie zijn de drie bekendste benaderingen:

■ structuurbenadering;
■ strategisch-managementbenadering;
■ omgevingsbenadering.

Deze benaderingen trachten een verklaring te geven voor (verschillen in) de creativiteit van individuele medewerkers en groepen van medewerkers, de hoeveelheid innovaties in organisaties (*innovativeness*, vernieuwingsgezindheid), de adoptie van specifieke innovaties en het succes van de implementatie van innovaties.

2.2.1 De structuurbenadering

De eerste benadering die besproken wordt, is de structuurbenadering. De volgende paragraaf geeft allereerst een beschrijving van de algemene kenmerken van deze benadering. Hierbij komen concepten als technologie, functiedifferentiatie, complexiteit, decentralisatie, standaardisatie en formalisering aan de orde. Hierna vindt een toespitsing plaats van de structuurbenadering op innovaties. Deze paragraaf wordt afgesloten met een aantal conclusies.

Algemene kenmerken

De *structuurbenadering* ten aanzien van innovaties is een afgeleide van een bredere structuurbenadering ten aanzien van organisaties. Deze bredere benadering (Lawrence & Lorsch 1967, Mintzberg 1979, Pennings 1992) richt zich op het ontwerpen van structuren voor organisaties of delen van organisaties. De structuurbenadering gaat ervan uit dat structuren moeten passen bij (veranderingen van) de volgende factoren:

- de aard van de werkprocessen (primaire processen, technologie);
- de grootte van de organisatorische eenheid/organisatie;
- het beheerssysteem van de eenheid/organisatie;
- de beleidsdoelen en -strategieën;
- de kenmerken van de externe omgeving van de eenheid/organisatie;
- de cultuur van de organisatie/organisatorische eenheid.

Een goede structuur is een structuur die past (Engels: *to fit*) bij deze factoren. De factoren zijn niet onveranderlijk: er kunnen zowel bedoelde als onbedoelde veranderingen plaatsvinden. Daarom staan organisaties voor de opgave om steeds opnieuw na te gaan welke structuur het beste past bij de nieuw ontstane situatie. Het is bijvoorbeeld mogelijk dat zorgprocessen toenemen in complexiteit. Dit kan te wijten zijn aan een ander beleid van de organisatie, bijvoorbeeld het alleen opnemen of behandelen van ernstig zieke patiënten. Ook kan het zijn dat er zich geleidelijk veranderingen hebben voorgedaan in de zorgbehoeften van patiënten, zonder dat er een beleid voor ontwikkeld is. Een toename van complexiteit vraagt om een structuur die geschikt is om met deze complexiteit om te gaan.

In de structuurbenadering worden aan het begrip structuur meerdere kenmerken onderscheiden, namelijk complexiteit, centralisatie, standaardisatie en communicatie (onder anderen Mintzberg 1979, Van Linge 1992).

Complexiteit als structuurkenmerk duidt op de aard en mate van de verdeling van taken. Taken kunnen verdeeld worden tussen personen, groepen en organisatorische eenheden. Typische begrippen die aan de orde zijn, zijn *taakspecialisatie* en *functiedifferentiatie*. Taakspecialisatie heeft betrekking op de mate waarin de diverse taken in organisaties meer of minder gespecialiseerd (door een specialist) worden uitgevoerd. Functiedifferentiatie gaat over de mate waarin er in organisaties verschillende soorten functies bestaan.

Horizontale taakspecialisatie duidt op de verdeling van gelijksoortig werk. De horizontale taakspecialisatie is bijvoorbeeld hoog, als een verpleegkundige zorgt voor toediening van medicijnen, een andere verpleegkundige de patiënten wast, weer een andere visites meeloopt met de artsen enzovoort. De verticale taakspecialisatie is hoog indien de zeggenschap over werk en de uitvoering ervan door verschillende personen worden gedaan. Als bijvoorbeeld de ene verpleegkundige de zorg plant en bewaakt en de andere het werk uitvoert, is er sprake van een hoge mate van verticale taakspecialisatie.

(De)centralisatie heeft betrekking op de aard en mate van verdeling van bevoegdheden over personen, groepen en organisatorische eenheden. Van een absolute centralisatie is sprake als alle beslissingen in een organisatie op een centraal punt, hoog in de hiërarchie van de organisatie, worden genomen. Dit kan natuurlijk nooit het geval zijn. Afhankelijk van het soort beslissing zijn beslissingen in organisaties meer of minder gecentraliseerd. Beslissingen over de uitvoering van het werk *(operationele beslissingen)* zijn vrijwel altijd sterk gedecentraliseerd. Beleidsbeslissingen zijn daarentegen over het algemeen sterk gecentraliseerd.

Standaardisatie heeft betrekking op de aard en mate van regulering van taken, functies, doelen, bevoegdheden en verantwoordelijkheden. Standaarden geven aan hóe iets gedaan moet worden, wannéér iets al dan niet gedaan moet worden, wie iets moet doen, wat men moet proberen te realiseren en dergelijke. Standaardisatie kan verschillende vormen aannemen, bijvoorbeeld protocollen, verpleegplannen, kwaliteitsstandaarden, plannen, richtlijnen en normen. Vormen van standaardisatie komen voor op alle niveaus in organisaties, zoals teams, afdelingen en divisies/sectoren. Als standaarden ook op papier zijn gezet, dan heet dat ook wel *formalisering*. Het bestaan van standaarden wil nog niet zeggen dat mensen in organisaties zich er ook aan houden.

Communicatie duidt op de aard en mate van contact en overleg tussen personen, groepen en organisatorische eenheden. De communicatie kan horizontaal zijn (tussen gelijken) of verticaal (leidinggevende met ondergeschikte). Communicatie kan ook worden onderverdeeld in niet gepland, relatief spontaan, of gepland. Communicatie in de diverse vormen van overleg in organisaties is doorgaans gepland (werkoverleg, patiëntenbespreking, commissievergadering, werkgroepvergadering).

Organisaties, of onderdelen van organisaties zoals verpleegafdelingen, kunnen worden getypeerd in termen van een bepaalde combinatie van de bovengenoemde kenmerken. Een bekend onderscheid dat hierbij wordt gemaakt is dat tussen organische en mechanische structuren.

Organische structuren kenmerken zich door:
- hoge complexiteit;
- sterke mate van decentralisatie van beslissingen naar uitvoerend personeel;
- geringe mate van standaardisatie;
- veel vormen van communicatie.

Mechanische structuren kenmerken zich door:
- lage complexiteit;
- centralisatie van beslissingen bij de leidinggevenden;
- sterke mate van standaardisatie;
- beperkte communicatie.

Een kenmerk van beide structuurtypen is dat ze *intern consistent* zijn. Dit betekent dat ze geen onderling tegenstrijdige kenmerken bevatten. Een structuur die niet intern consistent is, is altijd een slechte structuur. Een wel intern consistente structuur is, afhankelijk van de omstandigheden, een goede of slechte structuur.

Een ander onderscheid dat binnen de structuurbenadering kan worden gemaakt, is dat tussen operationele structuren en superstructuren.

Een *operationele structuur* heeft betrekking op de wijze waarop de uitvoering van werk (op de werkvloer) is geregeld. Het gaat dan om de uitvoering van zorg, de uitvoering van ondersteunende werkzaamheden en dergelijke. Vooral grotere organisaties hebben diverse operationele structuren. De verschillende eenheden in een organisatie kunnen een operationele structuur hebben die in meer of mindere mate van elkaar verschilt. Zo kunnen bepaalde verpleegafdelingen teamgericht gestructureerd zijn, terwijl andere afdelingen in dezelfde organisatie een meer patiëntgerichte structuur hebben. Ook de hulpdiensten en de ondersteunende diensten in een organisatie kunnen verschillend zijn gestructureerd.

De *superstructuur* vormt als het ware het geraamte van een organisatie, zoals dit zichtbaar wordt in een organisatieschema of organogram. Als een ziekenhuis bijvoorbeeld gekozen heeft voor een zogenoemde divisiestructuur, dan duidt dit op de superstructuur. Men zou ook kunnen zeggen dat de operationele structuren plaatsvinden binnen de kaders en mogelijkheden die de superstructuur stelt.

De structuurbenadering en innovaties
Structuur en het ontstaan van innovaties (creativiteit). Uit verschillende onderzoeken komt naar voren dat een aantal *structuurkenmerken* van organisaties van invloed is op de mate waarin wordt geïnnoveerd (Damanpour 1991).

De *mate van specialisatie* van het werk blijkt een positieve invloed uit te oefenen op de mate waarin wordt geïnnoveerd. Vooral in non-profitinstellingen zoals ziekenhuizen, waarin een relatief groot aantal gespecialiseerde functionarissen werkzaam is, worden veel innovaties ontwikkeld. Bij deze specialisatie moet men denken aan de verschillende disciplines die binnen een ziekenhuis werkzaam zijn (verpleegkundigen, artsen, radiologen, diëtisten, fysiotherapeuten enzovoort). Binnen deze disciplines is weer een nadere specialisatie waar te nemen. In ziekenhuizen is dit vooral een specialisatie naar categorie van patiënten (neurologie, psychiatrie, KNO) en naar plaats/tijd (eerste hulp, polikliniek, dagbehandeling).

Een verklaring voor de relatie tussen specialisatie en mate van innovatie is dat de diverse specialismen ieder hun eigen gezichtspunten hebben, die bij voldoende uitwisseling tot nieuwe ideeën kunnen leiden. Relatief kleine teams, bestaande uit diverse specialismen en met een betrekkelijk hoge mate van autonomie, blijken sterk innoverend te zijn.

Ook de *communicatiestructuur* blijkt van invloed op de mate waarin binnen organisaties innovaties worden ontwikkeld (Damanpour 1991). Intensieve communicatie tussen verschillende afdelingen in organisaties en met andere organisaties (externe communicatie) heeft een positieve invloed op de ontwikkeling van innovaties. Ook hier lijkt een rol te spelen dat deze vormen van communicatie een ontmoeting en confrontatie van diverse gezichtspunten met zich meebrengen, wat creativiteit stimuleert.

Standaardisatie van werkprocessen blijkt daarentegen een negatieve invloed uit te oefenen op het ontstaan van innovaties (Huber e.a. 1993). Waarschijnlijk komt dit doordat deze vorm van standaardisatie de verwachting impliceert dat uniform wordt gehandeld. Innoveren impliceert daarentegen juist durf om af te wijken van bestaande patronen en verwachtingen. Standaardisatie van werkprocessen wordt beschouwd als een van de kerneigenschappen van bureaucratische structuren. Deze structuren kunnen effectief zijn als het werk eenvoudig en gemakkelijk te voorspellen is. Ziet men innoveren ook als 'werk', dan is dit werk vooral te typeren als complex en moeilijk te voorspellen.

Centralisatie van beslissingsbevoegdheden heeft een negatieve invloed op het ontstaan van innovaties. Naarmate beslissingen worden genomen door personen die zich hoger in de hiërarchie bevinden, wordt er minder geïnnoveerd in organisaties. Dergelijke centralisatie kan met zich meebrengen dat personen maar afwachten wat het hogere management beslist. Er is geen stimulans om zelf nieuwe ideeën te ontwikkelen en men voelt zich ook niet verantwoordelijk voor de ontwikkeling van innovaties.

Structuur en de adoptie van innovaties. Van de verschillende organisatiekenmerken is de invloed van de structuur van organisaties op de adoptie van innovaties het vaakst onderwerp van onderzoek geweest. Dit onderzoek is uitgevoerd in zowel bedrijven als non-profitinstellingen zoals ziekenhuizen.

Damanpour (1991) voerde een meta-analyse uit naar de relatie tussen adoptie van innovaties en structuurkenmerken van organisaties. Een meta-analyse is een analyse van de resultaten van verscheidene onderzoeken. De onderzoeken die hij in zijn meta-analyse betrok, zijn voor een deel uitgevoerd in hulpverleningsorganisaties. Uit de analyse van Damanpour kwamen wat hulpverleningsorganisaties betreft de volgende resultaten naar voren.

Complexiteit heeft een positieve invloed op de mate van adoptie van innovaties. Organisaties waarbinnen veel mensen zich sterk hebben gespecialiseerd in een doelgroep of soort van zorg, adopteren meer innovaties en doen dat sneller. *Standaardisatie* heeft daarentegen een negatieve invloed op de mate van adoptie van innovaties. Met andere woorden: organisaties waarin het werk in sterke mate wordt geregeld door middel van procedures, richtlijnen, voorschriften en dergelijke, adopteren minder innovaties en doen dat bovendien langzamer. Ten slotte heeft Damanpour ook gekeken naar de invloed van *communicatie* op adoptie. Uit de analyse bleek dat communicatie een positieve invloed heeft op de mate van adoptie van innovaties. Organisaties waarin veel wordt gecommuniceerd, zowel gepland als niet gepland, adopteren meer en sneller innovaties.

Men kan zich afvragen of al deze relaties niet duiden op de betekenis van persoonlijk contact voor de adoptie van innovaties. In hulpverleningsorganisaties noopt specialisatie van werkzaamheden doorgaans tot contact, om tot afstemming van de hulp rond patiënten te kunnen komen. Indien getracht wordt het werk met behulp van regels en procedures te standaardiseren, beperkt dit de contactmogelijkheden. Indirect kunnen deze onderzoeksresultaten dus worden gezien als een ondersteuning van de sociale-interactiebenadering. De adoptie van innovaties in organisaties wordt voor een belangrijk deel beïnvloed door de invloed die mensen op elkaar uitoefenen en de informatie die mensen uitwisselen.

Onderzoek naar de invloed van structuur op de adoptie van verpleegkundige innovaties in organisaties is betrekkelijk schaars. Een van de uitzonderingen is het onderzoek van Brett (1989). Zij ging na of er een relatie is tussen de mate van adoptie en gebruik van verpleegkundige innovaties en de zogenoemde *integrerende structuren* in organisaties. Hierbij moet men denken aan activiteiten en structuren die zijn bedoeld om de informatiestroom in organisaties te bevorderen. Uit het onderzoek bleek dat in kleine ziekenhuizen de hoeveelheid publicaties een positieve relatie had met de adoptie van verpleegkundige innovaties. In grote ziekenhuizen kwam daarentegen een ander beeld naar voren. De aanwezigheid van conferenties, presentaties en commissies die verantwoordelijk zijn voor de verspreiding van onderzoek en publicaties, bleken in deze grote ziekenhuizen een negatief verband te hebben met de adoptie van verpleegkundige innovaties. Een verklaring voor de verschillen tussen de kleine en de grote ziekenhuizen zou kunnen zijn dat het directe contact tussen onderzoekers en uitvoerend verpleegkundigen groter is in de kleine ziekenhuizen dan in de grote ziekenhuizen. Met andere woorden: de sociale invloed van degenen die zich met onderzoek bezighouden, is groter in de kleine dan in de grote ziekenhuizen.

Structuur en de invoering van innovaties. De structuurbenadering geeft een bepaalde kijk op de invoering van innovaties. Deze benadering kan worden gebruikt om een antwoord te vinden op de volgende vragen.

- Om wat voor structuur vraagt een innovatie?
- Kan men een structuur zomaar veranderen omdat het goed is voor een innovatie of moet men ook met andere factoren rekening houden?
- Hoe kan het proces van invoering worden gestructureerd en welke middelen vragen de invoering en uitvoering van een innovatie?

De vraag welke gevolgen een innovatie voor de structuur moet hebben, kan niet in zijn algemeenheid worden beantwoord. De structuurbenadering heeft als voordeel dat er een genuanceerd antwoord op deze vraag mogelijk is. Zoals eerder aangegeven gaat deze benadering ervan uit dat er niet één beste structuur is voor innovaties. De te kiezen structuur hangt af van de aard en kenmerken van de innovatie en van factoren als beleid, beheer en omgeving. Zowel het structureren van de innovatie zelf als het structureren van het proces van invoering van de innovatie zijn maatwerk.

Hieronder wordt nader ingegaan op de relatie tussen innovatie en structuur aan de hand van het onderscheid in soorten innovaties in paragraaf 1.2:

1 primairprocesinnovaties;
2 structuurinnovaties;
3 beheersinnovaties;
4 strategische innovaties;
5 ideologische innovaties.

Ad 1 Primairprocesinnovaties (technologie) en structuur

In de structuurbenadering worden innovaties van het primaire proces, zoals een nieuw diagnostisch systeem en nieuwe interventies, als *technologische innovaties* aangeduid. De term technologie wordt hierbij breed opgevat. Nieuwe technische hulpmiddelen/apparaten worden aangeduid als 'materiële technologie'. Nieuwe manieren van handelen, zoals psychosociale interventies, worden ook wel als 'kennistechnologie' aangeduid.

Naast dit inhoudelijke onderscheid kunnen technologieën ook worden vergeleken aan de hand van een aantal kenmerken. Een van de meest genoemde kenmerken van technologieën is de *mate van complexiteit*. In paragraaf 1.2 is het begrip complexiteit ook uitgewerkt, als een van de onderdelen van de operationele kenmerken van innovaties. Complexiteit is hierbij nader onderscheiden in de mate van on-zekerheid, stabiliteit, variabiliteit en afhankelijkheid en deelbaarheid (zie paragraaf 1.2). De mate van complexiteit is een belangrijk gegeven voor het vaststellen welke structuur het beste past bij een nieuwe technologie (innovatie).

De relatie tussen technologie en structuur en de effectiviteit van deze relatie is onderwerp geweest van een aantal onderzoeken dat is uitgevoerd in verpleegafde-lingen in Amerikaanse ziekenhuizen (Leatt & Schneck 1982, Alexander & Randolph 1985). Deze onderzoeken zijn van belang omdat ze inzicht geven in welke structuren het beste passen bij welke mate van complexiteit van het verpleegkundige werk in organisaties. Uit deze onderzoeken blijkt dat als hoogcomplexe (verpleegkundige) technologieën samengaan met een organische structuur dit de kwaliteit van zorg verhoogt. Met andere woorden, als het werk veel onzekerheden kent, als het ver-pleegkundige proces zich instabiel ontwikkelt, als de verschillen tussen patiënten groot zijn, dan past bij deze situatie het beste een structuur die zich kenmerkt door een geringe scheiding van taakuitvoering en beslissingen hierover, een geringe stan-daardisatie en veel communicatie.

Uit de genoemde onderzoeken komt ook naar voren dat laagcomplexe technolo-gieën die samengaan met een mechanische structuur op verpleegafdelingen even-eens een hogere kwaliteit van zorg opleveren. Om in termen van de structuurbena-dering te spreken: in beide situaties is er sprake van een *fit* tussen de aard van de technologie en de gekozen structuur.

De resultaten van het onderzoek naar de relatie tussen kenmerken van technolo-gie en structuur kunnen als volgt worden geïnterpreteerd.

- Laagcomplexe technologieën verwijzen naar betrekkelijk voorspelbare zorg; er zijn weinig tot geen verrassingen en men weet goed wat voor effect bepaalde handelingen zullen hebben. Een dergelijke situatie leent zich goed voor verde-ling van taken (taakspecialisatie) en standaardisatie van de wijze waarop de zorg moet worden verleend. Er is weinig reden tot communicatie met andere zorgver-leners. Dit zijn al met al de kenmerken van een mechanische structuur.
- Hoogcomplexe technologieën daarentegen kenmerken zich door een hoge mate van onzekerheid, weinig stabiliteit in de toestand van de patiënt en veel verschil-len tussen patiënten die de zorg ontvangen. Een dergelijke situatie vraagt om improvisatie, snelle contactmogelijkheden met andere zorgverleners en de be-voegdheid om zelf beslissingen te nemen. Kortom: deze situatie vraagt om een organische structuur.
- Als dus een nieuwe, hoogcomplexe technologie wordt ingevoerd in een verpleeg-eenheid met een mechanische structuur, dan kan men vrijwel zeker problemen verwachten. In dit geval past *(fit)* de bestaande structuur niet bij de kenmerken van de innovatie (de nieuwe technologie).

Een van de problemen kan zijn dat de bestaande structuur weliswaar niet goed past bij de innovatie, maar dat de structuur wel goed past bij andere kenmerken van de verpleegeenheid. Zo is het mogelijk dat de aard van de zorg die wordt geboden doorgaans als weinig complex is te typeren, maar dat de innovatie wel complex is. Indien de innovatie betrekking heeft op een deel van het werk (de innovatie is een aanvulling of uitbreiding van de bestaande zorg) dan lijkt het niet voor de hand te liggen om een structuur die goed past bij het merendeel van het werk, te vervangen door een structuur die alleen past bij de innovatie. Toch bestaan er wel mogelijkheden om naast een soort basisstructuur een *flexibele deelstructuur* te scheppen voor specifieke zorginterventies. Men kan hier een vergelijking trekken met een project-structuur die aanvullend op een bestaande structuur wordt geplaatst. Veel innovaties worden projectmatig ingevoerd. De kenmerken van de structuur van zulke projecten zijn over het algemeen:

- een fasering van de activiteiten die binnen het project worden uitgevoerd;
- een projectleider die verantwoordelijk is voor de sturing en de goede afloop van de invoering van de innovatie;
- een verdeling onder de leden van een projectteam of projectgroep van implementatietaken zoals scholing, evaluatie, onderzoek, begeleiding.

Een ander probleem dat aan de orde kan komen bij het overwegen van een nieuwe structuur voor de innovatie, is dat de bestaande structuur goed past of lijkt te passen bij de grootte van een afdeling. Op het niveau van afdelingen is de grootte van de afdeling, naast de complexiteit van de technologie, een van de belangrijkste gegevens voor de bepaling van de structuur. De structuurbenadering heeft in het verleden veel aandacht besteed aan de relatie tussen grootte en structuur. Het vele onderzoek dat er op dit terrein is verricht, heeft helaas geen eenduidig beeld naar voren gebracht.

Mintzberg (1979) brengt de grootte van organisatorische eenheden in verband met de manieren om werk te coördineren. Indien wordt gebruikgemaakt van vormen van standaardisatie, dan maakt dit betrekkelijk grote eenheden mogelijk. Het ligt echter anders als het werk vooral wordt gecoördineerd door middel van directe communicatie tussen personen. In dat geval zal een organisatorische eenheid betrekkelijk klein moeten zijn of blijven. Bij een technologische innovatie die weinig complex is, past het beste een vorm van standaardisatie. Als men deze innovatie echter wil invoeren op een kleine afdeling waarin het werk wordt gecoördineerd door middel van directe communicatie, ontstaat er een probleem. Directe communicatie en standaardisatie zijn dus eigenlijk geheel verschillende manieren om te coördineren. Directe communicatie is het meest geschikt bij complexe innovaties. Deze innovaties vragen immers veel onderlinge afstemming en herafstemming tussen collega's. Standaardisatie is het meest geschikt bij eenvoudige, laagcomplexe innovaties waar de afstemming geen lastige kwestie zal zijn.

Ad 2 Structuurinnovaties en de (super)structuur
Als de innovatie 'zelf' een nieuwe operationele structuur betreft, dan lijkt het gevolg duidelijk: vervang de oude door de nieuwe structuur. Een voorbeeld is het vervangen van een taakgericht verpleegsysteem door een patiëntgericht verpleegsysteem. Toch zal men zich de vraag moeten stellen in hoeverre de nieuwe operationele structuur past *binnen de superstructuur*. Indien bijvoorbeeld een organisatie een indeling in divisies heeft naar verschillende zorgproducten (kortdurende zorg, langdurende zorg) en patiënten gebruikmaken van verschillende producten, dan geeft het problemen als men binnen de afzonderlijke divisies patiëntgericht probeert te werken. De intentie tot integratie van de zorg is immers moeilijk waar te maken als de patiënt met verschillende divisies te maken heeft.

Soms zijn structuurinnovaties beperkt tot bepaalde specifieke onderdelen van een structuur, zoals bij functiedifferentiatie, standaardisatie van zorgprocessen, nieuwe manieren van rapportage en dossiervorming. In deze gevallen is het de vraag in hoeverre deze innovaties passen bij de *bestaande operationele structuur*. Zo verdraagt standaardisatie van zorgprocessen zich niet goed met decentralisatie van beslissingsbevoegdheden: standaardisatie is een kenmerk van een mechanische structuur en decentralisatie is een kenmerk van een organische structuur.

Een ander voorbeeld van een problematische verenigbaarheid is de poging om verticale functiedifferentiatie in te voeren in een systeem van patiëntgericht verplegen. Verticale functiedifferentiatie betekent immers dat beslissingen over de uitvoering van de zorg en de uitvoering van de zorg zelf bij verschillende personen liggen. Een kenmerk van patiëntgericht verplegen is echter dat deze beslissingen zo veel mogelijk door dezelfde persoon worden genomen. Deze persoon kan dan steeds zelf de resultaten van de uitvoering (snel) terugkoppelen naar de door hem of haar genomen beslissingen. Zeker bij complexe problemen van patiënten, waar de zorguitvoering vaak anders verloopt dan was gepland, is deze terugkoppeling noodzakelijk.

Indien een nieuwe operationele structuur, zoals een nieuw verpleegsysteem, beperkt blijft tot een of enkele eenheden in een organisatie, kunnen er ook problemen ontstaan vanwege het feit dat andere eenheden anders zijn gestructureerd. Als bijvoorbeeld het merendeel van de verpleegeenheden een sterk mechanische structuur heeft en een enkele eenheid heeft een sterk organische structuur, dan kunnen er snel *communicatieproblemen* ontstaan als deze verschillende eenheden regelmatig met elkaar communiceren. In de mechanische eenheden ligt het bijvoorbeeld voor de hand dat veel contacten via de leidinggevende lopen, terwijl in de organische structuur contacten veelal dienen te lopen via degene die het desbetreffende taakgebied onder zijn of haar hoede heeft. Vergelijkbare problemen kunnen zich natuurlijk voordoen tussen verpleegeenheden en ondersteunende diensten als deze op een verschillende manier zijn gestructureerd.

Als de innovatie zelf is aan te duiden als een structuurinnovatie, kan men dus de vraag stellen in hoeverre deze structuur past bij:

- de superstructuur;
- de operationele structuur van de desbetreffende eenheid;
- andere operationele structuren.

Ad 3 Beheersinnovaties en structuur

Beheersinnovaties hebben altijd betrekking op de verdeling van werk en de middelen om werk te kunnen uitvoeren. Aan deze innovaties is altijd een bepaalde manier van structurering verbonden: wie verdeelt het werk, wie ziet toe op de juiste uitvoering hiervan, in hoeverre worden er normen gebruikt bij de verdeling van werk en middelen, welke vormen van communicatie worden hierbij gebruikt enzovoort. Naast de structurering van de innovatie zelf kan het nieuwe beheerssysteem echter ook gevolgen hebben voor met name de wijze waarop de zorgprocessen worden gestructureerd. Een aantal voorbeelden kan de relatie tussen beheer en structuur wellicht nader illustreren.

Als er in een ziekenhuis een andere personele bezetting van de verpleegafdelingen ontstaat (door andere manieren om dienstroosters te plannen, door een andere verdeling van de financiële middelen over afdelingen), dan heeft dit altijd gevolgen voor de mogelijkheden om binnen de diverse tijdsperioden bepaalde taken uit te voeren.

Een nieuw systeem om de zorgbehoefte van patiënten te classificeren (een beheersinnovatie) kan ertoe leiden dat er andere normtijden worden gehanteerd voor het verlenen van de verschillende zorghandelingen. Dit kan tot gevolg hebben dat er frictie ontstaat binnen het takenpakket van verschillende medewerkers, zodat de verdeling van hun taken herzien moet worden.

Ad 4 Strategische innovaties en structuur

Innovaties zoals nieuwe zorgproducten en doelgroepen, nieuwe kwaliteitsprogramma's, programma's voor staf- en managementontwikkeling en dergelijke zullen ook altijd op hun gevolgen voor de structuur moeten worden bezien. Vrijwel altijd zullen deze innovaties ook structuurveranderingen met zich (moeten) meebrengen. Dit kunnen veranderingen zijn van de operationele structuur, zoals nieuwe functies, maar ook van de superstructuur. Zo kan het zijn dat voor een nieuw, groot product een nieuwe divisie of sector wordt ontwikkeld, of dat voor een nieuw programma een nieuwe stafdienst in het leven wordt geroepen.

Een ander voorbeeld is het ontwikkelen van een onderzoeksprogramma in een organisatie. Zo'n programma zal vooral gevolgen hebben voor de operationele structuur. Hierbij gaat het om vragen als: wie neemt beslissingen over het programma, hoe worden de onderzoeksactiviteiten op elkaar afgestemd, welke activiteiten wil men standaardiseren en welke niet, welke overlegsituaties zijn noodzakelijk, wie bewaakt de resultaten van de onderzoeken, hoe wordt de supervisie over de onderzoeken georganiseerd enzovoort. Uit dit voorbeeld blijkt ook dat alle structuurkenmerken in het geding zijn. Strategische innovaties leiden altijd tot vrij omvangrijke structuur-veranderingen, die natuurlijk zelf ook innovaties kunnen zijn. Dit voorbeeld laat ook zien dat de ene innovatie vaak de andere opwekt, omdat deze innovaties elkaar nodig hebben om met elkaar de beoogde resultaten te bereiken.

Ad 5 Ideologische innovaties en structuur
Innovaties als een nieuwe visie op zorg en een nieuw zorgmodel (verpleegkundig model, organisatiemodel) zullen meestal pas op lange termijn veranderingen van de structuur met zich meebrengen. Een voorbeeld: de invoering van een nieuw ver-pleegmodel. Aanvankelijk zullen verpleegkundigen zich vooral bezighouden met het begrijpen en analyseren van het model: de concepten, de veronderstellingen en de theoretische vertrekpunten. Hierna kan het model leiden tot het ontwikkelen of over-nemen van uit het model voortkomende innovaties ten aanzien van diagnostiek, in-terventies en uitkomsten. De ideologische innovatie (het verpleegmodel) wordt dus vertaald in innovaties van het primaire proces. Hierbij komt ook de vraag naar voren hoe deze innovaties te structureren zijn. De verschillende structuurkenmerken die eerder werden onderscheiden, bieden verheldering. Zo gaat het om vragen ten aan-zien van de:

- *complexiteit.* Wie voert de diagnostiek uit, wie stelt een plan op, wie onderhoudt de contacten met andere zorgverleners?
- *centralisatie.* Wie beslist over de te nemen interventies, wie beslist over het afron-den van de zorg?
- *standaardisatie.* Hoe wordt de diagnostiek uitgevoerd: op een vaste manier of flexibel? Worden protocollen gebruikt, wordt gewerkt met verpleegplannen, wordt op een standaardmanier gerapporteerd?
- *communicatie.* Moet er vast overleg plaatsvinden over patiënten en/of fluctue-rend overleg al naar gelang de behoeften van betrokkenen?

Ideologische innovaties leiden dus doorgaans tot innovaties van het primaire proces die vervolgens leiden tot innovaties of veranderingen van structuren. Als ideologi-sche innovaties als radicale innovaties worden getypeerd, dan is het aannemelijk dat deze innovaties tot forse veranderingen van de structuur kunnen leiden. Het maakt verder natuurlijk wel verschil of de ideologische innovatie een totale organisatie be-treft, een onderdeel van de organisatie of een van de groeperingen in de organisatie. Als een ideologische innovatie een totale organisatie betreft, dan zal dit gevolgen (moeten) hebben voor zowel de superstructuur van de organisatie als de operationele structuren. Zo kan een totale organisatie zich bekeren tot de ideologie van de *lerende organisatie* (organisatie-ideologie) of de ideologie van *belevingsgerichte zorg* (zorgideologie). Deze ideologieën kunnen ook beperkt blijven tot een onderdeel van de organisatie (divisie, sector) of een van de groepen in de organisatie (management, artsen, verpleegkundigen). In dit laatste geval zijn vooral de operationele structuren in het geding; het voorbeeld van het verpleegkundig model toonde dit aan.

2.2.2 De strategisch-managementbenadering
In de strategisch-managementbenadering wordt innoveren gezien als een van de bewust gekozen en geplande strategische opties voor een organisatie.

Het model van Miles en Snow
Miles en Snow (1978) maken een onderscheid tussen drie beleidsstijlen in organisaties.

Prospectors zijn organisaties die succesvol trachten te zijn door voorop te lopen. Deze organisaties zoeken constant naar nieuwe producten, diensten, markten (doelgroepen) en technologieën. Ze anticiperen op de richting die de markt op gaat, of geven zelf richting aan de markt.

Defenders bestuderen nieuwe ontwikkelingen zorgvuldig. Deze organisaties wachten totdat nieuwe technologieën en productontwerpen zijn gestabiliseerd. Ze passen hun competenties toe voor het ontwikkelen van efficiënte processen die hun in staat stellen een standaardproduct of -dienst van hoge kwaliteit aan te bieden voor een lage prijs. Defenders richten zich doorgaans op een beperkt aantal producten en/of diensten.

Succesvolle prospectors en defenders zijn beide innovatief, maar op verschillende manieren. Prospectors zijn effectief in het ontwikkelen van nieuwe technologieën en producten of diensten. Defenders zijn innovatief in het leveren van bestaande producten of diensten.

Als derde beleidstype onderscheiden Miles en Snow de *analyser*. Deze organisaties volgen andere organisaties. Ze bedenken geen nieuwe producten maar zetten hun competenties in om bestaande producten steeds iets te verbeteren en steeds beter aan de markt aan te bieden.

In een aantal onderzoeken zijn de effecten van deze beleidsstijlen op innovatie in gezondheidszorgorganisaties onderzocht. Tabak en Barr (1998) onderzochten de invloed van een domeinoffensieve strategie. Kenmerken hiervan zijn het nemen van risico's, proactiviteit en gerichtheid op innovatie. Hierin is deze strategie sterk verwant aan die van de prospectors van Miles en Snow. Uit het onderzoek bleek dat de perceptie die topmanagers hebben van ziekenhuizen met een domeinoffensieve strategie, positief gerelateerd is aan de adoptie van technologische innovaties.

Het model van Porter

Porter (1985) maakt een onderscheid tussen drie strategieën die organisaties kunnen helpen om concurrentievoordeel te bereiken.

Kostenleiderschap is een strategie waarbij een organisatie ernaar streeft de goedkoopste aanbieder te worden in zijn bedrijfstak. Organisaties die deze strategie voeren, hebben een breed bereik en bedienen vele segmenten in de bedrijfstak.

Een tweede strategie is *differentiatie*. Hierbij probeert een organisatie binnen zijn bedrijfstak uniek te zijn, door een of meer kenmerken te selecteren die afnemers van de producten of diensten als belangrijk beschouwen. Dit kunnen bijvoorbeeld technische kwaliteiten van een product zijn, maar ook de servicekwaliteiten. Deze extra's kunnen worden doorberekend in de prijs van het product.

De derde strategie ten slotte is de *focusstrategie*. Hierbij kiest een bedrijf voor een segment of een groep van segmenten in de bedrijfstak en stemt zijn strategie daarop af. In de benadering van deze segmenten kan vervolgens weer meer het accent worden gelegd op kosten of op differentiatie.

In aanleg kan elk van de drie door Porter onderscheiden strategieën innovatie impliceren of daartoe leiden. Dit kan zowel productinnovatie zijn als procesinnovatie (technologische innovatie).

Teplensky e.a. (1995) vonden in een onderzoek dat ziekenhuizen waarvan het beleid gericht was op technologisch leiderschap ook meer nieuwe medische technologieën adopteerden. Dit beleid zendt ook naar de omgeving de boodschap uit van een hoge kwaliteit en een groot prestige. Hoewel dit beleid historisch vooral te vinden is bij grote opleidingsziekenhuizen, is vanwege toenemende concurrentie dit beleid ook omarmd door andere ziekenhuizen.

Het model van Ansoff

Ansoff (1984) onderscheidt vier strategische doelen van organisaties. Drie van de vier combinaties hebben betrekking op innovatie:

- marktpenetratie: met bestaande producten een groter marktaandeel verwerven;
- ontwikkeling van nieuwe producten;
- ontwikkeling van nieuwe markten;
- diversificatie: het ontwikkelen van nieuwe producten voor nieuwe markten.

De strategie van marktpenetratie, waarbij bestaande producten of diensten worden aangeboden, wordt ook wel een exploitatiestrategie genoemd. De drie overige strategieën worden ook wel exploratiestrategieën genoemd. Hierbij worden innovaties ontwikkeld en getest.

2.2.3 De rol van de omgeving

In de rationele benadering wordt ook de omgeving van organisaties gezien als een belangrijke voorwaarde voor innovatie. Hierin is de rationele benadering overigens

Tabel 2.1 Kenmerken van innovatieadoptie door effectief innoverende organisaties in vier omgevingscondities (Damanpour & Gopalakrishnan 1998)

		omgevingsstabiliteit (mate van omgevingsverandering)	
		stabiel (laag)	stabiel (hoog)
omgevingsvoorspelbaarheid (regelmatigheid van omgevingsverandering)	voorspelbaar (hoog)	EC1: stabiel, voorspelbaar	EC2: stabiel, onvoorspelbaar
		innovatieadoptie mate: laag snelheid: langzaam innovatietype technisch incrementeel innovatiebron imiterend organisatievorm mechanistisch hiërarchisch	innovatieadoptie mate: hoog snelheid: matig innovatietype technisch en beheersmatig incrementeel en radicaal innovatiebron imiterend en incubatief organisatievorm organisch clan
	onvoorspelbaar (laag)	EC3: instabiel, onvoorspelbaar	EC4: instabiel, onvoorspelbaar
		innovatieadoptie mate: laag snelheid: snel innovatietype technisch incrementeel en soms radicaal innovatiebron imiterend en zich toe-eigenend organisatievorm mechanistisch markt	innovatieadoptie mate: hoog snelheid: snel innovatietype technisch en beheersmatig incrementeel en vaak radicaal innovatiebron zich toe-eigenend en incubatief organisatievorm organisch adhocracy

niet uniek, zoals we zullen zien bij de politieke, de kennis- en de netwerkbenadering. Typische omgevingskenmerken die zijn gerelateerd aan innovatie in de rationele benadering zijn:

■ dynamiek: snelle veranderingen in de omgeving en de onzekerheid die dit met zich meebrengt, stimuleren innovatie (Pierce & Delbecq 1977, Ettlie & Bridges 1984, Damanpour 1998);
■ complexiteit: de heterogeniteit (aantal verschillende invloeden) of de ingewikkeldheid van de relaties tussen deze invloeden;

■ beschikbaarheid van middelen (kennis, geld, mensen) om te kunnen innoveren.

Damanpour en Gopalakrishnan (1998) hebben een model ontwikkeld waarin een aantal best passende relaties wordt weergegeven tussen kenmerken van de omgeving (stabiliteit en voorspelbaarheid), innovatiekenmerken (mate en snelheid van adoptie, innovatietype, innovatiebron) en kenmerken van organisaties (tabel 2.1).

Wat opvalt aan het model van Damanpour en Gopalakrishnan (1998) is dat er een directe relatie wordt verondersteld tussen kenmerken van de omgeving aan de ene kant en kenmerken van innovatie aan de andere kant. In de andere modellen die hier zijn besproken, wordt tussen deze relatie het strategische beleid van de organisatie geplaatst. Een voorbeeld is het eerder beschreven model van Miles en Snow.

2.3 RATIONELE VERANDERINGS- EN INTERVENTIEMODELLEN

2.3.1 Het Business Process Redesign-model

Een rationeel interventiemodel op het niveau van organisaties dat ook in de gezondheidszorg een zekere populariteit heeft weten te verwerven, is het *Business Process Redesign-model* (Hammer & Champy 1993).

Oorspronkelijk is dit model ontwikkeld voor het bedrijfsleven en de commerciële dienstverlening. Aanleidingen hiervoor waren de toenemende globalisering en de hiermee gepaard gaande toename van concurrentie. Hierdoor ging men zich afvragen hoe de bedrijfsprocessen beter konden worden georganiseerd, zodat betere producten en diensten op doelmatiger wijze konden worden geproduceerd.

Zowel in de Verenigde Staten als, in iets mindere mate, in Groot-Brittannië is het BPR-model in de gezondheidszorg geadopteerd. In de VS bestaat al langer concurrentie tussen organisaties in de gezondheidszorg en in Groot-Brittannië is in de jaren negentig in de gezondheidszorg een quasi-markt ontstaan, waarin ziekenhuizen concurreren voor contracten met huisartsen en gezondheidsdiensten.

De meeste BPR-toepassingen omvatten een aantal stappen, hoewel de volgorde van deze stappen iets kan verschillen tussen de toepassingen (Cummings & Worley 1997).

1 Het voorbereiden van de organisatie. BPR begint met de verheldering en *assessment* van de strategische context van de organisatie. Dit omvat de omgeving, de strategie en de doelen. Deze elementen bepalen welke organisatorische processen essentieel zijn voor strategisch succes. Belangrijk in dit stadium is ook dat helder door de organisatie heen wordt gecommuniceerd waarom BPR noodzakelijk is en welke richting het zal uitgaan.

2   Het fundamenteel heroverwegen van de manier waarop het werk wordt gedaan. Deze fase bevat de volgende kernactiviteiten: identificeren en analyseren van de kernprocessen in de organisatie, definiëren van prestatiedoelen en ontwerpen van nieuwe processen. Bij het analyseren van de bestaande kernprocessen kunnen verschillende hulpmiddelen worden gebruikt zoals observatie, interviews of visuele weergave van processen met behulp van computerprogramma's.

3   Herstructureren van de organisatie rond de nieuwe processen. Kenmerken van deze nieuwe structuur zijn onder andere het werken met procesteams, het verschuiven van activiteiten naar resultaten, het ontstaan van een platte structuur en het veranderen van managers van supervisors in coaches. Een belangrijk element is ook de implementatie van nieuwe informatie- en meetsystemen.

Richtlijnen voor het ontwerpen van nieuwe processen (Hammer & Champy 1993)

■ Begin en eindig het proces met de behoeften en wensen van de klant.

■ Vereenvoudig het huidige proces door stappen te combineren en te elimineren.

■ Gebruik de beste aspecten van het huidige proces.

■ Geef aandacht aan zowel de technische als de sociale aspecten van het proces.

■ Laat praktijken uit het verleden geen belemmering vormen.

■ Identificeer de kritieke informatie die nodig is voor iedere stap in het proces.

■ Voer activiteiten uit in de meest natuurlijke volgorde.

■ Ga ervan uit dat het werk de eerste keer goed wordt uitgevoerd.

■ Luister naar de mensen die het werk doen.

Ook in de gezondheidszorg en de verpleging is het BPR-model gebruikt voor het herontwerpen van taken en processen en voor het ontwerpen van innovaties zoals klinische paden en richtlijnen. Momenteel worden BPR-principes gebruikt in de zogenoemde doorbraakprojecten van het CBO.

Het succes van het gebruik van het BPR-model is overigens twijfelachtig. Zo zijn er aanwijzingen dat in minder dan de helft van de gevallen waarin het model is toegepast de voortgebrachte innovaties succesvol worden ingevoerd (zie de box: Implementatiesucces van BPR-innovaties). Als de implementatie weinig succesvol verloopt, is het ook niet erg aannemelijk dat de bedoelde uitkomsten ervan, zoals verbetering van de kwaliteit van (zorg)processen en van doelmatigheid, worden bereikt.

Implementatiesucces van BPR-innovaties in de verpleging (Redman & Kete-fian 1995)

elimineren van niet-verpleegkundige taken	48%
inzetten van andere zorgverleners	59%
verbetering van werksystemen	37%
verbetering van *staffing*-systemen	55%
inzet van nieuwe technologie	40%
verbetering van managementsystemen	50%

Ook onderzoek naar de gevolgen van BPR voor de werkbeleving, de arbeidstevredenheid en betrokkenheid van verpleegkundigen laat geen al te vrolijk beeld zien. Veranderingen door het toepassen van BPR leiden nogal eens tot minder regelmogelijkheden in het werk, een smaller takenpakket en een hiermee gepaard gaande verslechtering van de arbeidstevredenheid en betrokkenheid bij het werk. Deze uitkomsten zijn niet verrassend: BPR is immers primair gericht op rationalisering van het werk en niet op de *human-resources*aspecten ervan.

2.3.2 Interventies om het innovatieproces te structureren

BPR is vooral een rationele methode om innovaties te ontwerpen. In die zin is BPR een deelproces binnen het meer omvattende innovatieproces. Er zijn in aanleg verschillende manieren om dit totale proces te structureren.

Het gaat dan vooral om de vraag of hierbij gebruikgemaakt kan worden van de bestaande structuur of dat er een tijdelijke, aanvullende structuur moet worden geschapen. Voorbeelden van een tijdelijke structuur zijn:

■ het instellen van een stuurgroep, werkgroep of projectgroep;
■ het benoemen van personen met een specifieke implementatietaak;
■ het werken met een vooropgesteld plan van invoering en een evaluatieplan;
■ het inhuren of inschakelen van adviseurs, trainers enzovoort;
■ het uitvoeren van onderzoek ten behoeve van het proces van invoering;
■ de timing van het proces van invoering.

Deze *tijdelijke maatregelen* kan men alle zien als een tijdelijke uitbreiding van een bestaande structuur. De omvangrijkheid en complexiteit van deze tijdelijke maatregelen zullen groter zijn indien een innovatie radicaal is en een groot bereik heeft. Als een innovatie meer incrementeel is, dus in geringe mate afwijkt van bestaande praktijken, waarden en opvattingen, dan kan men vaak met de bestaande structuur een heel eind komen.

In verslagen van de invoering van verpleegkundige innovaties komt men vele voorbeelden tegen van tijdelijke maatregelen om het proces van invoering te structureren. Uit onderzoek (Damanpour 1991) blijkt dat *taakspecialisatie* en *functiedifferentiatie* een positieve invloed hebben op de invoering van innovaties. Met andere woorden: het scheppen van speciale implementatiefuncties werkt positief op de invoering. Mogelijk komt dit door de blijvende aandacht die deze functionarissen geven aan de invoering. De aandacht voor de innovatie zal namelijk altijd moeten concurreren met de aandacht voor andere werkzaamheden. Van de Ven (1986) noemt dit het *management van aandacht*. Het vasthouden van de aandacht voor de innovatie is een van de belangrijkste voorwaarden voor een succesvol verloop van de invoering volgens Van de Ven.

Veelvuldige *externe communicatie*, in dit geval communicatie tussen de eenheden in de organisatie waar de innovatie plaatsvindt en andere eenheden, blijkt eveneens een positieve invloed te hebben op het verloop van invoeringsprocessen (Damanpour 1991). Deze communicatie kan bedoeld zijn om informatie en advies in te winnen, knelpunten weg te nemen, steun te verwerven en dergelijke.

Centralisatie van de besluitvorming ten aanzien van de innovatie blijkt een negatieve invloed uit te oefenen op de invoering in non-profitorganisaties (Damanpour 1991). Mogelijk komt dit doordat invoeringsprocessen relatief onvoorspelbaar zijn en veel improvisatievermogen vereisen. Het sturen van deze processen vanuit een centraal punt past als het ware niet bij de aard van deze processen. Flexibele vormen van sturing zijn hier beter op hun plaats. Bovendien kunnen deze vormen van sturing de motivatie van diegenen die worden geacht met de innovatie te werken positief beïnvloeden.

Ook de *timing van de invoering* is een kenmerk van de wijze waarop de invoering wordt gestructureerd. Het gaat om keuzes ten aanzien van het tijdstip waarop de invoering van start gaat en de reikwijdte van de innovatie. Zo kan men bijvoorbeeld beginnen met een proefinvoering van de innovatie in één organisatorische eenheid en op grond van de ervaringen die hiermee worden opgedaan, besluiten om al dan niet de invoering te starten in andere eenheden. Men spreekt ook wel van een *dieptestrategie*. Een andere manier is om min of meer gelijktijdig met de invoering te starten in verschillende eenheden van een organisatie. In dit geval is er sprake van een *breedtestrategie*.

Van de Ven (1993) geeft een aantal voor- en nadelen van zowel een dieptestrategie als een breedtestrategie. Een dieptestrategie heeft als voordeel dat men op kleine schaal ervaring met de innovatie kan opdoen. Zo kan men erachter komen waar zich vooral de knelpunten voordoen tussen een innovatie en de organisatie. Vooral bij radicale innovaties zijn deze knelpunten moeilijk van tevoren te overzien. Een breedtestrategie heeft daarentegen als voordeel dat uitwisseling mogelijk is van de ervaringen met de invoering tussen diverse onderdelen van de organisatie en dat via deze uitwisseling een scherper beeld ontstaat van de factoren die belemmerend of juist bevorderend werken op de invoering. Zo kunnen bijvoorbeeld verschillende afdelingsculturen worden vergeleken in hun invloed op het proces van invoering.

2.3.3 Innoveren en het gebruik van middelen

Binnen de rationele benadering is men zich sterk bewust van het feit dat de ontwikkeling, de implementatie en het gebruik van een innovatie gevolgen hebben voor de inzet en verdeling van de middelen in de organisatie. Er is menstijd nodig, vaak ook materiële middelen en soms ruimtelijke faciliteiten. Het beschikbaar stellen van deze middelen stelt dus eisen aan het bestaande beheerssysteem: de wijze waarop middelen worden verdeeld in organisaties. Het is echter ook mogelijk dat de innovatie vraagt om een verandering van het beheerssysteem zelf. Deze noodzaak doet zich nogal eens voor bij de invoering van nieuwe structuren in organisaties. De al eerdergenoemde zelfsturende teams bijvoorbeeld kunnen alleen goed uit de verf komen als deze teams ook over een eigen budget beschikken. In een organisatie waarin budgetten alleen aan afdelingen worden toegekend, zal dus een verdeelsleutel moeten worden bedacht met behulp waarvan een deel van het afdelingsbudget wordt verdeeld over de verschillende teams op de afdeling. Voor zo'n verdeling heeft men eigenlijk nieuwe normen nodig met betrekking tot productie, kosten en eventueel zelfs kwaliteit.

2.3.4 Strategische interventies

Een groep van interventies die is gericht op het voorbereiden van het strategische beleid van een organisatie, wordt wel aangeduid als 'grote-groepinterventies' (*large group interventions*) (Cummings & Worley 1997). Deze interventies worden toegepast bij groepen die variëren van 50 tot 2000 leden en kunnen een of meer dagen duren. De interventies bevatten oefeningen die zijn gericht op het verbeelden van de toekomst van de organisatie. Men laat de deelnemers aan de conferentie(s) beelden bedenken over de toekomst, laat ze kernconcepten formuleren over de toekomst van de organisatie (*concept mapping*) en laat ze de omgeving scannen.

Grote-groepinterventies doen een appel op de creatieve ideeën van mensen wanneer het gaat over de richting die een organisatie het beste kan kiezen. Leden van een organisatie hebben ook interacties met verschillende onderdelen van de omgeving. Hierdoor kan een veelzijdig beeld ontstaan van de verschillende ontwikkelingen in de omgeving en eventuele innovatieve manieren om daarmee om te gaan.

Aan de conferenties kan ook worden deelgenomen door vertegenwoordigers van de diverse organisaties en partijen in de omgeving van de organisatie. Hierbij kan men denken aan patiëntenvertegenwoordigers, verzekeraars, personen uit onderwijs- en onderzoeksinstellingen, overheidsvertegenwoordigers en personen uit andere zorginstellingen. Men haalt hier als het ware de omgeving zelf binnen.

2.4 SAMENVATTING EN CONCLUSIES

De rationele benadering van innoveren is historisch gezien de oudste en meest dominante. Ook tegenwoordig bestaan er nog diverse uitingen van deze benadering, zoals *evidence-based practice*, procesherontwerp, doorbraakmethode enzovoort.

De rationele benadering bevat diverse modellen die voorschrijven hoe het totale proces van innoveren dient plaats te vinden. Kenmerkend voor deze modellen zijn het vaste, gefaseerde verloop van het innovatieproces, de scheiding van taken in dit proces, de standaardisatie van de activiteiten in het proces en de doelgerichtheid van het proces. Onderzoek laat zien dat vooraf geplande en strak gefaseerde innovatieprocessen niet altijd effectief zijn. Bij complexe innovaties in een eveneens complexe en ook dynamische omgeving doen dynamische processen het beter.

Antecedentenmodellen gaan vooral over de invloed van rationele keuzes op de adoptie van innovaties en het implementatiesucces. Een groep van antecedenten wordt gevormd door structuurkenmerken als centralisatie, standaardisatie en communicatie. De relatie van deze kenmerken met adoptie van innovaties is in verschillende onderzoeken aangetoond, hoewel de relaties niet heel sterk zijn. Een andere groep van antecedenten vormen de strategische beleidskeuzes van organisaties. Sommige organisaties kiezen voor de ontwikkeling van nieuwe vormen van zorg, terwijl andere eerder kiezen voor het doelmatiger maken van de zorg- en organisatieprocessen. Implementatie-interventies kunnen ook weer gericht zijn op herstructureren van werk, bijvoorbeeld dat van verpleegkundigen. Ook kunnen er ten behoeve van de ontwikkeling en implementatie van innovaties tijdelijke structuren worden geschapen zoals projecten en werkgroepen.

3 De human-resourcesbenadering

Innoveren is natuurlijk vooral mensenwerk. Onder de verzamelnaam human-resourcesbenadering behandelt dit hoofdstuk een aantal modellen en theorieën die de relatie tussen menselijke karakteristieken en innovatie centraal stellen. Achtereenvolgens komen modellen aan bod die de persoon, de groep en de leidinggevende als onderwerp hebben. Veel van deze modellen zijn ontwikkeld binnen de psychologie. Ook is een deel van de modellen afkomstig uit een deelgebied van het denken over management, het zogenoemde *human resources management.*

3.1 INDIVIDUGERICHTE MODELLEN
Er zijn verschillende modellen te onderscheiden die het individu centraal stellen in relatie tot innovatie. In deze modellen wordt de invloed van kenmerken van personen op uitkomsten als creativiteit, adoptie en gebruik en implementatie van innovaties beschreven. Wat de aard van deze kenmerken betreft, kan verder een onderscheid worden gemaakt tussen persoonlijkheidskenmerken zoals intelligentie en extraversie en werkgerelateerde kenmerken, dat wil zeggen kenmerken van de taken die iemand uitvoert.

3.1.1 Attitude en innoveren
Personen kunnen negatief of positief reageren op innovaties en veranderingen. Deze reacties worden ook wel attitudes genoemd. Eagly en Chaiken (1998) onderscheiden twee denkscholen als het gaat om attitudes.

In de ene visie is een attitude een combinatie van affectieve, gedrags- en cognitieve reacties op een object of subject. In deze 'tricomponentbenadering' is een attitude:

- een positieve, negatieve, of gemengde affectieve reactie bestaande uit onze gevoelens over een object of subject;
- een neiging om zich op een bepaalde manier te gedragen ten opzichte van een object of subject;
- een cognitieve evaluatie van een object of subject op basis van onze opvattingen, beelden en langetermijngeheugen.

De andere visie, ook wel de 'single component'-visie genaamd, gebruikt de term attitude hoofdzakelijk voor de affectieve evaluatie van een object of subject. Een object kan een positief of negatief gevoel oproepen.

De theorie van gepland gedrag (Azjen 1991) is een voorbeeld van de als eerste beschreven driecomponentenvisie. Deze theorie is weergegeven in figuur 3.1.

De theorie gaat ervan uit dat gedrag minder door algemene attitudes en meer door specifieke attitudes wordt beïnvloed. Ook is attitude niet de enige verklaring voor het al dan niet veranderen van gedrag. Een attitude staat in wisselwerking met iemands subjectieve normen en opvattingen en met iemands perceptie van de controle over zijn eigen gedrag. De relatie tussen attitude en gedrag wordt dus in een bredere context geplaatst. Dit is een van de redenen waarom het model ook relatief populair is bij onderzoek naar gedragsverandering in organisaties.

De theorie is ook gebruikt in een aantal onderzoeken naar innovatie in de verpleging. Puffer en Rashidian (2004) pasten het model toe op de intentie van 48 verpleegkundigen om een richtlijn ten aanzien van stoppen met roken te gaan gebruiken. Uit het onderzoek bleek dat de attitude ten aanzien van de richtlijn en de door de verpleegkundigen waargenomen mogelijkheid tot controle van het eigen gedrag de belangrijkste voorspellers waren van de intentie om de richtlijn te gaan gebruiken.

Estabrooks e.a. (2003) deden een systematische review van onderzoeken naar individuele determinanten van het gebruik van onderzoek door verpleegkundigen. Zij vonden zes categorieën van potentiële determinanten:
- opvattingen en attitudes;
- betrokkenheid bij onderzoeksactiviteiten;
- informatiebehoefte;
- beroepsmatige activiteiten;

Figuur 3.1   De theorie van gepland gedrag (Azjen 1991)

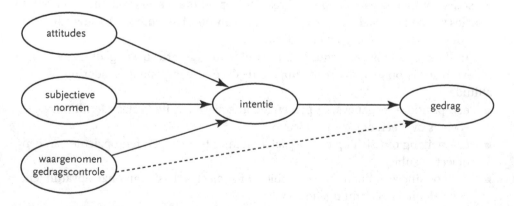

- opleiding;
- sociaal-economische factoren.

Uit de review blijkt dat er tot nu toe eigenlijk alleen aanwijzingen zijn voor de invloed van attitudes en opvattingen (*beliefs*) op het gebruik van onderzoek door verpleegkundigen. Een verklaring hiervoor kan echter uit de onderzoeken zelf niet goed worden gegeven, juist vanwege het feit dat er aan dit onderzoek geen expliciete attitudetheorie ten grondslag ligt.

Ook uit andere onderzoeken, bijvoorbeeld naar factoren die de invoering van richtlijnen beïnvloeden, of naar allerlei innovaties in de gezondheidszorg (Fleuren e.a. 2002), komt attitude als een beïnvloedende factor naar voren.

Green e.a. (2003) gebruikten een variant op het model van Azjen in een onderzoek naar de voorspelling van het gebruik van nieuwe hulpmiddelen voor softwareontwikkeling. Uit dit onderzoek bleek dat de perceptie van controle over het gebruik van de innovatie het gebruik ervan positief beïnvloedt. De perceptie van controle bevatte drie dimensies: waargenomen vrijwilligheid in het gebruik van de innovatie, waargenomen keuze wanneer de innovatie te gebruiken en controle over hoe de innovatie te gebruiken.

Er lijken dus aanwijzingen te zijn voor de invloed van specifieke attitudes op de intentie tot gedragsverandering. Vertaald naar innovatie betekent dit dat iemand een positieve attitude kan hebben ten aanzien van de ene maar niet ten aanzien van de andere innovatie. De intentie om een innovatie te gaan gebruiken lijkt dus tamelijk innovatiespecifiek. Ook speelt de sterkte van de attitude een belangrijke rol. Brehm en Kassin (1993) vatten hun onderzoek, dat zich richtte op de rol van sterkte van attitudes, als volgt samen.

- Hoe beter mensen geïnformeerd zijn over een verschijnsel, hoe sterker de relatie tussen attitude en gedrag is.
- Attitudes zijn stabieler en voorspellen gedrag beter indien ze worden gevormd vanuit persoonlijke ervaring.
- Sterke attitudes zijn snel beschikbaar in het bewustzijn.

3.1.2 Werkgerelateerde kenmerken en innovatie
Een aantal modellen onderscheidt diverse werkgerelateerde kenmerken van personen en in een aantal gevallen zijn deze kenmerken ook verbonden aan innovatie.

Het job-designmodel
In dit model van Hackman en Oldham (1976) wordt een onderscheid gemaakt tussen een vijftal werkkenmerken:
- *skill variety* verwijst naar het aantal en de typen vaardigheden die nodig zijn om een bepaalde taak uit te oefenen;

- *task identity* beschrijft de mate waarin iemand een aaneensluitende taak uitvoert, zoals de zorg voor een patiënt gedurende de diensttijd van een verpleegkundige;
- *task significance* verwijst naar de impact die iemands werk heeft op anderen. Het werk van verpleegkundigen wordt doorgaans beschouwd als hoog scorend op *task significance*;
- autonomie verwijst naar de mate van onafhankelijkheid en vrijheid om beslissingen te nemen over tijdstip en wijze van taakuitvoering;
- feedback gaat over de informatie die de werker ontvangt over de effectiviteit van het werk zelf.

Deze vijf werkdimensies zijn van invloed op de basale psychologische toestand van personen (ervaring van zinvolheid van het werk en kennis van de actuele resultaten van het werk). Deze toestanden zijn vervolgens weer van invloed op persoonlijke en werkuitkomsten als innerlijke werkmotivatie, kwaliteit van de werkuitvoering, tevredenheid met het werk en afwezigheid en vertrek uit de organisatie.

Als we innoveren ook als werk zien, dan zijn de vijf werkkenmerken te relateren aan zowel de ontwikkeling van een innovatie als aan de implementatie en het gebruik ervan. Het model suggereert dan, dat meer *skill variety, task identity* en *task significance*, autonomie en feedback een positief effect hebben op zowel de kwaliteit van de innovatie als op de tevredenheid van werkers met hun bijdrage aan de ontwikkeling of implementatie van de innovatie.

3.1.3 Weerstandsmodellen
Modellen die een beschrijving geven van de factoren die de weerstand van personen ten aanzien van innovaties beschrijven, zijn te onderscheiden naar psychodynamische, cognitieve en emotiemodellen. Van elk van deze modellen volgt hieronder een voorbeeld.

Een psychodynamisch model. Deze theorie gaat ervan uit dat innovatie en verandering bij mensen angst teweegbrengen. Dit vindt altijd plaats op een onbewust niveau en ten dele ook op een bewust niveau. Mensen gaan verschillend met deze angst om. Grofweg zijn deze verschillende reacties aan te duiden met vechten (*fight*) en vluchten (*flight*). Vechtreacties zijn bijvoorbeeld het tonen van agressie of openlijk dwarsbomen. Vluchtreacties zijn bijvoorbeeld ontkenning en fantaseren (Vince & Broussine, 1996).

Een voorbeeld van het *cognitieve weerstandsmodel* is het fasenmodel van Agocs (1997). In dit model worden de volgende stadia onderscheiden:
a   ontkenning van de behoefte aan verandering;

- aanvallen op de betrouwbaarheid van de veranderingsboodschap;
- aanvallen op de boodschappers en hun geloofwaardigheid;

b weigering om verantwoordelijkheid te accepteren voor omgang met het veranderingsissue;
c weigering om de verandering die is afgesproken te implementeren;
d onderdrukking: acties om de verandering te ontmantelen.

Een emotiemodel. Mossholder e.a. (2000) onderscheiden twee bipolaire dimensies van emotie: aangenaamheid (*pleasantness*) en opwinding (*arousal*). Aangenaamheid verwijst naar allerlei concrete emoties die kunnen variëren van heel positief tot heel negatief. Opwinding verwijst naar de mate van intensiteit die verbonden is aan diverse emoties. Uit het onderzoek van Mossholder e.a. blijkt dat managers een hogere staat van opwinding ervaren bij veranderingen die zij als hun psychologisch eigendom zien (positieve emoties), of bij veranderingen die zijn bedoeld ter vervanging van situaties die zij als hun psychologische eigendom zien (negatieve emoties). Deze resultaten komen overeen met de theorie van Dirks e.a. (1996), die stelt dat indien verandering door mensen zelf is geïnitieerd, incrementeel is en het zelfgevoel versterkt, deze eerder wordt geadopteerd. Als daarentegen de verandering opgelegd is, radicaal is of het zelfgevoel beledigt, dan zal er weerstand tegen de verandering optreden.

3.1.4 Motivatie

Voor innovatie zijn hoge niveaus van motivatie vereist. Het invloedrijkste model op dit gebied is het componentenmodel van Amabile geweest (1996, 2004). Haar onderzoeken suggereren dat innovatie drie hoofdcomponenten omvat:

- een intrinsieke taakmotivatie;
- domeinrelevante vaardigheden (bijv. expertise);
- innovatierelevante procesvaardigheden, cognitieve vaardigheden en werkstijlen gericht op nieuwheid.

Ook onderzoek van anderen (Sternberg & Lubart, 1999) laat zien dat intrinsieke motivatie een noodzakelijke voorwaarde is voor innovatie. De rol van extrinsieke motivatie is echter minder duidelijk. Volgens Amabile (1996) heeft extrinsieke motivatie mogelijk een negatieve invloed op de vroege innovatiefasen zoals ideegeneratie en het eerste stadium van innovatieontwikkeling, maar kan het in de latere stadia (implementatie en stabilisatie) wel helpen om door te gaan.

In ander onderzoek is gekeken naar de invloed van positieve feedback op intrinsieke motivatie en innovatief gedrag van mensen (Zhou 1998). Het blijkt dat als positieve feedback wordt gegeven in een informerende stijl, dit iemands perceptie van de eigen competenties vergroot, wat leidt tot een grote intrinsieke motivatie en innovatief gedrag.

3.1.5 Socio-economische kenmerken

Onderzoek naar de invloed van socio-economische kenmerken van personen op de adoptie van innovaties kent al een langere traditie (Rogers 2003). In de box is een overzicht opgenomen van de kenmerken van *early adopters*.

Socio-economische kenmerken van early adopters:
- geen leeftijdsverschil met 'late' adopters;
- hebben meer jaren formele educatie;
- hebben een hogere sociale status;
- hebben een grotere mate van opwaartse sociale mobiliteit;
- werken in grotere units (scholen, bedrijven).

Ook in de verpleging is de relatie onderzocht tussen socio-economische kenmerken en de mate van adoptie van innovaties. Michel en Sneed (1995) ontdekten dat verpleegkundigen met een universitaire opleiding vaker innovaties adopteren en gebruiken dan verpleegkundigen met een hogere beroepsopleiding.

De relatie tussen opleiding en adoptie in de verpleging (Michel & Sneed 1995)

De innovaties die door Michel en Sneed aan verpleegkundigen werden voorgelegd, waren resultaten van verpleegkundig onderzoek, gepubliceerd in algemeen wetenschappelijke tijdschriften als *Western Journal of Nursing Research* en *Nursing Research*, of in gespecialiseerde tijdschriften als *Heart and Lung*.

De onderzoekers vonden geen relatie tussen de mate van adoptie, het gebruik van de resultaten van onderzoek en het praktijkgebied waarin de verpleegkundigen werkzaam waren (klinisch, onderwijs en onderzoek). Ook het aantal jaren werkervaring en het aantal uren dat werd besteed aan het lezen van wetenschappelijke of vakbladen bleek geen invloed te hebben.

3.1.6 Creativiteitsmodellen

Creativiteit wordt algemeen beschouwd als een persoonlijkheidskenmerk van mensen omdat het stabiel is en betrekkelijk onafhankelijk van specifieke gebeurtenissen, opgaven en situaties. Kenmerken van de creatieve persoonlijkheid worden als volgt onderscheiden (King & Anderson 1995, Ford 1996, Amabile 2004):
- tolerantie van onzekerheid en ambiguïteit;

- groot zelfvertrouwen;
- weinig gevoel voor conventies;
- originaliteit in betekenisverlening;
- een hoge motivatie vanuit de persoon zelf;
- een bovengemiddelde intelligentie;
- de vastberadenheid om te slagen;
- een combinatie van convergent en divergent denken.

Om deze kenmerken in een samenhangend model te kunnen plaatsen, zijn recent pogingen ondernomen om de kenmerken te relateren aan het *five factor model* (FFM) van persoonlijkheid (Patterson 2002).

Het FFM bevat de volgende dimensies:

1. extraversie, warmte, gezelligheid en activiteit;
2. neuroticisme, angst en depressie;
3. openheid voor ervaringen, ideeën, esthetiek;
4. meegaandheid, inschikkelijkheid, directheid;
5. plichtsgetrouwheid, ordelijkheid, competentie.

Patterson komt na een analyse van de theoretische en onderzoeksliteratuur tot de volgende conclusie: Innovatie en dan vooral creativiteit is positief verbonden met openheid en een gebrek aan meegaandheid en plichtsgetrouwheid. De verbinding met extraversie en neuroticisme is minder duidelijk en naar deze relaties is ook nog weinig onderzoek gedaan.

Hoewel creativiteit dus als een tamelijk stabiel persoonlijkheidskenmerk wordt gezien, neemt dit niet weg dat er recentelijk de nodige aandacht is geweest voor de invloed van omgevingskenmerken en educatie/training op creatieve competenties. Het uitgangspunt hierbij is dat iemand weliswaar kan beschikken over creatieve potentie, maar dat zowel omgeving als training van invloed is op het al dan niet tot uiting komen en de groei ervan.

Amabile (1983, 2004) liet in een serie experimenten en veldonderzoeken zien dat omgevingsfactoren als competitie, druk en beloning creativiteit verhinderen, terwijl factoren als het beschikbaar stellen van tijd leiden tot een toename van creativiteit.

Oldham en Cummings (1996) vonden in hun onderzoek dat complexe en uitdagende taken evenals een ondersteunende stijl van leidinggeven een positieve invloed uitoefenen op creativiteit. Ook autonomie in het nemen van werkbeslissingen blijkt een positieve invloed te hebben (Pelz 1967).

Innovation champions

Innovation champions zijn personen met een charismatische uitstraling die een innovatie steunen en hierdoor de onverschilligheid of weerstand ertegen wegnemen

(Howell & Higgins 1990, Howell & Boies 2004). Van innovation champions bestaat veelal het beeld dat het personen zijn met een hoge positie in een organisatie, zoals directeuren of managers van een grote divisie of sector. Uit onderzoek van Day (1994) blijkt dat dit beeld juist is voor zover het gaat om kostbare en radicale innovaties, ofwel innovaties die een nieuwe richting voor de organisatie als geheel vertegenwoordigen. Toch kunnen innovation champions ook andere functies in organisaties bekleden, zoals een staffunctie, een middenkaderfunctie of een uitvoerende functie. Interessant is ook de vraag welke kenmerken een champion onderscheiden van een niet-champion. Howell en Higgins onderzochten de verschillen tussen deze twee groepen. Uit het onderzoek bleek dat champions op meer verschillende manieren invloed uitoefenen. Ze gaan coalities aan, proberen te overtuigen met een reeks van argumenten, zetten hun machtspositie in en zijn zelfverzekerd in hun optreden. Ook bleek dat champions meer ervaring hebben met innovatieprojecten dan niet-champions.

Het bewust inzetten van champions kan een strategie zijn om innovaties binnen een organisatie te verspreiden. Hiervoor moeten ze echter wel worden opgespoord.

Cognitieve stijl

De cognitieve stijl van mensen wordt gezien als een stabiel kenmerk en derhalve als een kenmerk van iemands persoonlijkheid. Kirton (1976, 1989) heeft een onderscheid gemaakt tussen twee cognitieve stijlen: de *adopter*-stijl en de *innovator*-stijl. Adopters zijn personen die dingen beter proberen te doen binnen bepaalde kaders of grenzen. Innovators daarentegen zijn personen die breken met bestaande kaders. Zij proberen dingen werkelijk anders te doen. Uit onderzoek blijkt dat innovators sneller geneigd zijn om energie te steken in de ontwikkeling en adoptie van radicalere innovaties. Deze innovaties impliceren immers een breuk met bestaande kaders en praktijken. Adopters daarentegen zullen eerder geneigd zijn om weinig radicale of incrementele innovaties te adopteren, aangezien deze innovaties binnen de gegeven kaders vallen.

Noorda (1998) ging in een onderzoek de invloed na van de verhouding tussen adopters en innovators op de implementatie van methodisch handelen in de verpleging. Uit het onderzoek bleek dat een mix die de 50/50 het meest benadert, meer voorkomt in afdelingen waar de implementatie verder is gevorderd.

Self efficacy

Het concept van *self efficacy* kan het beste worden omschreven als het geloof in eigen kunnen. Onderzoek laat zien dat self efficacy van verpleegkundigen zowel van invloed is op de adoptie als op de implementatie van innovaties. Kim en Kim (1996) ontdekten dat als verpleegkundigen weinig vertrouwen hebben in hun eigen vaardigheid om met een nieuw computersysteem te werken, zij ook niet snel een dergelijk systeem zullen adopteren. Ehrenfeld en Eckerling (1991) deden onderzoek naar de adoptie van de resultaten van onderzoek door verpleegkundigen. Het bleek dat als verpleegkundigen zichzelf als weinig bekwaam ervaren ten aanzien van het doen en begrijpen van onderzoek, dit een negatieve invloed uitoefent op de adoptie van onderzoeksresultaten.

Een van de weinige onderzoeken waarin self efficacy is gerelateerd aan de implementatie van innovaties is dat van Lu (2000). Lu onderzocht de invloed op de invoering van een verpleegkundige richtlijn. Uit het onderzoek bleek dat een hogere mate van geloof in het eigen vermogen om met de richtlijn te kunnen werken een positieve invloed had op de implementatie-effectiviteit zoals gemeten door kennis van de richtlijn, motivatie om ermee te werken, mate van gebruik, communicatie, afstemming en probleemoplossing.

Het is ten slotte belangrijk om op te merken dat self efficacy niet als een persoonlijkheidskenmerk moet worden gezien, maar als een situationeel, werkgerelateerd kenmerk. Dit impliceert dat een bepaalde verpleegkundige een hoge mate van self efficacy kan ervaren ten aanzien van de ene innovatie, maar een lage mate van self efficacy ten aanzien van de andere.

Restrictieve conformiteit

Sommige mensen zijn sneller geneigd zich te conformeren aan verwachtingen, normen en pressie dan andere. Conformiteit wordt dan ook als een persoonlijkheidskenmerk gezien (Jansen 1994). Andere kenmerken van een persoon met een hoge mate van conformiteit zijn het vermijden van risico's en het uit de weg gaan van conflicten. Dat lukt natuurlijk het beste door anderen, en dan met name hiërarchisch hoger geplaatsten, hun zin te geven. Mensen die hoog scoren op conformiteit, blijken sneller innovaties te adopteren die door het hogere management van een organisatie als noodzakelijk en onvermijdelijk worden gepresenteerd.

Vertrouwen

Clegg e.a. (2002, p. 410) geven een definitie van vertrouwen in relatie tot innovatie. Vertrouwen is het verwachten van redelijke en positieve reacties van anderen in respons op individuele innovatiepogingen. Mensen zijn meer geneigd om innovatiepogingen te ondernemen (door ideeën te creëren en te implementeren) als ze redelijke en positieve reacties van anderen verwachten.

Clegg e.a. voerden een onderzoek uit bij 250 *design engineers* van twee grote luchtvaartorganisaties. De volgende resultaten kwamen uit dit onderzoek naar voren.

- Het vertrouwen dat men zelf zal delen in de opbrengsten van een innovatie, voorspelt de inbreng van ideeën.
- De verwachting dat ideeën serieus genomen zullen worden, voorspelt de implementatie ervan.

Twee andere concepten vertonen overeenkomsten met vertrouwen, *effort reward fairness* en *equity*. Beide concepten geven aan dat mensen hun eventuele inspanning bij het ontwikkelen en implementeren van innovaties afwegen tegen de redelijkheid en vergelijkbaarheid van de reacties hierop.

3.1.7 Interventiemodellen

Interventies gericht op individuen kunnen worden onderverdeeld in interventies om kennis en vaardigheden bij te brengen, interventies om de motivatie te vergroten en interventies om persoonlijke groei en ontwikkeling te stimuleren van de mensen die de innovatie moeten gaan gebruiken.

Kennis, inzicht en vaardigheden

Twee centrale thema's bij het overdragen en ontwikkelen van kennis bij individuen over een innovatie zijn de inhoud van de kennis en de wijze van overdracht en ontwikkeling.

Wat de inhoud betreft kan in het verlengde van de in hoofdstuk 1 gemaakte indeling in lagen van innovatiekenmerken een onderscheid worden gemaakt tussen:

- operationele kenmerken;
- doelkenmerken;
- dieptekenmerken.

Ook gaat het om kennis over hoe de innovatie te gebruiken is, kennis over zaken waarmee rekening gehouden moet worden bij het gebruik, en kennis over manieren om de innovatie in te voeren en te evalueren. Bij de implementatie van vooral primairprocesinnovaties is kennis over de innovatie sterk verbonden aan vaardigheden in het omgaan met de innovatie. Het is daarom bij de invoering van deze innovaties doorgaans zo dat het opdoen van kennis over een innovatie nauw samengaat met het aanleren van vaardigheden.

Wat de wijze van educatie betreft zijn er vele vormen te onderscheiden. De verschillen hebben te maken met:

- de mate van activiteit van de ontvanger van de kennis. Bepaalde vormen van educatie bestaan uit overdracht van kennis over een innovatie, waarbij de ontvanger een passieve rol vervult. In andere vormen vindt een actieve interactie plaats tussen persoon en kennis door het werken met casuïstiek, voeren van discussie, oplossen van problemen, gebruik van een elektronische leeromgeving enzovoort;
- de frequentie van de educatieve activiteiten;
- de wijze van toetsing;
- de rol van de docent/begeleider.

Er is een aantal manieren te onderscheiden om verpleegkundigen vaardig te maken in het gebruik van een primairprocesinnovatie.

Gedragsmodelling is een techniek die is gebaseerd op de sociale leertheorie van Bandura (1965). Deze theorie stelt dat, als wij willen dat mensen met succes een bepaald gedrag gaan vertonen, zij een relatie moeten zien tussen dat gedrag en bepaalde uitkomsten, zij deze uitkomsten moeten wensen en erin moeten geloven dat zij het gedrag kunnen uitvoeren (self efficacy). De gedragsmodellingtechniek houdt in dat een persoon (een model) het betreffende gedrag laat zien en dat de groepsleden het gedrag nadoen en er feedback op krijgen van de groep of trainer. Het modelgedrag kan in een rechtstreekse situatie getoond worden maar kan ook op video zijn opgenomen. Deze techniek kan zeer bruikbaar zijn bij de invoering van nieuwe, zowel technische als psychosociale verpleegkundige interventies.

Instructie 'on the job' is een andere interventie die kan worden toegepast om verpleegkundigen vaardiger te maken in het gebruik van een innovatie. Bij deze techniek wordt een innovatie uitgeprobeerd in aanwezigheid van een begeleider of supervisor, die ter plekke instructies geeft over de manier waarop de nieuwe handelwijze het beste kan gebeuren. De techniek is vooral geschikt voor het uitproberen van technische interventies, zoals een nieuw drainagesysteem. Bij de invoering van psychosociale interventies is deze techniek veel moeilijker te hanteren.

Feedback is een zeer bekende techniek die veel wordt gebruikt bij onderwijs of training in vaardigheden. Bij deze techniek wordt iemand geobserveerd in het gebruik van de innovatie en wordt er achteraf commentaar gegeven op de wijze van gebruik. Deze techniek is effectiever als het gebruik van de innovatie ook op video of geluidsband is opgenomen.

Reflectie is een veelbelovende techniek voor het leren van vaardigheden ten aanzien van innovaties. Kenmerkend voor deze techniek is dat iemand zelf terugkijkt op het uitproberen van de innovatie. Reflectie kan betrekking hebben op de vaardigheden die iemand zich probeert eigen te maken ten aanzien van een innovatie. De reflectie gaat dan over de vraag hoever hij is met het zich eigen maken van de vaardigheid, op welke problemen hij hierbij stuit en hoe de vaardigheid te verbinden is aan vaardigheden die hij al heeft. De reflectie kan ook betrekking hebben op iemands attitude ten aanzien van de innovatie, op de emoties die door het leren werken met de innovatie worden opgeroepen en op de samenwerking met collega's.

Motivatie

Om de motivatie ten aanzien van de invoering en het gebruik van een innovatie positief te beïnvloeden is een aantal interventies mogelijk.

Doelen stellen, feedback geven en prestatiebeoordeling. De eerste fase van deze tamelijk complexe interventie bestaat uit het *formuleren van doelstellingen* voor het individu. Deze doelen moeten afgeleid zijn van de implementatiedoelstellingen. Bij het vaststellen van deze doelen zijn de volgende aandachtspunten van belang:

- in termen van concrete activiteiten vaststellen wat de bijdrage van een individu kan zijn aan de realisatie van de implementatiedoelstellingen. Het gaat dus om het formuleren van taken en bevoegdheden;
- aan het individu duidelijk maken hoe prestaties zullen worden vastgesteld en beoordeeld. Hiervoor zullen de prestaties meetbaar gemaakt moeten worden en zal er een set van normen moeten worden ontwikkeld met behulp waarvan de prestaties kunnen worden beoordeeld;
- bij het formuleren van de individuele doelen rekening houden met iemands persoonlijke behoeften en verwachtingen;
- helder maken binnen welke termijnen welke doelen moeten worden bereikt. Hierbij moet rekening gehouden worden met de complexiteit van een innovatie;
- nagaan in hoeverre iemands prestaties afhankelijk zijn van het handelen van anderen of van middelen die door de organisatie ter beschikking moeten worden gesteld.

De tweede fase bestaat uit het houden van *functioneringsgesprekken.* In deze gesprekken wordt het functioneren van de verpleegkundige geëvalueerd en wordt vastgelegd hoe de betrokkene zijn functie heeft vervuld. De realisatie van de afgesproken doelen vormt wel het kader van deze gesprekken maar een echte beoordeling vindt nog niet plaats. Dit vindt plaats in de derde fase: de *prestatiebeoordeling.* De beoordeling kan verschillende gevolgen hebben, zoals beloningen in de vorm van studieverlof of het bijwonen van congressen, of juist training of opleiding om eventuele tekorten aan te vullen.

Bij het stellen van doelen, geven van feedback en prestatiebeoordeling kan worden gebruikgemaakt van het onderscheiden van competenties. Competenties worden doorgaans onderscheiden in een kennis-, een vaardigheids- en een attitudecomponent.

Bij innovaties kan men zich de vraag stellen welke competenties vereist zijn om zo goed mogelijk met de innovatie te kunnen werken. Hierbij kan dan bijvoorbeeld een onderscheid worden gemaakt tussen:

- technisch instrumentele competenties;
- communicatieve competenties;
- doelgerichte competenties;
- creatieve competenties.

Om te kunnen nagaan in hoeverre de noodzakelijke competenties ontwikkeld worden, moeten ze vervolgens worden geoperationaliseerd in toetsbare termen.

Sociale steun. Een andere interventie om de motivatie van verpleegkundigen positief te beïnvloeden is het verschaffen van sociale steun. Sociale steun richt zich niet zozeer op iemands prestaties ten aanzien van een innovatie maar meer op de beleving van en de houding ten aanzien van de innovatie. House (1981) onderscheidt vier typen van sociale steun:

- emotionele steun (onder andere waardering, vertrouwen, betrokkenheid);
- *appraisal support* (onder andere bevestiging, sociale vergelijking);
- informatiesupport (onder andere advies, suggesties) en
- instrumentele steun (onder andere het beschikbaar stellen van middelen).

Uit verschillende onderzoeken blijkt dat sociale steun van de (direct) leidinggevende een positieve invloed heeft op het gebruik van resultaten van onderzoek door verpleegkundigen. Het ontbreken van deze steun is een van de redenen dat verpleegkundigen weinig gebruikmaken van deze innovaties (Bostrom e.a. 1989, Closs & Cheater 1994). Dat sociale steun effectief is, is dus goed te onderbouwen vanuit onderzoek. Waarom steun effectief is bij de acceptatie en invoering van innovaties, is echter nog niet zo duidelijk. Toch kan wel een aantal vermoedens worden weergegeven.

Innovaties, en zeker de radicalere innovaties, brengen *onzekerheid* met zich mee. Deze onzekerheid kan zich bij degenen die geacht worden met de innovatie te werken openbaren door middel van vragen als: betekent de innovatie dat wat ik nu doe en wat ik tot nu toe gedaan heb niet goed (meer) is, wat betekent de innovatie voor mij persoonlijk, verandert mijn werk erdoor, krijg ik misschien andere collega's, moet ik misschien naar een andere kamer of zelfs naar een ander gebouw, doe ik het wel goed, heb ik het tot nu toe dan niet goed gedaan? Niet iedereen is even goed in staat om met deze onzekerheid om te gaan. Daar waar onzekerheid, twijfel en mentale belasting zich voordoen, lijkt sociale steun van groot belang te zijn. Sociale steun geeft zowel goedkeuring aan de gevoelens (je mag onzeker zijn) als geruststelling. Steun is dus goed passend bij zowel ambigue als belastende situaties.

Belonen

Het werken met beloningen kan de motivatie van personen verbeteren. Er kunnen verschillende soorten beloningen worden onderscheiden zoals het uitspreken van een positieve reactie of goedkeuring, het geven van een eenmalige of herhaalde financiële beloning, het geven van andere taken, het laten volgen van een cursus, een congres enzovoort. Aangezien niet iedereen voor dezelfde soort beloning gevoelig is, is het van belang om hierin maatwerk te leveren.

Groei en ontwikkeling

Het perspectief bij groei en ontwikkeling is niet per se het leren werken met één specifieke innovatie, maar ook de relatie van innoveren tot iemands groei en ontwikkeling in het werk.

Coaching. Een coach helpt iemand in het leerproces en bij het verwerven van competenties op een gebied. Het doel is medewerkers te helpen bij het realiseren van gewenste prestaties. De coach maakt duidelijk wat de verwachtingen zijn, hij biedt de medewerker autonomie en ondersteuning, evalueert de prestaties en helpt bij het plannen van vervolgacties. Ook zorgt de coach voor beloning en waardering voor gehaalde prestaties en levert constructieve feedback.

3.2 GROEPSGERICHTE MODELLEN

Er is een aantal modellen ontwikkeld en onderzocht die kenmerken van groepen verbinden aan innovatie. De belangrijkste modellen worden hieronder besproken.

3.2.1 Het groepsklimaatmodel

West en Anderson (1996) onderscheiden een aantal kenmerken van een groepsklimaat die een positief effect zouden hebben op het innoveren van en door groepen:
- participatie, meedenken, meedoen en meebeslissen van de groepsleden;
- het delen van een visie;
- gedeelde normen voor innovatie;
- een veilig klimaat.

Lubberhuizen (1999) onderzocht de invloed van de vier groepskenmerken op innovatief gedrag van groepen verpleegkundigen in een ziekenhuis. Innovatief gedrag werd hierbij geoperationaliseerd in termen van innovatieontwikkeling en keuze, implementatie en borging. Uit het onderzoek bleek dat de vier factoren met elkaar voor ongeveer 40% verantwoordelijk waren voor het innovatieve gedrag van de groepen.

Gilson en Shalley (2004) ontdekten dat creatievere teams hoger scoren op twee van de vier factoren, te weten een gedeelde visie en een veilig klimaat.

3.2.2 Groeps(team)ontwikkelingsmodellen

In deze modellen wordt een verband gelegd tussen de stadia waarin groepen zich kunnen bevinden. Ter illustratie behandelen we hier het *lineaire model* van Van Amelsvoort en Scholtes (zie tabel 3.1).

Hoewel het model niet door de auteurs zelf is verbonden aan innovatie, biedt het hiervoor wel een aantal interessante gezichtspunten.

Innovatieontwikkeling binnen of tussen organisaties is in de meeste gevallen een teamactiviteit. Als hiertoe een nieuw team wordt opgericht, dan laat het model

Tabel 3.1 Teamontwikkeling en mogelijke interventieaangrijpingspunten voor de teamleider (Van Amelsvoort & Scholtes 1994)

dimensie	fase 1: bundeling individuen	fase 2: groep	fase 3: team	fase 4: open team
taakuitvoering	• vaktechnisch opleiden	• begeleiding van de werkverdeling • opleiden voor regeltaken	• begeleiden van het opleiden en taakoverdracht door het team zelf	• adviseren bij de taakuitvoering
coöperatie	• verhelderen taak- en rolverdeling • opleiden om effectief te vergaderen	• begeleiden bij onderlinge conflicten • begeleiden van besluitvormingsprocessen • verhelderen van teamspelregels	ontwikkelen van: • omgangsvormen • onderlinge acceptatie • verschillende teamrollen • adviseren bij groepsconflicten • begeleiden van externe coöperatie	• adviseren bij het verbeteren van de coöperatie
doelbepaling	• verschaffen van prestatie-informatie (feedback) • analyse van het prestatieniveau	• overleg over doelen • begeleiden bij budgetbewaking • begeleiden bij het oplossen van problemen	• adviseren over doelbepaling • adviseren bij het oplossen van problemen	• stimuleren van 'eigenaarschap' • stimuleren van zelfstandig continu verbeteren

zien dat een proces van teamontwikkeling eigenlijk noodzakelijk is om met elkaar tot een concreet product te kunnen komen. Tevens laat het model zien welke interventies kunnen worden ondernomen, vooral door de teamleider, om het team een ontwikkelingsgang te laten doormaken.

Ook als een innovatie zelf een nieuwe teamstructuur betreft of bepaalde eisen stelt aan hoe men als team met elkaar werkt, kan het model van waarde zijn. Een goed voorbeeld van de eerste situatie is de invoering van innovatiezelfsturende teams, waarvoor het model eigenlijk is ontwikkeld. Het model geeft dan de mogelijkheid om na te gaan hoe ver een bepaalde groep van bijvoorbeeld verpleegkundigen of een multidisciplinaire groep zich heeft ontwikkeld, waarna dit plaatje kan worden vergeleken met de ideale kenmerken van een zelfsturend team, fase vier in het model.

In toenemende mate zijn zorginnovaties multidisciplinair, zoals richtlijnen, klinische paden en programma's. Deze innovaties stellen dus eisen aan de groep van personen die geacht wordt ermee te gaan werken. Dit zijn dan bijvoorbeeld eisen op het gebied van gezamenlijke doelbepaling, communicatie, besluitvorming en het kunnen oplossen van problemen. Ook hier kan het model behulpzaam zijn om na te gaan in welk stadium van ontwikkeling de groep of het team zich bevindt. Hoewel de term 'team' erg gemakkelijk wordt gebruikt, laat het model zien dat er pas in fase drie van een echt team gesproken kan worden.

Banet (1976) beschrijft nog twee andere modellen van groepsontwikkeling.
In het *spiraalmodel* wordt aangenomen dat ervaringen uit het verleden van de groeps- leden en de groep een bepalende invloed hebben op het functioneren van de groep. Het beeld van de spiraal verwijst naar de opvatting dat in het groepsproces een aantal onderwerpen steeds intensiever en diepgaander aan de orde komt. Er wordt in dit model verder uitgegaan van een spanningsveld tussen rationele en irrationele krach- ten. Vooral het interpreteren en analyseren van deze irrationele krachten kan een groep helpen op een hoger plan te komen.

De irrationele en emotionele aspecten van groepen zoals die in het spiraalmodel worden benadrukt, zijn ook duidelijk terug te vinden in de oorzaken van weerstand tegen verandering in groepen. Omdat innovatie eigenlijk altijd verandering impli- ceert, is het model in dit opzicht zeker de moeite waard.

In het *polariteitenmodel* ziet men een groepsproces als een voortdurend span- ningsveld tussen tegengestelde krachten zoals verstand en gevoel, zelfstandigheid en gezamenlijkheid, controle en autonomie. Voor een goed functionerend team is het noodzakelijk om tot een synthese van deze tegengestelde krachten te komen. In dit model wordt daarom een dialectisch proces binnen groepen verondersteld.

In onderzoek naar processen binnen multidisciplinaire teams in de gezondheids- zorg is het polariteitenmodel soms terug te vinden. Van der Wilt (2004) onderzocht de processen in multidisciplinaire teams in de geestelijke gezondheidszorg. Uit de kwalitatieve gegevens kwam een aantal polariteiten naar voren die gelijktijdig in de betreffende teams speelden. De teams hadden nog geen synthese weten te realiseren tussen de polariteiten. Voor innovatie is een beeld van zulke processen in teams zeer relevant. Wat betekent het bijvoorbeeld als een team start met de implementatie van een multidisciplinair zorgprogramma terwijl het nog worstelt met een aantal pola- riteiten? Een goede analyse en bewustwording van dergelijke tegenstellingen is dan een voor de hand liggende start van een implementatieproces.

Voor de overzichtelijkheid geven we in tabel 3.2 de kenmerken van de drie besproken modellen voor groepsontwikkeling nog eens kort weer.

3.2.3 Overige groepskenmerken in relatie tot innovatie
Na de uitgebreidere bespreking van enkele modellen die wellicht nog iets te wei- nig zijn gerelateerd aan innovatie maar daarvoor wel de potentie bezitten (team- en groepsontwikkelingsmodellen), wordt hier kort ingegaan op een aantal team- en groepskenmerken die zijn onderzocht in relatie tot innovatie-uitkomsten.

Tabel 3.2 Overzicht van de drie besproken modellen voor groepsontwikkeling (Banet 1976)

	lineair model	spiraalmodel	polariteitenmodel
groepsvoortgang	progressief	regressief	cyclisch
tijdperspectief	toekomst	verleden	heden
groepsdoel door middel van	leren sociale vaardigheden	genezen persoonlijkheids-integratie	groeien, leren zelfverwe-zenlijking, bewustwording
nadruk op	de groep	de groep	het individu
observatiebasis	interpersoonlijk	historisch	intrapersoonlijk
centraal procesaspect	groep	contextueel	individueel en relationeel

Teamstructuur

Grootte van de groep. Hoewel in enkele onderzoeken een positief verband werd aangetroffen tussen grootte van groepen onderzoekers en onderzoeksproductie (Stankiewicz 1979), moet men voorzichtig zijn met het veronderstellen van een direct verband tussen deze twee variabelen. Zo blijkt de mate van groepscohesie te mediëren tussen groepsgrootte en productiviteit. Dus, een grotere groep produceert alleen meer onderzoek als de groep ook een hoge mate van cohesie heeft.

Minderheidsinvloed. Nemeth en Wachtler (1983) gingen de invloed na van de afwijkende ideeën van een minderheid op de creativiteit van de totale groep. Hoewel de meerderheid in eerste instantie de ideeën van de minderheid niet accepteerde, bleek toch dat de groep na verloop van tijd meer creatieve ideeën had geproduceerd in vergelijking met een groep die niet was blootgesteld aan een minderheid.

Diversiteit. Dit kenmerk verwijst naar de mate van homogeniteit versus heterogeniteit wat betreft de kenmerken van de leden van een team of groep. Het is als volgt nader te onderscheiden.

Professionele diversiteit in relatie tot innovatie is vooral onderzocht binnen onderzoeks- en ontwikkelingsteams. Een grotere diversiteit in dit opzicht blijkt tot meer innovaties te leiden (Andrews 1979). Er zijn echter ook aanwijzingen dat de verspreiding van innovaties wordt belemmerd door de cognitieve en sociale grenzen tussen de verschillende professionele groepen in gezondheidszorgorganisaties (Ferlie e.a. 2004).

Een tweede vorm van diversiteit betreft de tijdsduur die leden van een groep in een organisatie verblijven. Ancona en Caldwell (1992) concludeerden dat een grotere heterogeniteit in dit opzicht leidde tot de ontwikkeling van meer nieuwe producten, maar dat het effect op de implementatie van innovaties minder positief was. Demografische diversiteit zoals verschillen in leeftijd, ervaring of genoten opleiding blijken de cohesie in een groep te verminderen en dientengevolge een negatieve invloed uit te oefenen op het produceren van innovaties (Dougherty 1996).

Functionele diversiteit ten slotte verwijst naar de verschillende formele organisatorische posities van de leden in een team of groep. Ancona en Caldwell (1992) bestudeerden 45 nieuwe productteams in vijf *high-technology*-organisaties. Ze concludeerden dat hoe groter de functionele diversiteit was, hoe meer de teamleden communiceerden buiten de grenzen van de groep en des te hoger de groep werd beoordeeld op het vermogen tot innovatie.

Teamproces

De volgende proceskenmerken van teams blijken een positieve invloed uit te oefenen op het innoverend vermogen van teams:

- het vermogen om op teamprocessen te reflecteren (*reflexivity*) (West, Patterson & Dawson 1999);
- de vaardigheid om team(deel)processen te integreren (Stevens & Champion 1994, Taggar 2002);
- het beschikken over een participatieve besluitvormings- en probleemoplossingsstijl (King & Anderson 1990; Gilson & Shalley 2004);
- een hoge mate van taakafhankelijkheid (Gilson & Shalley 2004).

3.2.4 Interventiemodellen

Interventies gericht op de groep staan meestal in het teken van het vormen en verder ontwikkelen van een team (teambuilding).

Teambuilding

Teambuilding is gericht op het verbeteren van de taakuitvoering van groepen, de relaties, processen en rollen binnen een team (French & Bell 1995). Deze interventie kan dus relevant zijn als een innovatie veranderingen vereist in deze aspecten van het functioneren van verpleegkundige teams. Hierbij moet men vooral denken aan nieuwe verpleegsystemen, de invoering van een verpleegmodel of de invoering van strategische innovaties zoals kwaliteitssystemen. Teambuilding kan ook een relevante interventie zijn als er tijdelijke teams worden ingesteld die een taak hebben in de sturing van het proces van invoering, zoals projectteams. Teambuilding wordt doorgaans vormgegeven met behulp van een procesmatige aanpak. Het maakt hierbij uiteraard verschil of een bestaand team moet veranderen of dat een nieuw team wordt gevormd.

Srivasta e.a. (1983) hebben een vijffasenmodel ontwikkeld dat vooral geschikt is voor het vormen van een nieuw team.

In de *eerste fase* van de groepsontwikkeling staat het dilemma 'veiligheid versus angst' centraal. Kenmerkend voor deze fase zijn gevoelens van onzekerheid die tot uiting komen in de onderlinge contacten. Alle groepsleden moeten zich veilig voelen om een verdere ontwikkeling als groep door te maken.

De *tweede fase* is een transitiefase. Een centraal thema is het zoeken naar verschillen en overeenkomsten met de anderen in de groep. De groep ontwikkelt zich tot een verzameling van tweetallen die een zekere basis vormt voor de stabiliteit van de groep.

In de *derde fase* staat het contact met de ongelijke anderen centraal. Men laat de tweetallen los en zoekt naar coalities op basis van min of meer op elkaar lijkende tweetallen. Hiermee komen allerlei beïnvloedingsrelaties op gang, die ook kunnen leiden tot conflicten. Men ontdekt de onderlinge afhankelijkheid en de betekenis hiervan voor de taakvervulling en het onderlinge contact.

De *vierde fase* is wederom een transitiefase, waarin de invloedskwestie naar de achtergrond verschuift. Centraal in deze fase staat de vraag: wie zijn wij, tweetal of subgroep, in het grotere geheel?

In de *vijfde fase* wordt ernaar gestreefd de verschillende kwaliteiten die in de groep aanwezig zijn aanvullend op elkaar te laten werken. Als bepaalde kwaliteiten niet verenigbaar zijn met de rest van de groep, dan betekent dit het einde van het groepslidmaatschap.

Teambuilding in bestaande groepen die bepaalde veranderingen moeten doormaken gezien de aard van de innovatie, houdt meestal een tweetal technieken in. De eerste techniek bestaat eruit dat in een of meer teambijeenkomsten een *diagnose van het huidige functioneren* van het team wordt gemaakt. Deze diagnose van de bestaande situatie wordt vervolgens vergeleken met het beeld van het gewenste functioneren van het team. De tweede techniek is het houden van *workshops* waarin wordt geoefend met nieuwe vaardigheden op het terrein van besluitvorming, interpersoonlijke communicatie en het omgaan met werkdruk.

3.3 LEIDERSCHAPSGERICHTE MODELLEN

Verschillende stijlen van leidinggeven zijn onderzocht in relatie tot innovatief gedrag van medewerkers en groepen. Een eerste paar van leiderschapsstijlen dat hier wordt behandeld, is dat van transactioneel versus transformationeel leidinggeven.

3.3.1 Transactioneel en transformationeel leidinggeven

Burns (1978) omschrijft transactioneel leidinggeven als het motiveren van werkers door een beroep te doen op hun eigen belang, of ook wel door het uitwisselen van beloningen om medewerking te realiseren. Transformationeel leidinggeven daarentegen is gericht op het bewust maken van werkers van het belang van doelen en taken, het overstijgen van het eigen belang ten gunste van het belang van groep en organisatie en het activeren van de behoeften van hogere orde die mensen hebben.

De invloed van deze twee stijlen op innovatie is wel onderwerp van onderzoek geweest, de resultaten tot nu toe laten echter nog geen helder beeld zien.

Uit studies van Kahai e.a. (2003) en Jaussi en Dionne (2003) blijkt dat transformationeel leidinggeven negatief gerelateerd is aan productie, het genereren van minder gebruikelijke ideeën en creativiteit. Uit onderzoek van King en Anderson (1990) is gebleken dat transformationeel leidinggeven wel positief gerelateerd is aan groepscohesie (de neuzen dezelfde kant op, met elkaar delen).

3.3.2 Ondersteunend leidinggeven

Een derde stijl van leidinggeven die relatief vaak is onderzocht in relatie tot innovatie, is ondersteunend (*supportive*) leiderschap. Deze stijl van leidinggeven kan worden omschreven als een sociaal-emotionele en op hulpmiddelen gerichte wijze van leidinggeven.

Uit verschillende onderzoeken blijkt dat een ondersteunende stijl van leidinggeven een positieve invloed heeft op innovatie door personen en groepen (Goes & Park 1997, Gilson & Shalley 2004, Reiter-Palmon & Illies 2004, Amabile 2004).

Als tegenpool van ondersteunend leidinggeven wordt wel *controlerend leidinggeven* gezien.

Gilson en Shalley Shalley (2004) concluderen op basis van hun overzichtsstudie dat er sterk bewijs is dat deze stijl van leidinggeven negatief is gerelateerd aan creativiteit.

3.3.3 Leiderschapshelderheid

West e.a. (2003) introduceren het begrip 'leiderschapshelderheid' (*leadership clarity*), dat zij definiëren als de overeenstemmende perceptie van teamleden van de mate van helderheid waarmee het team wordt geleid. Helderheid heeft dan vooral betrekking op wat de leidinggevenden met het team willen. Ze onderzochten de relatie tussen leiderschapshelderheid, teamprocessen en innovatie en deden dat in 98 primaire gezondheidszorgteams, 113 ggz-teams en 72 gespecialiseerde borstkanker-zorgteams. De resultaten laten zien dat leiderschapshelderheid gerelateerd is aan heldere teamdoelen, hoge niveaus van participatie, betrokkenheid op excellentie en steun voor innovatie en teaminnovatie.

Wat opvalt aan de hierboven kort beschreven onderzoeken is dat stijlen van leidinggeven vooral zijn gerelateerd aan het genereren van ideeën, creativiteit en het initiëren van innovaties. Het gaat hier dus om de vroege(re) innovatiestadia. Over de invloed van stijlen van leidinggeven op de latere stadia zoals implementatie en behoud van de innovatie is veel minder bekend.

De invloed van de stijl van leidinggeven op innovatie kan wel door allerlei factoren worden gemodereerd of gemedieerd. Voorbeelden hiervan zijn:
■ de creativiteit van de volgers (Mumford e.a. 2002);

- groepsprocessen zoals helderheid van doelen, nadruk op kwaliteit, nadruk op participatie en steun voor innovatie (West e.a. 2003);
- de controle die de leider uitoefent op beloningen (Baer e.a. 2003), de complexiteit van het werk of de innovatie (Gilson & Shalley 2004);
- organisatieklimaat en -cultuur (Elkins & Keller 2003).

3.3.4 Invloed van de leidinggevende

Een voorbeeld van een leiderschapsinvloedsmodel dat gerelateerd is aan innovatie, is dat van Krause (2004). Het model is een aanpassing van de stress-copingtheorie van Lazarus (1966) aan de context van innovatie.

Leiderschap wordt hier beschreven in termen van de volgende bases van invloed: identificatie, expertkennis, toestaan van vrijheid en autonomie, steun voor innovatie en openheid van het besluitvormingsproces. Verklaard worden behoefte aan en gevoeligheid voor verandering (cognitieve processen), innovatieve gedragingen (genereren en testen van ideeën en implementatie) en innovatieblokkerende gedragingen (intrapsychische coping en vluchtgedrag).

Krause deed onderzoek bij 399 managers in het middenkader van diverse Duitse organisaties. Het onderzoek liet zien dat het toestaan van vrijheid en autonomie en het gebruik van expertkennis het sterkste effect hebben op behoefte aan en gevoeligheid voor innovatief gedrag en het sterkste negatieve effect op innovatieblokkerend gedrag.

3.4 SAMENVATTING EN CONCLUSIES

De human-resourcesbenadering van innoveren stelt de relatie tussen individuele kenmerken, groepskenmerken, kenmerken van leidinggeven en innoveren centraal. De modelvorming en het onderzoek ten aanzien van de invloed van kenmerken van personen op innovatie laten een rijk en divers beeld zien. Hierbij komt een aantal thema's naar voren. Een eerste thema betreft de onderliggende opvattingen over de aard van de persoon. Hier worden de verschillende stromingen binnen de psychologie zichtbaar zoals de cognitieve psychologie, de humanistische psychologie en de psychoanalyse. De diverse opvattingen zijn terug te vinden in concepten als cognities, motieven, attitude, self efficacy, emoties enzovoort.

Een tweede thema betreft het onderscheid tussen meer stabiele en meer situatiegebonden kenmerken van personen. Stabiele kenmerken zijn persoonlijkheidskenmerken zoals intrinsieke motivatie, openheid en cognitieve stijl. Situationele kenmerken zijn onder andere self efficacy, attitude en betrokkenheid. Beide soorten kenmerken blijken een relatie te hebben met creativiteit en adoptie en gebruik van innovaties. De relatie met implementatiesucces is nog weinig onderzocht. Typische op de persoon gerichte human-resourcesinterventies zijn educatie, doelen stellen, feedback geven, steunen, belonen en coachen.

De invloed van kenmerken van teams en groepen op innovatie is de laatste jaren in toenemende mate onderwerp van modelvorming en onderzoek. Er blijkt een invloed te bestaan van diverse groepskenmerken zoals klimaat, ontwikkelingsstadium en samenstelling. Omdat de meeste innovaties in de verpleging groepsinnovaties betreffen, zijn deze invloeden belangrijk. Teambuilding is een manier om groepen te ontwikkelen in een richting die gunstig is voor innovatie.

Ten slotte is ook aangetoond dat stijlen van leidinggeven van invloed zijn op innovatie. Een positieve invloed gaat vooral uit van ondersteunend leidinggeven en helderheid.

4 De benadering van cultuur, betekenis en identiteit

Aan innovaties liggen basale opvattingen en waarden ten grondslag. Bij bepaalde innovaties, zoals verpleegmodellen, zijn deze opvattingen betrekkelijk toegankelijk en helder. Bij andere innovaties, zoals verpleegsystemen en innovaties van het primaire proces, zijn de onderliggende opvattingen meer verborgen en moeilijk te ontdekken. De basale opvattingen, die eerder de dieptekenmerken van een innovatie werden genoemd, brengen ons bij de *cultuurbenadering* ten aanzien van de invoering van innovaties. Deze benadering zal worden behandeld in paragraaf 4.1. Vervolgens wordt ook aandacht besteed aan twee benaderingen die een zekere verwantschap hebben met de cultuurbenadering ten aanzien van innovatie. Dit zijn de benadering van *betekenisverlening in organisaties* (paragraaf 4.2) en de benadering van *organisatorische identiteiten* (paragraaf 4.3).

4.1 DE CULTUURBENADERING

4.1.1 Algemene kenmerken

Het kost weinig moeite om een groot aantal definities van organisatiecultuur te vinden. Bij nadere beschouwing blijkt dat een aantal elementen in deze definities overeenstemt.

- Cultuur is iets wat mensen met elkaar delen.
- Cultuur is een onderdeel van samenleven, samenwerken.
- Cultuur is aangeleerd.
- Cultuur is een betrekkelijk stabiel verschijnsel.
- Cultuur heeft als functie het scheppen van interne samenhang en externe aanpassing.

Deze definities geven wel een aantal kenmerken van cultuur weer, maar zijn nog niet helder over wat de essentie is van cultuur. Dit wordt duidelijker bij die auteurs die cultuur beschrijven als een *gelaagd verschijnsel* (Schein 1992, Hofstede 1991). Schein onderscheidt de volgende lagen binnen een organisatiecultuur:

1 artifacts
2 espoused values
3 basic underlying assumptions.

Artifacts

Volgens Schein (1992) zijn *artefacten* alle verschijnselen die men ziet, hoort en zelfs voelt als men als buitenstaander voor het eerst met een bepaalde cultuur in aanraking komt. Artefacten vormen dus de buitenste laag van een cultuur. Voorbeelden van artefacten zijn de fysieke omgeving waarin een groep leeft of werkt, de taal en de technische hulpmiddelen die de groepsleden gebruiken, de structuur binnen de groep en de groepsprocessen, de manier van kleden, omgangsvormen, verhalen en symbolen, waarneembare rituelen en vieringen. Zo kan een buitenstaander waarnemen dat een groep van verpleegkundigen op een bepaalde manier het werk heeft verdeeld, dat bepaalde verpleegkundigen meer met de ene dan met de andere collega communiceren, dat in overlegsituaties tussen verschillende disciplines bepaalde personen meer aan het woord zijn dan anderen enzovoort. Deze buitenstaander zou de vraag kunnen stellen: waarom doen jullie dat hier op deze manier(en)? Het antwoord op deze vraag verwijst altijd naar iets buiten de beschreven situaties zelf. Als het antwoord zou luiden: 'Tja, zo gaat dat hier nu eenmaal', dan verwijst dit antwoord naar 'iets' dat blijkbaar als vanzelfsprekend wordt beschouwd. Het is ook mogelijk dat een antwoord wordt gegeven dat verwijst naar een ander niveau: dat van doelen, normen en waarden.

Espoused values

Mensen in organisaties zeggen vaak dat iets op een bepaalde manier plaatsvindt of zou moeten plaatsvinden omdat er in het verleden voor is gekozen, het een doel is om iets anders te bereiken, het belangrijk wordt gevonden, en dergelijke. Eigenlijk verwijzen al deze voorbeelden naar waarden en wel naar die dingen die men *zegt*

Figuur 4.1   Cultuur als een gelaagd verschijnsel (naar: Schein 1992)

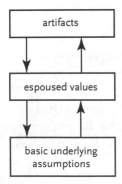

belangrijk te vinden. Deze waarden, die men dus zegt belangrijk te vinden maar die niet altijd daadwerkelijk het gedrag van mensen leiden, noemt Schein *espoused values*. Deze waarden vormen de middelste laag van een cultuur. Espoused values kan men het beste vertalen als expliciete waarden. Expliciete waarden moet men onderscheiden van impliciete waarden die werkelijk het gedrag van mensen leiden. Zo kan een verpleegkundige zeggen dat het werk op een bepaalde manier is verdeeld omdat dit het beste is voor de patiënt. Of hij of zij dit ook werkelijk vindt, is nog maar de vraag. Het kan zijn dat wordt verwacht dat dit antwoord wordt gegeven, zeker aan een buitenstaander, maar dat men er niet zelf in gelooft. Het is natuurlijk ook mogelijk dat men er wel degelijk in gelooft, en dat bijvoorbeeld de wijze waarop het werk is verdeeld bewust is gekozen om de desbetreffende waarden op deze manier te kunnen realiseren.

Het verwoorden of expliciteren van waarden vindt op verschillende manieren plaats. Veel van deze manieren hebben betrekking op beleid. In beleidsprocessen spelen expliciete waarden een centrale rol. Beleidsdiscussies centreren zich rond vragen als: waar willen wij de komende jaren als organisatie naartoe, waarom vinden we dat belangrijk, vinden we nu andere zaken belangrijker dan een aantal jaren geleden?

Het *competing-valuesmodel* (Quinn & Rohrbaugh 1981, Quinn & Kimberley 1984) maakt een onderscheid tussen *cultuurtypen* op grond van de waarden die in een organisatie worden geuit. Deze waarden worden geplaatst op een tweetal dimensies: *controle* versus *flexibiliteit* en *extern gericht* versus *intern gericht*. Quinn e.a. zijn van mening dat deze twee dimensies het meest geschikt zijn om organisatieculturen te typeren en zodoende ook de mogelijkheid bieden om culturen van elkaar te onderscheiden. Door deze twee dimensies te combineren ontstaan er vier cultuurtypen.

1 De *groepscultuur (group culture)* kent als waarden cohesie, binding, steun en ontwikkeling van menselijk potentieel. Op de twee dimensies is dit cultuurtype te plaatsen bij flexibiliteit en intern gericht.

Figuur 4.2   Het competing-valuesmodel (naar: Quinn & Rohrbaugh 1981)

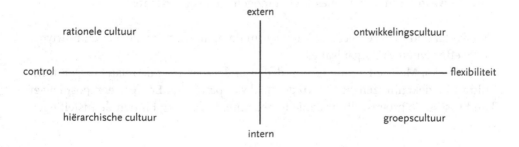

2   De *ontwikkelingscultuur (developmental culture)* kent als waarden innoveren, risi-co's nemen, groei en benutten van mogelijkheden. Op de twee dimensies kan dit type geplaatst worden bij flexibiliteit en extern gericht.

3   De *hiërarchische cultuur (hierarchical culture)* heeft als waarden stabiliteit, uniformiteit, zekerheid en gehoorzaamheid. De plaats op de twee dimensies is bij controle en intern gericht.

4   De *rationele cultuur (rational culture)* heeft als waarden doelmatigheid, productiviteit, doelgerichtheid en concurrentievermogen. Op de twee dimensies is dit type te plaatsen bij controle en extern gericht.

Het competing-valuesmodel benoemt de *espoused values* in organisaties en geeft de mogelijkheid om na te gaan of er een overheersend cultuurtype in een organisatie is, of dat er meer cultuurtypen in organisaties leven. De term *competing values* duidt erop dat de waarden in organisaties zich in een soort concurrentiepositie ten opzichte van elkaar kunnen bevinden. De betekenis hiervan voor de invoering van innovaties komt in subparagraaf 4.1.2 aan de orde.

Onderzoek laat zien dat de vier cultuurtypen allerlei, vaak sterke, verbanden kennen met andere organisatiekenmerken als *human-resourcesstrategieën, beleidsstijlen* en *-structuren*.

Zo blijkt uit een onderzoek van Yeung, Brockbank en Ulrich (1991) dat binnen een groepscultuur vooral gebruik wordt gemaakt van persoonlijke ontwikkeling en communicatie als human-resourcesstrategieën. In een rationele cultuur daarentegen zijn werving en selectie en prestatiebeoordeling de belangrijkste human-resourcesstrategieën.

Een ander onderzoek (Zammuto & Krakower 1991) laat zien dat groepsculturen meestal niet samengaan met mechanische structuren, terwijl dit bij hiërarchische culturen duidelijk wel het geval is. Ook blijkt uit dit onderzoek dat de weerstand tegen verandering in de hiërarchische cultuur het grootst en in de ontwikkelingscultuur het kleinst is.

Deze relaties kunnen erop duiden dat er doorgaans een zekere congruentie is tussen de verschillende kenmerken van organisaties zoals structuur, beleid en waarden. De waarden in organisaties spelen mogelijk een centrale rol.

Een aantal onderzoeken geeft ook inzicht in de relaties tussen de vier cultuurtypen en de effectiviteit van organisaties.

Meterko, Mohr en Young (2004) deden onderzoek naar de relatie tussen teamcultuur in ziekenhuizen en de tevredenheid van patiënten. Er bleek een positief verband tussen de groepscultuur en de tevredenheid met zorg binnen de instellingen.

Er was daarentegen een negatief verband tussen de bureaucratische cultuur en tevredenheid van patiënten.

Zammuto en Krakower (1991) onderzochten de relaties tussen de vier cultuurtypen van het competing-valuesmodel en verschillende soorten van uitkomsten in organisaties in het hoger onderwijs. Opvallend was dat zij positieve relaties vonden tussen alle vier cultuurtypen en steeds een ander deel van de uitkomsten. Het waren steeds de uitkomsten die feitelijk ook horen bij het betreffende cultuurtype. Zo deden organisaties met een overwegend bureaucratische cultuur het goed op de uitkomst doelmatigheid en scoorden organisaties met een dominante ontwikkelingsgerichte cultuur hoog op de uitkomst ontwikkeling van nieuwe onderwijsprogramma's.

Basic assumptions

De laag van de *basic assumptions*, basale opvattingen, is de diepste laag binnen de cultuur. Deze laag bevat verborgen, fundamentele veronderstellingen over:

- *de aard van realiteit en waarheid*: de gedeelde assumpties die bepalen wat waar is en wat niet, wat een feit is in de fysieke wereld en wat in de sociale wereld, hoe de waarheid uiteindelijk vastgesteld wordt en of de waarheid binnen of buiten de mens ligt;
- *de aard van de tijd*: de gedeelde assumpties over hoe tijd kan worden omschreven, welke soorten tijd er zijn (objectief en subjectief) en wat de betekenis is van tijd voor de mens;
- *de aard van de ruimte*: assumpties over wie ruimte bezit, de symbolische betekenis van ruimte om een persoon, de rol van ruimte in aspecten van relaties zoals intimiteit en privacy;
- *de aard van de mens*: assumpties over welke eigenschappen van de mens aangeboren of aangeleerd zijn, of de mens goed, slecht of beide is, of de mens een bestemming heeft of niet;
- *de aard van menselijke activiteit*: assumpties over de basale oriëntatie van de mens ten opzichte van de wereld. Hoe actief of hoe passief is de mens, kan de mens de omgeving veranderen of is de mens slechts een passieve ontvanger van invloeden uit de omgeving? Wat is werk en wat is spel?
- *de aard van menselijke relaties*: assumpties over de aard van de relaties tussen mensen; zijn deze gebaseerd op macht, liefde, concurrentie, egoïsme? Is het leven individualistisch, gericht op de groep of de grotere gemeenschap? Is gezag gebaseerd op formele autoriteit, charisma, verdiensten, wet of morele overeenstemming? Hoe lossen mensen conflicten op en hoe nemen zij besluiten?

Volgens Schein (1992) zijn deze veronderstellingen ooit wel bewust geweest, maar geleidelijk zo vanzelfsprekend geworden dat ze niet meer direct toegankelijk zijn voor de betrokken groep. Belangrijk is ook dat deze verborgen veronderstellingen zich hebben ontwikkeld in en door *leerprocessen*. Deze leerprocessen hebben betrekking op het leren als groep en niet zozeer op het leren van individuen. Zij zijn noodzakelijk om een weg te vinden in de spanning tussen interne samenhang en externe afstemming: de twee hoofdfuncties van culturen.

In plaats van de term 'verborgen veronderstellingen' kan men ook spreken over het *collectief onderbewuste* van een organisatie. In dit geval wordt duidelijk een relatie gelegd tussen de cultuurbenadering van organisaties en de psychoanalyse (Gabriel 1999). Dit onderbewuste is niet direct toegankelijk voor de betrokkenen: therapie is nodig om het onderbewuste bewust te maken. Hierbij moet men zich bedenken dat dit onderbewuste wel ooit bewust is geweest. Het toegankelijk maken van de verborgen assumpties in organisaties wordt gezien als een therapeutisch proces.

Congruentie en discongruentie

De drie lagen van cultuur (artifacts, espoused values en basic assumptions) kunnen zich in organisaties op verschillende manieren tot elkaar verhouden. Allereerst wordt nader ingegaan op de situatie waarin de lagen met elkaar *congrueren*.

> Een van de beleidsdoelen van een ziekenhuis is het meer patiëntgericht opereren van de organisatie. Dit beleidsdoel is tot stand gekomen na een uitgebreide periode van onderzoek, discussie en besluitvorming, waarbij vrijwel alle leden van de organisatie zijn betrokken. Iedereen in de organisatie is op de hoogte van dit beleidsdoel en ook wordt in contacten met andere organisaties regelmatig uiting gegeven aan het streven om meer marktgericht te werken. Het is echter niet gebleven bij het formuleren en uitdragen van dit doel. Het baliepersoneel, de verpleegkundigen en de artsen zijn bijgeschoold op het terrein van patiëntgericht handelen, de structuren in de organisatie zijn 'platter' gemaakt om sneller te kunnen inspringen op veranderingen in de problemen en behoeften van de patiënten. Uit een uitgevoerde kwaliteitsmeting is gebleken dat de tevredenheid van de patiënten over zowel de bejegening als over de ontvangen zorg is toegenomen in vergelijking tot een eerdere meting. Het personeel geeft er regelmatig blijk van het ook echt leuk, inspirerend en uitdagend te vinden om de behoeften van de patiënt te ontdekken en daarop een passend antwoord te geven. Het personeel heeft de waarde van patiëntgerichtheid niet alleen in het hoofd, maar ook in het hart.

Dit voorbeeld laat zien dat er vanuit nieuwe espoused values maatregelen zijn getroffen die hebben geleid tot artifacts (nieuwe structuren) die goed passen bij de waarden. Ook blijkt dat de waarden niet alleen worden uitgesproken, maar dat men er ook werkelijk in begint te geloven. Het voorbeeld laat dus een harmonische situatie zien: de lagen van de cultuur congrueren met elkaar.

Om de tegenstelling duidelijk te maken volgt hieronder een voorbeeld van een situatie waarin de drie lagen van de cultuur niet met elkaar congrueren.

Een verpleeghuis in het oosten van het land is nogal bureaucratisch georganiseerd. In het beleidsplan voor de komende vijf jaar is het verbeteren van het woonklimaat voor de bewoners als een van de doelen opgenomen. Dit beleidsdoel is bij een aantal mensen in de organisatie bekend, maar bij velen ook niet. Een van de afdelingshoofden die het doel wel kent, is van mening dat het niet meer is dan een 'papieren tijger'. Volgens haar heeft het weinig zin om te proberen het leefklimaat voor de bewoners te verbeteren, omdat alle concrete ideeën hierover toch worden afgeschoten door de directeur patiëntenzorg. Ook heeft zij sterke twijfels of er onder de verplegenden en verzorgenden wel voldoende motivatie is om het leefklimaat te verbeteren. De meesten hebben het vooral druk om zichzelf staande te houden, gezien de hoge werkdruk en allerlei andere vernieuwingen die regelmatig op ze afkomen.

Dit voorbeeld laat zien dat de espoused values van een deel van de organisatie niet overeenstemmen met de structuur van de organisatie. Een verbetering van het leefklimaat kan niet slagen als degenen die dit klimaat dagelijks mede scheppen (verzorgenden en verpleegkundigen), in sterk hiërarchische verhoudingen hun werk moeten doen. In deze verhoudingen is uitvoering van de bestaande taken immers het belangrijkste en niet het nadenken over verandering en vernieuwing. Ook lijkt het erop dat de espoused values niet overeenkomen met de basic assumptions. Een van de aanwijzingen hiervoor is dat slechts een deel van de medewerkers op de hoogte is van de nieuwe waarden. Ook is het aannemelijk dat men zodanig gesocialiseerd is in de bureaucratische omgangsvormen, dat men de huidige manier om vorm te geven aan menselijke relaties als vanzelfsprekend is gaan beschouwen.

4.1.2 De cultuurbenadering en innovaties
Na deze uiteenzetting over (organisatie)cultuur, de lagen binnen een cultuur en de relaties tussen deze lagen, moet worden gekeken naar de betekenis van de cultuurbenadering voor innovaties. Dit wordt gedaan door relaties te leggen tussen enerzijds de drie lagen die binnen een (organisatie)cultuur kunnen worden onderscheiden, en anderzijds de hoofdkenmerken van innovaties die in hoofdstuk 1 uitgebreid zijn behandeld: de operationele, doel- en dieptekenmerken van innovaties. Hierbij gaan we ervan uit dat de *operationele kenmerken* van innovaties vooral gevolgen hebben voor de buitenste, zichtbaarste laag van culturen, de artefacten. Beide duiden op actieve en hierdoor ook zichtbare verschijnselen. De *doelkenmerken* van innovaties hebben vooral gevolgen voor de espoused values, de middelste laag binnen een (organisatie)cultuur. Beide gaan over expliciete waarden: bij de innovatie over de

veronderstelde of bewezen waarde daarvan (de effecten) en/of de meerwaarde in vergelijking met bestaande praktijken, bij de cultuur over de waarden die men zegt te hebben en die expliciet zijn in de vorm van bijvoorbeeld beleidsdoelen en kwaliteitsstandaarden. De relatie tussen beide kwam in hoofdstuk 1 al aan de orde toen gesproken werd over de verenigbaarheid van doelen tussen innovatie en de bestaande situatie. De *dieptekenmerken* van innovaties ten slotte hebben vooral gevolgen voor de basic assumptions, de diepste laag binnen een (organisatie)cultuur. Beide duiden op verborgen veronderstellingen die meer of minder met elkaar te verenigen zijn. De genoemde relaties worden hierna uitvoerig beschreven en geanalyseerd.

Artefacten en operationele kenmerken van innovaties

Eerder in dit boek is een aantal operationele kenmerken van innovaties onderscheiden, zoals complexiteit, observeerbaarheid, deelbaarheid, (arbeids)intensiteit en dergelijke (zie subparagraaf 1.2.3). Deze operationele kenmerken zijn te bezien op hun verhouding tot de artefacten als de buitenste laag binnen de organisatiecultuur.

De artefacten bestaan uit structuren, operationele processen, rituelen en dergelijke. Er wordt hier dus voor een belangrijk deel teruggegrepen op de structuurbenadering. Bij de behandeling van deze benadering is al ingegaan op de relatie tussen operationele kenmerken van innovaties en kenmerken van een bestaande organisatiestructuur. Grofweg was de conclusie dat complexe innovaties zich niet goed verdragen met structuren en hieruit voortvloeiende processen die als mechanisch zijn te kenmerken. Als een complexe innovatie zo'n artefact (structuur) aantreft, dan impliceert invoering van deze innovatie verandering van de structuur in een meer organische richting.

Espoused values en doelkenmerken van innovaties

In subparagraaf 1.2.3 werden de oorspronkelijke doelstelling, de beoogde verhouding van de innovatie tot bestaande processen en structuren en verenigbaarheid genoemd als doelkenmerken van een innovatie.

Aan innovaties liggen waarden ten grondslag. Deze waarden kunnen meer of minder overeenkomen met de uitgesproken waarden in organisaties. Als men zich bewust is van de waarden van de innovatie en de innovatie mede om deze reden heeft gekozen, dan is een verenigbaarheid met de bestaande waarden aannemelijk. Het is echter ook mogelijk dat men alleen oog heeft gehad voor de operationele kenmerken van een innovatie en dat tijdens de invoering blijkt dat de onderliggende waarden niet stroken met de heersende waarden in de organisatie.

West en Anderson (1992) deden onderzoek naar de relatie tussen organisatiecultuur en de keuze voor een bepaald soort innovaties in ziekenhuizen. Zij maakten hierbij gebruik van het al eerder beschreven competing-valuesmodel. Opvallend is, dat de organisaties vooral die innovaties kozen waarvan de onderliggende waarden bleken te passen bij de bestaande waarden in de organisatie (de espoused values). Zo bleken ziekenhuizen met waarden die sterk gericht zijn op doelgerichtheid, productiviteit en concurrentievermogen, vooral te kiezen voor technische, materiële innovaties zoals nieuwe (medische) apparatuur en voor beheersmatige innovaties zoals patiëntenclassificatiesystemen.

Het onderzoek van West en Anderson geeft de indruk dat de *fit* tussen de waarden van de innovatie en de bestaande waarden in de organisatie niet zozeer het gevolg is van een bewuste constatering in het proces van oordeelsvorming en besluitvorming. Het lijkt er meer op dat in de desbetreffende organisaties intuïtief wordt aangevoeld welke innovaties het beste te verenigen zijn met de bestaande waarden. Toch kunnen hier ook missers worden gemaakt. Ook is het zo dat er, zoals al eerder beschreven bij de behandeling van doelen van professies, in een organisatie gelijktijdig verschillende waarden kunnen bestaan. Een innovatie kan dan welkom zijn voor de ene groep, maar weerstand oproepen bij een andere.

Verschillende onderzoeken (Lau & Ngo 2004) laten zien dat organisaties in diverse sectoren die veel en snel innoveren (*innovativeness*, innovatievermogen) doorgaans beschikken over een ontwikkelingsgerichte cultuur. Meestal gaat het dan ook om meer radicale innovaties.

In een aantal onderzoeken, uitgevoerd in de gezondheidszorg, is ook gekeken naar de invloed van de cultuurtypen uit het competing-valuesmodel op het implementatiesucces van verschillende soorten innovaties.

De invoering van nieuwe kwaliteitssystemen of kwaliteitsverbeterende maatregelen blijkt beter te verlopen in organisaties en afdelingen waar een groepsgerichte of ontwikkelingsgerichte cultuur heerst (Shortell e.a. 2000, Wakefield e.a. 2001, Berlowitz e.a. 2003).

Jones en Redman (2000) deden drie gevalsstudies naar de invoering van werkherontwerpinitiatieven. Zij stelden vast dat in de organisaties waar de invoering het beste verliep een verandering was opgetreden van een situatie waarin alle cultuurtypen een beetje voorkwamen naar een situatie waarin de ontwikkelingsgerichte cultuur overheerste. In de twee andere organisaties overheersten vóór de invoering de markt- en bureaucratische cultuur. In deze organisaties verliep de implementatie minder goed en trad er geen noemenswaardige cultuurverandering op.

In twee andere onderzoeken zijn ook kenmerken van de innovatie zelf in de analyse van cultuurtypen versus implementatie-effectiviteit betrokken.

Koevoets (1996) onderzocht de invoering van een innovatie in een Riagg. De innovatie betrof een zogenoemd zorgprogramma voor indicatiestelling en behandeling. Deze innovatie werd als zeer radicaal ervaren. Het ontbreken van een innovatieve cultuur in de instelling bleek bij deze radicale innovatie een negatieve invloed op de invoering uit te oefenen.

Van Pernis (1997) verrichtte zijn onderzoek in een Regionaal Instituut voor Beschermd Wonen (RIBW). Het onderzoek richtte zich op de invoering van casemanagement. Casemanagement is te typeren als een *structuurinnovatie*. Een casemanager plant de zorg voor een cliënt, ziet toe op de uitvoering van het plan en onderhoudt hiertoe de contacten met de hulpverleners die een rol vervullen in de uitvoering van het plan. Uit het onderzoek van Van Pernis bleek dat, wanneer casemanagers de innovatie als radicaal ervaren en de cultuur van de organisatie als innovatief, de effectiviteit van de invoering groter is. Als casemanagers daarentegen de innovatie als radicaal ervaren en de cultuur van de organisatie als bureaucratisch of rationeel, dan is de effectiviteit van de invoering kleiner. Als casemanagers de innovatie als weinig radicaal (incrementeel) ervaren en de cultuur als minder innovatief (maar niet per se meer bureaucratisch of rationeel), dan verloopt de invoering ook effectief.

De resultaten van beide onderzoeken wijzen erop, dat in het geval van structuurinnovaties de aard van de relatie tussen de kenmerken van een innovatie en de waarden in een organisatie van invloed is op de effectiviteit van de invoering.

Uit de genoemde onderzoeken komt naar voren dat de relaties tussen cultuurtypen en innovatiekenmerken sterker zijn daar waar de invoering slecht verloopt in vergelijking met situaties waar de invoering goed verloopt. Dit zou kunnen betekenen dat vooral het ontbreken van een bepaald cultuurtype, of juist het sterk aanwezig zijn van cultuurtypen die slecht te verenigen zijn met de innovatie, tot problemen leiden. Eenvoudiger gezegd: als de fundamenten ontbreken, kan men nooit een huis bouwen. Als er wel fundamenten zijn, maar deze passen niet goed bij de kenmerken van het huis, gaat het ook niet goed. Als de fundamenten goed zijn, is dit een noodzakelijke maar niet op zichzelf voldoende voorwaarde voor huisvesting: er moet nog wel gebouwd worden.

De onderzoeken wezen erop dat de combinatie van cultuurtypen wellicht meer bepalend is voor de effectiviteit dan de cultuurtypen afzonderlijk. Instellingen die in redelijk sterke mate de vier typen van het competing-valuesmodel laten zien, lijken het beter te doen dan instellingen die ofwel de vier typen in zwakke mate kennen, ofwel een dominant type kennen dat slecht past bij de innovatie.

Basic assumptions en dieptekenmerken van innovaties
De relatie tussen basic assumptions en dieptekenmerken is, in vergelijking met de andere relaties, het meest complex. Een probleem is dat basic assumptions in organisaties moeilijk toegankelijk zijn voor de betrokkenen en dat de dieptekenmerken van innovaties meestal niet bekend of in ieder geval moeilijk te achterhalen zijn. Men kan zich door middel van afleiding van de operationele kenmerken en de expliciete waarden een beeld proberen te vormen van de aannames die aan de innovatie ten grondslag liggen. Een dergelijke nogal diepgaande analyse vindt echter hoogst

zelden plaats. Het gevolg hiervan kan zijn dat men pas begint te vermoeden dat er sprake is van een misfit als er al allerlei problemen zijn gerezen. Dus zelfs als bij de invoering van een innovatie voldoende aandacht is geschonken aan de relatie tussen de innovatie en de artefacten en espoused values, kan de invoering toch schipbreuk lijden indien de innovatie niet past bij of congrueert met de basic assumptions.

Congruentie van innovatiekenmerken met alle cultuurlagen

Iedere innovatie heeft operationele, doel- en dieptekenmerken. Zodoende is de relatie tussen deze kenmerken van een innovatie en de lagen binnen de organisatiecultuur essentieel in de invoering van innovaties. Het type innovatie brengt met zich mee dat in eerste instantie bijvoorbeeld de operationele kenmerken het sterkst op de voorgrond kunnen treden (bijvoorbeeld bij innovaties van het primaire proces). Op het eerste gezicht lijkt de relatie van zo'n innovatie tot de organisatiecultuur niet erg voor de hand te liggen. Aangezien iedere innovatie echter ook een doel- en dieptedimensie heeft, is uiteindelijk bij iedere innovatie de vraag te stellen of de innovatie wel past bij de bestaande cultuur dan wel vraagt om een andere.

Naast de vraag of de verschillende lagen van een cultuur onderling congruent zijn, is er dus de vraag in hoeverre de verschillende kenmerken van een innovatie congruent zijn met de lagen van een cultuur. Een bepaald verpleegmodel kan bijvoorbeeld wel congruent zijn met de basic assumptions in een organisatie (de opvattingen over de gewenste relatie tussen mensen komt overeen) maar niet met de espoused values. Ook kan een verpleegsysteem congrueren met de espoused values (bijvoorbeeld de waarde dat werkers zo autonoom mogelijk hun werk moeten kunnen doen) maar niet met de basic assumptions (autonomie is alleen voorbehouden aan de machtigste).

Wil men een innovatie congruent maken met alle lagen van de cultuur, dan is duidelijk dat dit geen geringe opgave is. Volgens sommigen wordt het slagen of mislukken van een invoering uiteindelijk bepaald door de mogelijkheid om cultuur te beïnvloeden. Van Ess Coeling en Simms (1993) stellen dat als innovatie en cultuur niet overeenstemmen, de cultuur altijd zal winnen, omdat culturen sterk en hardnekkig zijn.

Het onderscheid tussen de cultuurlagen is dus zowel van betekenis voor de analyse van de congruentie tussen innovatie en cultuur als voor het bepalen van de cultuurinterventies.

Bij beide (analyse en interventiekeuze) is het ook van belang om aandacht te schenken aan de sterkte of zwakte van de cultuur en de mate waarin er subculturen in organisaties voorkomen.

Cultuur en subculturen

Organisaties kunnen overduidelijk een bepaalde cultuur hebben. Om in termen van het eerder beschreven competing-valuesmodel te spreken: een van de cultuurtypen is sterk overheersend. Een bepaald verpleeghuis is bijvoorbeeld te typeren als een groepscultuur en een bepaalde organisatie voor thuiszorg is te typeren als een rationele cultuur. Naarmate organisaties groter zijn, is het echter minder waarschijnlijk dat er één cultuur is. De kans is dan veel groter dat er meer culturen zijn. Zo is het mogelijk dat in een ziekenhuis met een aantal divisies elke divisie haar eigen cultuur heeft: de divisie interne geneeskunde heeft bijvoorbeeld een groepscultuur en de divisie chirurgie een hiërarchische cultuur. Het is echter ook mogelijk dat de verschillende culturen verbonden zijn aan de verschillende professies (verpleegkundigen, artsen, psychologen) of functies (managers, stafleden). Zo kunnen in een bepaalde instelling verpleegkundigen een cultuur met elkaar delen die anders is dan de cultuur die artsen met elkaar delen. Bovendien is het zo dat individuele organisatieleden, omdat zij deel uitmaken van verschillende groepen, ook nog eens deel uit kunnen maken van verschillende culturen. Binnen instellingen kan zich een grote verscheidenheid aan subculturen bevinden.

4.1.3 Cultuurinterventies

Beïnvloeding van organisatiecultuur is verre van eenvoudig: de uiteenzetting van cultuur, de gelaagdheid van cultuur en de relaties tussen innovaties en cultuur hebben dit duidelijk gemaakt. Toch kan een aantal interventies worden onderscheiden die in ieder geval de intentie hebben om de organisatiecultuur te beïnvloeden.

Een eerste cultuurinterventie is het *persoonlijk uitdragen van nieuwe waarden*. Personen met een leidinggevende functie in een organisatie kunnen nieuwe waarden uitdragen. De waarden die aan de innovatie ten grondslag liggen, kunnen immers ook nieuw zijn, dus afwijken van de bestaande waarden in een organisatie, eenheid of groep. Een leidinggevende kan deze waarden uitdragen in persoonlijke contacten, in vergaderingen, tijdens speciale bijeenkomsten, via schriftelijke media enzovoort.

Over het algemeen wordt aangenomen dat vooral de hogere leidinggevenden in organisaties deze rol vervullen. Er wordt van uitgegaan dat mensen in organisaties veel waarde hechten aan de wijze waarop hogere leidinggevenden zich uiten over een innovatie. Als het uitdragen van de nieuwe waarden echter niet wordt overgenomen door andere leidinggevenden, dan is het gevaar groot dat de aandacht voor de nieuwe waarden snel uitdooft. Het persoonlijk uitdragen van waarden komt men ook tegen als een van de kenmerken van *transformationeel leiderschap* (Bass 1990). Deze stijl van leidinggeven wordt vooral verbonden aan het realiseren van grote veranderingen in/ van organisaties. Deze grote veranderingen impliceren altijd cultuurveranderingen.

Als we deze cultuurinterventie relateren aan de drie lagen van een organisatiecultuur, dan is de interventie allereerst te situeren op het niveau van de espoused values. Zelfs als men de nieuwe waarden overneemt, leidt dit niet vanzelf tot nieuwe artefacten en zeker niet tot nieuwe basic assumptions.

Een andere cultuurinterventie is het *selecteren van dragers van de nieuwe cultuur op sleutelposities* ten aanzien van de invoering van de innovatie. Om een nieuwe cultuur uit te dragen, kan men personen die zich met hart en ziel hieraan hebben verbonden een hoofdrol geven in de invoering van een innovatie. Zo iemand kan bijvoorbeeld worden belast met de leiding van een innovatieproject of tot voorzitter worden benoemd van een werkgroep die voorbereidend werk doet voor de invoering.

Een derde cultuurinterventie is het *houden van vieringen*. Vieringen zijn een manier om gezamenlijkheid (het 'wij'-gevoel) te benadrukken en om de overgang van de ene naar de andere fase bewust te ondergaan. Zo kan men bijvoorbeeld een receptie houden ter ere van de start van een innovatieproject of kan men een feest organiseren om de succesvolle afronding van een project te vieren. In de cultuurtheorie ziet men vieringen ook wel als *overgangsrituelen (rites of transition)*. Bij de invoering van innovaties doen zich verscheidene overgangen voor die zich heel goed lenen voor vieringen.

Een vierde interventie is het bewustmaken van *basic assumptions*. Deze interventie richt zich typisch op de diepere lagen binnen de organisatiecultuur. Met behulp van beelden, beeldspraak, verhalen, foto's of tekeningen kan men trachten de verborgen opvattingen van de groep van bedoelde gebruikers van een innovatie bewust te maken. Hetzelfde kan men doen met de opvattingen die aan de innovatie ten grondslag liggen. Op deze manier kan dus een confrontatie van basic assumptions plaatsvinden. Deze confrontatie is eigenlijk een vorm van zelfdiagnose die noodzakelijk geacht wordt om tot 'echte' verandering te komen. Blijft een bewustzijn van de verschillen tussen bestaande en nieuwe opvattingen achterwege, dan is de kans groot dat iedere verandering een schijnverandering is.

Ten slotte moet erop worden gewezen dat men kan proberen de organisatiecultuur te beïnvloeden op *indirecte wijze*. Dit kan bijvoorbeeld door structuurinterventies (samenstelling van crossfunctionele teams), politieke interventies (dwang, onderhandelen), of interventies met een sterk human-resourceskarakter zoals training in creativiteit. Eigenlijk gaat men er hierbij van uit dat cultuurverandering meegaat met de (gevolgen van) deze interventies.

Bate (1994) beschrijft een model voor cultuurverandering dat bestaat uit een aantal fasen.

1   In de deformatieve fase wordt een kwalitatief verschillende constructie van de werkelijkheid gepresenteerd. Een constructie die mensen pakt en hun aandacht

trekt voor nieuwe manieren. Er wordt hier aan een bestaand systeem een schok toegebracht die als een crisis kan worden ervaren.

2   In de reconciliatieve fase wordt getracht het nieuwe idee een sociale vorm te geven en dus de noodzakelijke verandering te realiseren van individualisme naar collectiviteit. In deze fase wordt gelegenheid geschapen voor argumentatie en debat, wat moet leiden tot een gedeelde betekenisverlening en wederzijds begrip.

3   In de acculturatieve fase moeten de nieuwe betekenissen een plek krijgen, zowel persoonlijk als collectief. Educatie is belangrijk in dit stadium, met het oog op internalisatie van de nieuwe betekenissen en het ontwikkelen van betrokkenheid bij de betreffende personen. Het gaat hier dus niet om eenzijdige informatie-overdracht en indoctrinatie maar meer om gezamenlijk en zelfgestuurd leren.

4   In de enactieve (omzettings-) fase gaat het om het omzetten van woorden (zie de vorige drie fasen) in daden. De (nieuwe) culturele betekenissen worden omgezet in (nieuwe) culturele praktijken. Deze praktijken verwijzen naar nieuwe werksystemen, werkprocessen, gedragingen en competenties.

5   In de formatieve fase gaat het om het vastleggen en vasthouden van de nieuwe cultuur. Andere labels voor deze fase zijn stabilisatie, institutionalisering, borging.

Het model van Bate laat zien dat eerst aan nieuwe culturele inhoud moet worden gewerkt, daarna aan proces en dan aan vorm.

4.2 BETEKENISGEVING EN INNOVEREN

De cultuur van organisaties en dan vooral de laag van basale opvattingen heeft veel overeenkomsten met maar is niet identiek aan twee andere concepten, namelijk betekenis creëren en betekenis verlenen (Weick, 1995). Het verschil tussen deze concepten is, dat in het eerste geval nieuwe betekenissen worden geschapen en in het tweede geval vanuit deze nieuwe betekenissen gebeurtenissen worden waargenomen en geïnterpreteerd. Gesteld kan worden dat mensen vooral in situaties van verandering en innovatie op zoek zijn naar de betekenis ervan (*sense making*). Hierbij spelen zowel bestaande als andere, nieuwe manieren van betekenisverlening een rol.

Ericson (2001) deed een longitudinale gevalsstudie vanuit het sense-makingperspectief in een universitair ziekenhuis. In dit ziekenhuis werd een nieuwe structuur ingevoerd, een zogenoemde centrumstructuur, waarbij verschillende specialismen en diensten werden gegroepeerd rond soorten patiënten, bijvoorbeeld thoraxpatiënten. Hoewel de achterliggende visie van patiëntgerichte zorg door de betrokkenen onderschreven leek te worden, waren er toch verschillen in de betekenis die aan de visie werd toegekend. Voor sommigen was de verandering vooral een kwestie van wederzijdse '*empowerment*' van de betrokken medische specialismen. Voor anderen was de verandering een verschuiving van aanbodgerichte naar meer vanuit de patiënt gedachte zorg. Het lijkt logisch dat, indien deze verschillende betekenissen niet bij elkaar komen, dat niet ten goede zal komen aan het proces van implementatie.

Kezar en Eckel (2002) geven aan dat het creëren en toekennen van nieuwe betekenissen onontkoombaar en noodzakelijk bij omvangrijke innovaties met een radicaal, transformationeel karakter. Een kenmerk van dergelijke innovaties is immers dat de betekenissen die eraan ten grondslag liggen afwijken van bestaande betekenissen die mensen, al dan niet gezamenlijk, aan dingen en gebeurtenissen toekennen.

4.3 ORGANISATORISCHE IDENTITEITEN EN INNOVEREN

Waarden, betekenissen, basale opvattingen en hierop gebaseerde handelingen verschaffen mensen een identiteit (wie ben ik). Wanneer waarden en opvattingen gedeeld worden, geeft dit een sociale identiteit (wie zijn wij). Bij sociale identiteit gaat het erom bij wie men hoort en met wie men verwantschap ervaart. Het is niet noodzakelijkerwijs zo dat er in groepen of organisaties slechts één identiteit wordt ervaren. Er kunnen gelijktijdig meer identiteiten voorkomen.

Pratt en Foreman (2000) maken bij de relatie tussen identiteiten in organisaties een onderscheid tussen identiteitspluraliteit en identiteitssynergie. Bij identiteitspluraliteit gaat het om het aantal verschillende identiteiten dat er in een organisatie voorkomt. Een ziekenhuis kan bijvoorbeeld worden geconfronteerd met de spanning tussen twee identiteiten, zoals een traditionele, religieuze en een moderne 'business'-identiteit. Een organisatie die beschikt over meer identiteiten lijkt beter af te zijn onder de volgende omstandigheden.

- De organisatie heeft te maken met verschillende stakeholders die ook verschillende eisen stellen aan de organisatie.
- De organisatie neemt zich voor of is bezig veranderingen en innovaties door te voeren die passen bij verschillende identiteiten. Zo passen innovaties die in het teken staan van rationalisering van zorg bij een andere identiteit, dan innovaties in het teken van het aansluiten bij behoeften en beleving van patiënten.

Identiteitssynergie verwijst naar de mate waarin verschillende identiteiten aan elkaar waarde toevoegen of toegevoegde waarde met elkaar delen. De mate waarin synergie mogelijk is, hangt mede af van de mate van interafhankelijkheid van de betreffende organisatorische eenheden. Bijvoorbeeld een medische kliniek kan door de specialisten die er werken vooral worden gezien als een plaats voor de eigen professionele activiteiten en door de managers als een plaats voor winstmaximalisatie. Hoewel deze twee identiteiten duiden op tegengestelde waarden en prioriteiten, kunnen specialisten en managers op elkaar vertrouwen voor het voortbestaan van de kliniek. Een situatie van hoge identiteitssynergie is passend bij de volgende omstandigheden.

- De verenigbaarheid tussen de verschillende identiteiten is hoog.
- De wederzijdse afhankelijkheid van zowel interne als externe belangengroepen (*stakeholders*) is hoog.
- Verschillende veranderingen en innovaties zijn verenigbaar met verschillende identiteiten.

Een volgende belangrijke vraag is, of en hoe verschillende identiteiten zijn te managen of beïnvloeden. Pratt en Foreman (2000) geven een helder overzicht van de verschillende mogelijkheden hieromtrent, waarbij ze zich baseren op de verschillende combinaties van identiteitspluraliteit en identiteitssynergie die in organisaties kunnen voorkomen.

Compartementalisatie

Deze strategie is aangewezen als er sprake is van veel verschillende identiteiten (identiteitspluraliteit) met een beperkte mate van synergie. Compartementalisatie kan worden geïmplementeerd door gebruik te maken van fysieke, ruimtelijke en symbolische middelen. Zo kunnen in zorgorganisaties afdelingen met verschillende identiteiten ruimtelijk worden gescheiden door ze op verschillende verdiepingen te plaatsen. Symbolisch kan de onderlinge segregatie worden benadrukt door bijvoorbeeld de kleuren op de afdelingen en de kleding van het personeel.

Deletie

In dit geval worden een of meer identiteiten verwijderd. Dit kan door negatieve feedback te geven over de identiteiten, de betreffende identiteit(en) te isoleren of de identiteit(en) een zachte dood te laten sterven door ze te verwaarlozen of negeren. Het resultaat hiervan kan een enkele, dominante identiteit zijn.

Integratie

Deze strategie is gericht op het doen samensmelten van verschillende identiteiten in een nieuw geheel.

Een voorbeeld van integratie van identiteiten

Pratt en Rafaeli (1997) deden onderzoek op de revalidatieafdeling van een ziekenhuis. Op deze afdeling kwamen twee verschillende kledingcodes voor. Een van de leidinggevenden van de afdeling suggereerde dat de twee verschillende identiteiten van de afdeling, een revalidatie-identiteit en een acutezorg-identiteit, geïntegreerd konden worden door een nieuwe kledingcode. Deze code hield in dat de nieuwe kleding uniform was en gemakkelijk schoon te houden en verschilde van de kleding die in de rest van het ziekenhuis werd gedragen. Door deze oplossing zouden verpleegkundigen niet het gevoel hebben dat ze de slag verloren hadden.

Het praktijkvoorbeeld uit de box is de zuiverste vorm van integratie, namelijk synthese. Organisaties kunnen ook kiezen voor een vorm van pseudo-integratie waarbij identiteiten worden samengevoegd tot een soort tweekoppige identiteit. Dit leidt tot een situatie of organisatie die ook wel als hybride wordt aangeduid (Albert & Whetten 1985). Een voorbeeld zijn de aan verpleegkundigen gestelde concurrerende eisen om zowel objectief als meevoelend te zijn, die worden verenigd in een identiteit die wel wordt aangeduid als 'afstandelijke nabijheid'.

Aggregatie

Bij aggregatie probeert een organisatie de bestaande identiteiten te handhaven, maar er wel een verbinding tussen te leggen. Hier is dus sprake van een maximalisatie van zowel pluraliteit als synergie. Verder is er een aantal varianten te onderscheiden binnen deze strategie.

- Er kan een *meta-identiteit* worden geschapen (Reger e.a. 1998). Hierdoor wordt ook op een andere manier aangekeken tegen de bestaande identiteiten en de relatie ertussen. Zo kan een organisatie zich profileren als een 'huis voor allen' waarbij 'allen' verwijst naar de verschillende identiteiten die in de organisatie voorkomen.
- Er kan worden *geprioriteerd* tussen verschillende identiteiten. De boodschap is hier dat alle identiteiten goed en waardevol zijn, maar dat afhankelijk van de ontwikkelingen en/of de problemen die zich voordoen de ene of de andere identiteit meer wordt benut of benadrukt. Zo kan soms de belevingsgerichte zijde van het verpleegkundige werk meer worden benadrukt, bijvoorbeeld als groepen in de samenleving hierom vragen, en soms de rationelere, objectieve identiteit.
- *Robuuste actie* of *multivocaliteit* (Alexander 1996) is strategisch handelen dat diverse interpretaties in zich draagt, diverse agenda's dient en flexibiliteit op langere termijn mogelijk maakt. Het is hierbij de bedoeling dat verschillende belangengroepen verschillende boodschappen horen. Zo kan de directeur in haar of zijn nieuwjaarstoespraak uitspraken doen gericht op de verschillende groepen binnen de instelling, waarbij de uitspraken verwijzen naar de verschillende identiteiten van deze groepen.

4.4 SAMENVATTING EN CONCLUSIES

Volgens de cultuurbenadering is innoveren een proces dat in belangrijke mate onder invloed staat van waarden, basale opvattingen en concrete cultuuruitingen zoals symbolen en rituelen. Onderzoek bevestigt de invloed van deze factoren op de adoptie en implementatie van innovaties. Innovaties zijn zelf ook uitingen van cultuur. De aard van de relatie tussen de culturele kenmerken van innovaties en de cultuur van (verpleegkundige) teams en de organisaties waarvan deze teams deel uitmaken, is een belangrijk gegeven voor het kiezen van een implementatiestrategie. Cultuurverandering is een complex proces dat vraagt om een lange adem. Typische cultuurinterventies zijn bewustmaking van de bestaande cultuur, charismatisch leiderschap, het houden van vieringen, selectie van cultuurdragers en socialiseren van nieuwe medewerkers. Een hulpmiddel bij het analyseren van een bestaande cultuur en de wenselijke cultuur voor innovatie is het onderscheiden van cultuurtypen. Hierbij moet wel rekening worden gehouden met het bestaan van diverse cultuurtypen in een organisatie. Zo kan tussen verschillende teams in een organisatie ook het dominante cultuurtype verschillen. Daarnaast zijn er situaties waarin een team kenmerken heeft van diverse cultuurtypen. In een team of organisatie met meerdere cultuurtypen is er een voedingsbodem voor verschillende soorten innovaties. Voor een succesvolle implementatie is echter een bij de innovatie passende cultuur een belangrijke voorwaarde.

De cultuurbenadering heeft overeenkomsten met de benaderingen van betekenisverlening en identiteit(en) in organisaties. Alle drie de benaderingen gaan in ieder geval over de diepere zijnslaag in organisaties en in innovaties. Waarden en opvattingen verlenen betekenis aan zorgverlening en manieren om dit te organiseren. Ook de benadering van identiteiten benadrukt dat in organisaties verscheidene identiteiten kunnen voorkomen en geeft tevens aan hoe deze aan elkaar kunnen worden verbonden.

5 De politieke benadering

In de politieke benadering wordt innoveren beschouwd als een proces waarin macht, machtsverhoudingen en politieke processen de boventoon voeren. Innovaties raken aan bestaande machtsposities en vragen vaak om een verschuiving daarvan. Dit brengt allerlei politieke processen op gang. In deze paragraaf wordt verder ingegaan op deze politieke benadering. Allereerst volgt een bespreking van de algemene kenmerken van deze benadering. Daarna wordt de betekenis voor het denken over innovaties uitgelegd, gevolgd door een overzicht van politieke interventies.

5.1 ALGEMENE KENMERKEN

De ontwikkeling, adoptie of invoering van een innovatie kan politieke processen op gang brengen. Deze processen verwijzen naar zowel de bestaande als naar de gewenste machtsverhoudingen in organisaties. Een innovatie kan door bepaalde personen of groepen worden ervaren als een bedreiging voor de eigen machtspositie. Zo kan het idee ontstaan dat de innovatie een versterking betekent van de machtspositie van anderen en een verzwakking van de eigen machtspositie. Ook kan een persoon of groep de innovatie juist zien als een mogelijkheid om de eigen machtspositie te versterken ten opzichte van andere personen of groepen.

5.2 HET MACHTSBRONNENMODEL

Een machtspositie kan gebaseerd zijn op verschillende *machtsbronnen*. Pfeffer (1992) onderscheidt de volgende bronnen waarop macht kan worden gebaseerd:

- het (kunnen) scheppen van middelen en het verdelen van deze middelen;
- het hebben van vrienden;
- het innemen van een centrale plaats in sociale netwerken;
- het beschikken over formele autoriteit (bevoegdheden);
- het hebben van een positieve reputatie;
- aansprekende prestaties geleverd hebben;
- deel uitmaken van de 'juiste' eenheid in een organisatie.

Het is niet zo dat een individu of een groep macht 'heeft' op grond van het beschikken over deze bronnen. Macht moet ook door anderen worden toegeschreven. Macht is geworteld in een relatie waarin motieven/doelstellingen en afhankelijkheid de kerncomponenten zijn. Vanuit een machtspositie kan men politiek handelen. Door politiek te handelen kan iemand bepaalde doelen proberen te bereiken. Een neveneffect kan zijn dat tevens de eigen machtspositie wordt versterkt. Het is echter ook mogelijk dat deze positie wordt verzwakt. Zo kan men de 'eigen hand overspelen' door politiek te handelen op een wijze die niet 'past' bij iemands machtspositie.

5.3 HET MACHTSLAGENMODEL

Frost en Egri (1991) maken een onderscheid tussen machtsverhoudingen en hieruit voortvloeiend politiek handelen op *verschillende niveaus* in organisaties: het diepte-, het operationele en het beleidsniveau.

Macht op het *diepteniveau* van een organisatie duidt op de greep die men wil houden op een bepaalde definitie van de werkelijkheid. Het gaat dus om het controleren van bepaalde fundamentele opvattingen (ideologie) over de mens, menselijke relaties, mens en omgeving enzovoort. Deetz (1985) onderscheidt vier manieren waarop binnen dit niveau politiek wordt gehandeld:

- *naturalisatie*: Bestaande posities en voorrechten zijn volgens een belangengroep geen onderwerp voor discussie, debat of verandering. Het is bijvoorbeeld de 'natuurlijke orde' dat de artsen zeggen wanneer de patiënt naar huis kan en niet de verpleegkundigen.
- *neutralisatie*: De machtspositie van de eigen belangengroep wordt als 'waardenvrij' gepresenteerd. Dit betekent dat men doet alsof de eigen machtspositie en de machtspositie van anderen een vaststaand gegeven zijn en niet het resultaat van een historisch ontwikkelingsproces, gemaakte keuzes of strijd.
- *legitimatie*: De eigen positie wordt gerechtvaardigd door te verwijzen naar loyaliteit, het belang voor de organisatie enzovoort.
- *socialisatie*: Acties, systemen en processen die ertoe dienen om het gedrag, de attituden, waarden en basale opvattingen te vormen naar de eigen opvattingen.

Op het *operationele niveau* heeft macht een relatie met het realiseren van concrete eigen belangen. Hierbij kan men zich allerlei dagelijkse processen in organisaties voorstellen waarin personen en/of groepen iets gedaan willen krijgen. Politieke acties die hiervoor worden aangewend, zijn onder andere: uitbreiden van iemands invloedssfeer, invloed op hogere niveaus in de organisatie, verwijzen naar afgesproken regels of steun zoeken bij hiërarchisch hogergeplaatste personen.

Tussen het diepte- en het operationele niveau onderscheiden Frost en Egri een niveau dat hier wordt aangeduid als het *beleidsniveau*. Macht is op dit niveau vooral gericht op het verkrijgen van middelen, het geaccepteerd krijgen van bepaalde doelen, het tegenhouden van veranderingen die anderen voorstellen of op de beleidsagenda willen zetten en dergelijke. Politieke acties die op dit niveau worden gehanteerd, zijn onder andere: manipulatie van de communicatie (overtuigen met valse argumenten, informatie verzwijgen), eigen mensen naar voren schuiven, onderhandelen, coalities aangaan en zich verzetten tegen veranderingen.

Innovaties kunnen politieke processen activeren op elk van de drie niveaus. Of dit het geval is, is afhankelijk van het wel of niet congruent zijn van de innovatie met de machtsverhoudingen op de drie niveaus.

Een innovatie waarvan de onderliggende waarden sterk afwijken van de dominante waarden in de organisatie, zal waarschijnlijk politieke processen activeren op het *diepteniveau*. Als bijvoorbeeld de dominante opvatting in een organisatie is dat ziekte het gevolg is van somatische processen, dan zal een innovatie die is gebaseerd op de opvatting dat ziekte een gevolg is van een verstoord evenwicht tussen lichaam, geest en omgeving, als een bedreiging worden gezien. Dit kan betekenen dat op *beleidsniveau* getracht zal worden om deze innovatie tegen te houden door bijvoorbeeld coalities aan te gaan met andere tegenstanders, of door middelen achter te houden die nodig zijn voor de invoering van de innovatie. Zelfs als de innovatie toch aanvaard zou worden, zal op *operationeel niveau* vermoedelijk veel getouwtrek ontstaan over de middelen die voor de invoering van de innovatie nodig zijn. Regelmatige conflicten kunnen hiervan het gevolg zijn.

5.4 HET EMPOWERMENTMODEL

In de literatuur wordt erop gewezen dat in veel organisaties waarbinnen verpleegkundigen werkzaam zijn, deze discipline niet de dominante ideologie bepaalt (Street 1992). Verklaringen hiervoor hebben een sterk historische inslag: van oudsher zijn verpleegkundigen hulpjes van de medici; het werk van verpleegkundigen is een afgeleide van de medische zorg en van de ideologie van deze discipline. Recentere verklaringen leggen een sterke nadruk op het feit dat vooral vrouwen verpleegkundige zijn en dat zij ondergeschikt zijn aan de dominante mannelijke ideologie (medici zijn vooral mannen). De laatste jaren wordt er veel aandacht besteed aan de *empowerment* van verpleegkundigen. De essentie van het begrip empowerment is dat wordt gestreefd naar een versterking van de machtspositie van verpleegkundigen. De strategieën die hiervoor worden ontwikkeld en uitgevoerd, verwijzen overduidelijk naar de verschillende bronnen van macht die in paragraaf 5.2 zijn genoemd. Opvallend hierbij is echter dat ideologie niet of nauwelijks als machtsbepalende factor wordt gezien.

Verschillende soorten van verpleegkundige innovaties kunnen een bijdrage leveren aan de empowerment van verpleegkundigen. Ideologische innovaties als verpleegmodellen kunnen verpleegkundigen een *eigen ideologie* verschaffen. Er moet echter rekening gehouden worden met sterke politieke reacties als deze ideologie strijdig is met de dominante ideologie in organisaties. Strategische innovaties zoals programma's voor stafontwikkeling, onderzoeksprogramma's of programma's voor de ontwikkeling van verpleegkundige kwaliteit kunnen verpleegkundigen een *eigen beleidsdomein* verschaffen. Ook hier moet echter rekening gehouden worden met mogelijke beleidsconflicten. Vernieuwingen van structuren (nieuwe verpleegsystemen) en processen (onder andere diagnostiek en interventies) lijken op het eerste gezicht minder interessant als bijdrage om verpleegkundigen een sterkere machtspositie te verschaffen. Als deze vernieuwingen echter op wetenschappelijk getoetste kennis berusten, kunnen zij wel het *eigen kennisdomein* van verpleegkundigen versterken. Ook hier bestaat de mogelijkheid dat tijdens de invoering politieke acties plaatsvinden. Dit kan voorkomen wanneer bijvoorbeeld andere disciplines zich in hun dagelijkse werkuitvoering gestoord voelen door de innovatie, of wanneer de politieke acties een uiting zijn van de diepere machtsverhoudingen.

Ook als een innovatie geen bedreiging vormt voor een heersende ideologie, is het toch mogelijk dat zich op *beleidsniveau* politieke processen zullen manifesteren. Het gaat immers om de relatie tussen wensen/doelen en beschikbare middelen. Zo is het denkbaar dat bijvoorbeeld medici geen principieel bezwaar maken tegen de aanvaarding en invoering van een verpleegkundige interventie, maar dat zij toch deze innovatie proberen te voorkomen omdat zij zelf bepaalde medische innovaties wensen te ontwikkelen of te implementeren. De middelen zijn schaars, ook als principiële of ideologische tegenstellingen geen rol spelen.

De politieke benadering van de invoering van innovaties vertelt ons veel over de rol die macht en politiek kunnen spelen in invoeringsprocessen. Ook geeft deze benadering inzicht in de strategieën die kunnen worden gekozen en gebruikt om deze processen te beïnvloeden. Voor een belangrijk deel zijn deze strategieën afgeleid van de politieke acties die eerder in dit hoofdstuk zijn beschreven bij de drie niveaus waarop macht een rol speelt.

Beïnvloeding van machtsverhoudingen en politieke processen kan alleen plaatsvinden als degene die deze beïnvloeding nastreeft (de manager, de *change agent*, de implementatiefunctionaris) zelf over machtsbronnen beschikt en politiek handelt. Met andere woorden: beïnvloeding van macht en politiek is noodzakelijkerwijs zelf een kwestie van over macht beschikken en in staat zijn tot politiek handelen.

5.5 POLITIEKE INTERVENTIES

Er zijn verschillende politieke interventies te onderscheiden die de invoering van een innovatie kunnen beïnvloeden. Deze interventies kunnen worden aangewend door personen die een rol vervullen bij de invoering van innovaties. Enkele mogelijke politieke interventies zijn:

- het op de agenda zetten en eventueel houden van een innovatie. Gezien de vele onderwerpen waarmee een organisatie geconfronteerd wordt, moeten voortdurend prioriteiten worden gesteld. Het prioriteit geven aan een innovatie gaat dan ook samen met het minder prioriteit geven aan onderwerpen die door andere personen of groepen naar voren worden geschoven. Dit is dus een voorbeeld van *schaarste*, wat een van de basiscomponenten van macht is;
- het regelmatig melding maken van successen. Succes geeft macht en invloed;
- het uiten van dreigementen;
- het aangaan van onderhandelingen met andere partijen;
- het aangaan van coalities met andere partijen;
- het vormen van netwerken en het verwerven van een centrale positie hierbinnen;
- het inpalmen van tegenstanders (coöpteren);
- het negeren van tegenstand;
- het legitimeren van de innovatie met behulp van morele argumenten;
- het selectief informeren en argumenteren.

Een aantal van deze interventies is vooral gericht op het *beleidsniveau* (coalities aangaan, op de beleidsagenda plaatsen). Andere interventies bewegen zich meer op het *operationele niveau* (selectief informeren en argumenteren) en een enkele interventie bevindt zich op het *diepteniveau* (legitimeren met behulp van morele argumenten).

Ook kan onderscheid worden gemaakt tussen interventies die gericht zijn op het beïnvloeden van machtsposities (coöpteren, coalities aangaan, netwerkvorming), en interventies met een directe communicatieve betekenis (negeren, selectief argumenteren).

Het gebruik van al deze politieke interventies is niet voor iedereen die een rol speelt bij de invoering van een innovatie mogelijk. Het komt erop neer dat hoe sterker iemands eigen machtspositie is, hoe meer iemand kan gebruikmaken van de verschillende interventies. Enkele voorbeelden kunnen dit verder verduidelijken.

Om te kunnen onderhandelen is het nodig dat de betrokken partijen een ongeveer even sterke machtspositie hebben. Onderhandelen met een duidelijk sterkere partij heeft geen zin. Ook moet er sprake zijn van een wederzijdse afhankelijkheid. Als deze er niet is, heeft een van de partijen er geen belang bij om te onderhandelen en kan men dus hoogstens hopen op *goodwill* of het scheppen van 'wisselgeld' dat mogelijk later opgeëist kan worden.

Om iets te kunnen afdwingen heeft iemand met een invoeringsrol *formele autoriteit* nodig. Veel functionarissen die een dergelijke rol vervullen, zoals projectleiders en projectcoördinatoren, beschikken nauwelijks over formele autoriteit. Afdwingen is alleen mogelijk als men over een sterke machtspositie beschikt. Overigens is afdwingen als interventie in veel gevallen niet erg adequaat.

Over de effectiviteit van de verschillende politieke interventies binnen invoe-ringsprocessen is betrekkelijk weinig wetenschappelijke kennis aanwezig. Howell en Higgins (1990) deden onderzoek naar de beïnvloedingstactieken die de zogenoemde *innovation champions* gebruiken. In navolging van Archilladelis, Jervis en Robertson (1971) worden innovation champions omschreven als 'individuals who emerge in or-ganizations and make a decisive contribution to the innovation by actively and enthu-siastically promoting its progress through the critical stages'. Innovation champions blijken in sterke mate coalities aan te gaan met anderen om de innovatie verder uit te dragen. Ook Kanter (1988) vond in haar onderzoek dat het zoeken en aangaan van coalities een succesvolle interventie is die champions toepassen om een innovatie geaccepteerd en ingevoerd te krijgen. Het onderzoek van Howell en Higgins (1990) laat verder zien dat champions hun aanzien in de organisatie en krachtige argu-menten met succes in de strijd werpen om innovaties geaccepteerd en ingevoerd te krijgen.

5.6 SAMENVATTING EN CONCLUSIES

Volgens de politieke benadering verloopt een innovatieproces effectief als het lukt om de noodzakelijke machtsverhoudingen te realiseren. Dit is het moeilijkst als de innovatie raakt aan het diepteniveau van de machtsverhoudingen, zoals de impliciete dominantie van de ene professie over de andere. Op het diepteniveau gaat het ook om de dominante visie op ziekte, gezondheid, zorg en organisatie. Hier raken de cul-tuurbenadering en de politieke benadering elkaar. Op het diepteniveau zal het verzet tegen verstorende innovaties dan ook het grootst zijn. Op het beleidsniveau gaat het om de macht over de strategische keuzes van de organisatie en om de prioritering van innovaties. Innoveren kan niet zonder politiek handelen, maar om dit mogelijk te maken is een sterke machtspositie op de diverse niveaus noodzakelijk. Aan de andere kant kan een stevige machtspositie ook alleen worden bereikt door politiek te handelen. Voorbeelden van politiek handelen zijn onderhandelen, het aangaan van coalities, lobbyen en afdwingen. Verpleegkundigen adopteren soms innovaties omdat zij denken dat deze hun machtspositie zullen versterken. Empowerment van verpleegkundigen is een belangrijke voorwaarde voor proactieve innovatie door de verpleegkundige professie zelf.

6 Innoveren als een natuurlijk proces

Innovaties kunnen opkomen en voortgang vinden zonder dat er een duidelijk rationele en planmatige gedachte achter zit. Opeens was het er, zou men bijna kunnen zeggen: alsof het zo moest zijn. De benadering die innoveren als een natuurlijk proces ziet, heeft hiervoor wel een aantal verklaringen in huis. Deze verklaringen zullen in dit hoofdstuk de revue passeren.

Bij innoveren als natuurlijk proces worden vaak beelden uit de biologie en de ecologie gebruikt. Een innovatie of een organisatie wordt dan als een biologische soort gezien. Deze soort probeert te overleven en moet dit zien te doen in een omgeving die meer of minder vijandig is.

6.1 DE LEVENSCYCLUS VAN ORGANISATIES EN INNOVATIES

Organisaties maken een levenscyclus door. Ze worden geboren, groeien op, worden volwassen en zullen ooit sterven. In verschillende modellen wordt een cyclus van een

Figuur 6.1 Een organisatieveranderingsmodel (naar: Hurst 1995)

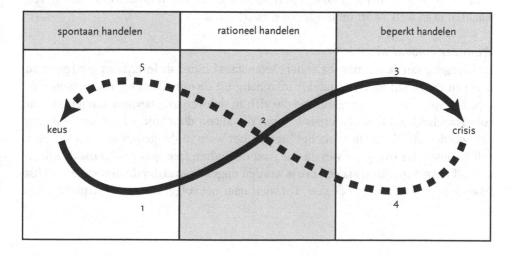

organisatie weergegeven waarbij de stadia van de cyclus meer of minder verschillen laten zien.

6.1.1 Het model van Hurst: crisis en vernieuwing

Hurst (1995) noemt zijn veranderingsmodel een organisatorische ecocyclus. Vernieuwing is geen eenmalig of sporadisch iets maar een voortdurend proces van verandering binnen organisaties, een ritme van verandering. Hier herkennen we de idee van evolutionaire innovatie; innovatie als een voortschrijdend, steeds bewegend proces.

Het model van Hurst bestaat uit twee lussen. Deze kruisen elkaar en vormen zo een symbool van oneindigheid. De lus die wordt gevormd door de doorgetrokken lijn is de S-vormige levenscyclus van organisaties. De gestippelde lijn is een omgekeerde S: deze vertegenwoordigt het proces van vernieuwing. Deze lus, en dus vernieuwing, begint met een crisis, waarbij het meestal gaat om externe ontwikkelingen die organisaties niet goed aankunnen met hun bestaande rationele strategieën. Deze crisis leidt tot een creatieve destructie. Hierbij wordt het bestaande systeem (de organisatie) niet geheel vernietigd maar slechts gedeeltelijk, zodat vernieuwing mogelijk is. In dit stadium is het systeem uit zijn evenwicht. Het kan volgens Hurst nodig zijn dat het management van een organisatie de genoemde crisis zelf creëert, om te voorkomen dat men wordt overvallen door natuurlijke catastrofes.

6.1.2 Levensfasen van organisaties

Een andere manier om levensfasen van een organisatie te onderscheiden is gebruikmaken van divisies zoals die gebruikelijk zijn in de ontwikkelingspsychologie. In die gedachtegang maken organisaties net als mensen fasen door als geboorte, jeugd, volwassenheid, ouderdom en sterven (Adizes 1988, Cameron & Whetten 1981, Quinn & Cameron 1983). Hierop gebaseerde modellen geven aan wanneer innovatie te verwachten is en welk soort innovaties te verwachten is.

Wanneer innovatie?

De overgang van de ene naar de andere levensfase binnen de levensloop gaat gepaard met een crisis. Dit idee is duidelijk afkomstig uit de ontwikkelingspsychologie (zie bijv. Erikson 1968). Een organisatie die zich in de overgang bevindt van jeugd naar volwassenheid, zal dus een crisis ervaren die alleen door middel van vernieuwing kan worden opgelost. De crisis ligt hier als het ware in de 'genen' van het systeem zelf besloten. De overgang van de ene naar de andere fase gaat niet gemakkelijk en vanzelf maar kan alleen via een crisis worden opgelost, waarbij de innovatie verwijst naar de aard van de volgende fase. Dit voert naar het volgende aandachtspunt:

Welke innovatie(s)?

Dit kan worden geïllustreerd aan de hand van het levensfasenmodel van Quinn en Cameron (1983). De levensfasen van organisaties volgens Quinn en Cameron zijn als volgt:

- *entrepreneurial stage*: nieuwe producten en doelgroepen;
- *collectivity stage*: human-resourcesinnovaties, continue productverbetering;
- *formalization stage*: structuurinnovaties;
- *elaboration stage*: wederom nieuwe producten en doelgroepen.

6.1.3 Levensfasen van innovaties

Een andere visie gaat uit van de levenscyclus van een innovatie zelf.

Een voorbeeld is het model van Savitz e.a. (2000). Zij passen een levensfasen-model toe op de continue innovatie van klinische processen. Hieronder scharen zij het genereren, de acceptatie en implementatie van nieuwe ideeën, *tools* en support-systemen gericht op verbetering van klinische processen.

Deze innovaties doorlopen de volgende levensfasen:

- opkomst: in dit stadium is bij de betrokkenen de tolerantie voor verandering gering door hun geringe ervaring met de innovatie. De cultuur bevindt zich in een stadium van transitie naar een lerende omgeving die experimenteren met de innovatie toestaat;
- groei: door de accumulatie van ervaring met de innovatie neemt de tolerantie sterk toe;
- volwassenheid: dit punt wordt bereikt indien het tolerantieniveau wordt gehand-haafd en de innovatie tot zichtbare resultaten leidt.
- *kritieke kruispunten*: op dit punt gaat het om de keuze tussen vooruitgang, hand-having en afbouw.

Dit levensfasenmodel voor innovaties kent veel punten van overeenstemming met de zogenoemde productlevensfasenmodellen.

6.1.4 De relatie tussen levensfasen van organisaties en van innovaties

Als organisaties levensfasen doormaken en als dit ook het geval is bij innovaties, hoe verhouden deze twee zich dan ten opzichte van elkaar?

De eerste visie hierop is dat het gaat om twee te onderscheiden entiteiten die verschillende soorten relaties kunnen aangaan. Als innovaties niet intern zijn ont-wikkeld maar opgelegd door de omgeving of vanuit de omgeving geïmporteerd, dan kan er zowel een *fit* als een *misfit* optreden tussen het stadium van de organisatie en het stadium van de innovatie.

Logisch lijkt dat de levenscyclus van een innovatie altijd korter is dan die van een organisatie. Beide kunnen dus wel eenzelfde soort proces doorlopen, maar dat gebeurt nooit parallel.

Een tweede visie op de aard van de relatie is, dat de twee verschijnselen onderdeel uitmaken van hetzelfde systeem of aan dezelfde onderliggende dynamiek onderhevig zijn. Als een innovatie intern wordt ontwikkeld, kan dat worden gezien als de uiting van de levensfase waarin de organisatie zich bevindt.

6.2 POPULATIES VAN ORGANISATIES EN INNOVATIE

Het populatie-ecologiemodel gaat uit van het evolutieproces dat groepen (populaties) van organisaties doormaken. Baum (1989) omschrijft een populatie als een groep van samen evoluerende, interacterende organisaties die processen, kennis en vaardigheden delen. Het evolutieproces bestaat uit drie terugkerende fasen: variatie, selectie en retentie. Variatie is de creatie van een nieuwe technische of organisatorische vorm in een populatie. Selectie vindt plaats door middel van concurrentie tussen alternatieve, nieuwe vormen. Actoren in de omgeving van een populatie van organisaties selecteren die vormen die het beste passen bij behoeften en voorkeuren van die organisaties. Retentie ten slotte omvat de krachten (inertie en persistentie) die in het verleden geselecteerde, nieuwe technische en organisatorische vormen vasthouden en stabiliseren. De relaties in de tijd tussen variatie, selectie en retentie kunnen op twee manieren worden gezien:

- als een continu en gradueel proces (Hannam & Freeman 1989);
- als een *punctuated equilibrium* (Tushman & Romanelli 1985, Anderson & Tushman 1991). Dit model stelt dat technologische doorbraken variaties zijn die een discontinue maar korte periode van competitie triggeren tussen alternatieve technologische innovaties. Na selectie van een favoriete innovatie volgt dan weer een periode van betrekkelijke rust en stabiliteit.

Een voorbeeld van een *punctuated equilibrium* is de competitie die in de verpleging is te bespeuren tussen enerzijds innovaties die zijn bedoeld om zorg te rationaliseren door middel van richtlijnen en protocollen en anderzijds innovaties bedoeld om meer aan te sluiten bij verschillende behoeften van patiënten. Als deze strijd is beslecht, zal vervolgens een periode van relatieve rust intreden.

6.3 COMPLEXITEIT, CHAOS EN OPBORRELENDE INNOVATIES

Complexe systemen, ook wel niet-lineaire systemen genoemd, worden gekenmerkt door meerdere (sub)systemen van interactie die zowel geordend als chaotisch zijn. Vanwege de interne complexiteit van dergelijke systemen kunnen toevallige (*random*) verstoringen onvoorspelbare gebeurtenissen en relaties teweegbrengen die patronen van innovatie en verandering genereren. Uit de chaos aan de oppervlakte komt altijd weer een coherente orde tevoorschijn. De interne complexiteit van systemen, toevalligheid, diversiteit en instabiliteit vormen bronnen voor vernieuwing en verandering. Verandering en vernieuwing zijn dan verder te typeren als opborrelende en zichzelf organiserende verschijnselen.

De *chaostheorie* besteedt aandacht aan de rol van de zogenoemde *attractors* bij dit soort processen.

Een eenvoudig voorbeeld is een attractor als aandachtrekker. Zo kan de aandacht van iemand die op een terrasje zit, verschuiven van een rustig gesprek dat wordt gevoerd door de buren, naar het voorbijrazende verkeer. Zijn beleving van de realiteit verschuift dan in korte tijd van de ene naar de andere aandachttrekker. Verschillende attractors definiëren dus een verschillende context, waarbinnen gedachten en gedragingen een verschillende plaats en betekenis krijgen.

Volgens de chaostheorie is een kenmerk van complexe systemen dat deze onder de invloed staan van verschillende soorten attractors. Sommige attractors trekken een systeem in een toestand van evenwicht door bijvoorbeeld negatieve feedback te geven over de toestand van het systeem. Andere attractors daarentegen 'flippen' een systeem in een geheel nieuwe configuratie. De chaostheorie is verder vooral geïnteresseerd in wat er gebeurt met een complex systeem als dit uit zijn toestand van evenwicht wordt weggedrukt naar een 'edge of chaos'-situatie. Hier komt het systeem 'bifurcatiepunten' tegen, een soort kruispunten die leiden naar verschillende toekomsten. Op deze punten kan de energie van het systeem zichzelf organiseren door onvoorspelbare sprongen in verschillende systeemtoestanden. Het is ook mogelijk dat het systeem de energie gebruikt om terug te keren naar (een variatie op) de oude toestand.

Als deze theoretische ideeën nu verder worden gerelateerd aan innovatie in organisaties, dan kunnen de volgende stellingen worden geponeerd:

- organisaties die zich op de rand van orde en chaos bevinden, innoveren het meest. In deze toestand kunnen toevallige gebeurtenissen immers een proces van innovatie teweegbrengen;
- een kleine innovatie kan een kettingreactie teweegbrengen die kan leiden tot grotere, radicalere innovaties;
- innovatie is een vorm van zelforganisatie door een systeem, die niet in het teken staat van het bereiken van een bepaalde eindtoestand.

De beschrijving van complexe systemen zou kunnen suggereren dat innovatie en verandering niet-beïnvloedbare, onvoorspelbare processen zijn. Dit is echter niet helemaal het geval. Zo kan er wel degelijk worden gewerkt met de beschreven attractors. Morgan geeft een brede omschrijving van wat attractors kunnen inhouden. Het kunnen gebeurtenissen zijn, het lanceren van een nieuwe visie, het met elkaar in contact brengen van mensen die voorheen nog niet of nauwelijks met elkaar communiceerden enzovoort. Al deze acties kunnen als attractor fungeren, hoewel van tevoren niet precies bekend is welke richting dat dan uit zal gaan. De verwachting dát de attractors vroeg of laat zullen leiden tot innovatie en verandering is dus realistischer dan de verwachting dat die innovatie van een bepaald type zal zijn.

6.4 SAMENVATTING EN CONCLUSIES

Een van de interessante hypothesen van de natuurlijkprocesbenadering is dat eigenlijk een crisis nodig is om radicalere innovatie mogelijk te maken. In een situatie van betrekkelijke rust en evenwicht is er onvoldoende energie voor grote veranderingen. De levensfasemodellen zien een crisis vooral als overgang van de ene naar de andere levensfase. Het *punctuated-equilibrium*-model gaat uit van afwisselend langere, stabielere perioden in organisaties waarin incrementele innovaties zullen plaatsvinden en meer turbulente perioden waarin radicale innovaties mogelijk en noodzakelijk zijn om weer tot een nieuw evenwicht te komen.

De complexiteit- en chaosbenadering stellen dat innovatieprocessen nauwelijks planbaar en beheersbaar zijn. Innovatieprocessen zijn complexe processen in een complexe omgeving. Vanwege deze complexiteit zijn evolutionaire en interactieve innovatiestrategieën meer aangewezen. Deze benaderingen hebben nog geen rijk spectrum van innovatieonderzoek opgeleverd. Wel zijn er gevalsstudies uitgevoerd die het verloop van innovatieprocessen laten zien als schoksgewijze, niet-lineaire, zich vertakkende en doelzoekende processen. Het is te hopen dat de in dit hoofdstuk behandelde benaderingen ook in de verpleging dienst zullen doen als bron van inspiratie bij innovatie- en implementatieonderzoek.

7 De netwerkbenadering

Mensen, maar ook groepen en organisaties, staan met elkaar in verbinding. Ze communiceren met elkaar, wisselen informatie uit, maar ook ideeën, opvattingen, attituden en waarden. De netwerkbenadering kent een zekere traditie in de theorievorming en het onderzoek ten aanzien van innovatie. Het is dus de moeite waard om deze benadering te bespreken. In paragraaf 7.1 wordt ingegaan op netwerken van personen en groepen in relatie tot innovatie. In de daaropvolgende paragraaf 7.2 komen netwerken van organisaties en hun betekenis voor innovatie aan bod.

7.1 NETWERKEN VAN PERSONEN EN GROEPEN

7.1.1 Het sociale-interactiemodel

In het sociale-interactiemodel staan de processen centraal die de verspreiding van een innovatie binnen een sociaal systeem met zich meebrengt. Verspreiding vindt vooral plaats door middel van sociale processen tussen mensen en groepen. Voor het verspreiden van kennis over een innovatie wordt aan deze interactie een veel grotere rol toegekend dan aan schriftelijke media.

Binnen dit model wordt veel aandacht besteed aan de betekenis van netwerken tussen personen en groepen voor de verspreiding van innovaties. In deze sociale of communicatienetwerken vinden processen plaats op grond van (sociale) invloed (Burkhardt 1994) en de posities van mensen (Monge e.a. 1987). In deze benadering krijgen de volgende processen veel aandacht:

- de positie van opinieleiders in netwerken;
- de invloed van de directe werkomgeving en bredere netwerken.

De positie van opinieleiders

In het sociale-interactiemodel is de positie en invloed van de zogenoemde opinieleiders een van de centrale onderdelen. Opinieleiders zijn informele leiders wier kennis en oordeel over een innovatie van groot belang zijn voor de verdere verspreiding ervan. De betekenis van opinieleiders is duidelijk geworden door onderzoek in sociale netwerken. Opinieleiders blijken vooral een centrale positie in te nemen in informele netwerken. Deze netwerken duiden op de feitelijke interacties tussen personen en niet op de interacties die vanuit de formele relaties tussen personen zouden dienen plaats te vinden. Onderzoek op dit terrein heeft verder de volgende resultaten laten zien (Rogers 1995):

1 opinieleiders hebben meer toegang tot de massamedia;
2 opinieleiders zijn meer kosmopoliet dan hun volgers. Een kosmopoliet is iemand die meer contacten heeft buiten zijn eigen sociale systeem dan binnen dit systeem. Deze personen reizen veel, nemen vaak deel aan congressen en studiegroepen, hebben een uitgebreid informeel netwerk enzovoort;
3 opinieleiders hebben meer contact met *change agents* (innovators) dan hun volgers;
4 opinieleiders hebben een hogere sociaaleconomische status dan hun volgers;
5 opinieleiders adopteren innovaties sneller dan hun volgers. Opinieleiders zijn echter niet per se personen die innovaties bedenken of ontwikkelen;
6 als de normen van een sociaal systeem gunstig zijn ten aanzien van verandering, dan zijn opinieleiders meer innovatief. Als de normen van een sociaal systeem daarentegen ongunstig zijn ten aanzien van verandering, dan zijn opinieleiders niet in het bijzonder innovatief. Dit betekent dat opinieleiders geen personen zijn die zich geheel onttrekken aan de normen van de groep waartoe zij behoren.

Als een opinieleider dus zelf een innovatie adopteert, dan kan hiervan worden gebruikgemaakt voor de verdere verspreiding van een innovatie. Als een opinieleider echter zelf nog twijfelt over het al dan niet adopteren van de innovatie, of de innovatie niet adopteert maar afwijst, dan lijkt het beter eerst energie te steken in het winnen van de opinieleider in plaats van het richten van de aandacht op de groep die geneigd is de opinieleider te volgen. Het is dus altijd verstandig om te achterhalen wie de opinieleiders zijn in groepen van bijvoorbeeld verpleegkundigen.

De invloed van directe en indirecte contacten

Een ander kenmerk van netwerken dat van belang is voor verspreiding van innovaties, is het onderscheid tussen sterke banden en zwakke banden tussen de leden van een netwerk (Granovetter 1973). Sterke banden verwijzen naar frequent contact tussen personen en zwakke banden verwijzen naar incidenteel contact. Uit onderzoek blijkt dat zwakke banden de verspreiding van innovaties ten goede komt, sterke banden vormen daarentegen een hindernis voor de verspreiding ervan. Waarschijnlijk komt dit omdat zwakke banden eerder tot nieuwe informatie leiden. Personen die sterke banden met elkaar hebben, beschikken veelal over dezelfde informatie. Bovendien kan de stilzwijgende norm zijn dat het ook niet gewenst is om op zoek te gaan naar informatie die mogelijk in strijd is met de informatie die deze hechte groep met elkaar deelt. Het is echter wel aannemelijk dat sterke banden een belangrijkere rol vervullen in de beïnvloeding van het oordeel over nieuwe informatie. Dus: zwakke banden zijn 'sterk' in de fase van het zoeken of ontdekken van nieuwe informatie, maar sterke banden zijn sterker in hun invloed op de beoordeling van de informatie.

Onderzoek van Burt (1987) en Burkhardt en Brass (1990) laat zien dat niet alleen de *frequentie* van contact van invloed is op kennis en attitudevorming maar ook de *aard* van het contact. In beide onderzoeken is gekeken naar de invloed van kenmerken van sociale netwerken op de verspreiding van innovaties. In het onderzoek van Burt betrof het de verspreiding van nieuwe medicijnen. Burt maakt een onderscheid tussen *cohesie* en *structurele equivalentie*. Cohesie duidt op de directe contacten die personen in een werksituatie hebben. Structurele equivalentie verwijst naar het feit dat mensen met dezelfde 'anderen' contact hebben, maar niet noodzakelijkerwijs met elkaar. Uit beide onderzoeken blijkt dat directe contacten tussen mensen in een werksituatie vooral invloed hebben op het geloof in eigen kunnen ten aanzien van een innovatie. Dit wordt ook wel aangeduid als *mastery* of *self efficacy*. Iemands attitude en gedrag worden echter meer beïnvloed door *structureel equivalente* personen, dus de personen met wie men een positie deelt. Hierbij moet wel worden opgemerkt dat de invloed van de personen met wie men direct contact heeft niet per se positief is. Zo bleek uit het onderzoek van Burkhardt dat als de ander zich als zeer competent presenteert of als zodanig wordt ervaren ten aanzien van de innovatie, dit een negatieve invloed kan hebben op het geloof in eigen kunnen.

Deze onderzoeken wijzen er dus op dat:
- de invloed van contacten binnen de directe werksituatie en contacten buiten deze situatie op de verspreiding van innovaties verschillend is;
- directe werkcontacten vooral invloed hebben op iemands geloof in eigen kunnen ten aanzien van een innovatie;
- contacten buiten de directe werksituatie vooral invloed hebben op iemands attitude ten aanzien van een innovatie en iemands gebruik van de innovatie.

Vaak wordt aangenomen dat als een kleine groep, bijvoorbeeld een team van verpleegkundigen, een innovatie heeft geadopteerd, de rest op den duur wel zal volgen. Hierbij wordt dus uitgegaan van de positieve invloed die zal uitgaan van de directe werkcontacten tussen verpleegkundigen. De beschreven onderzoeken laten echter zien dat deze 'vroege adopters' ook een negatieve invloed kunnen uitoefenen op het geloof in eigen kunnen van de anderen, bijvoorbeeld door de anderen een gevoel van incompetentie te geven. Mogelijk speelt hierbij ook een rol in hoeverre men de personen met wie men in de directe werksituatie contact heeft, als op zichzelf gelijkend of juist als verschillend ervaart. Indien men de ander ervaart als 'niet zoals ik' dan zal de ander geen positieve of zelfs negatieve invloed uitoefenen op iemands ervaren competentie. Hiermee is niet gezegd dat personen die tot iemands referentiegroep behoren, per se een positieve invloed uitoefenen op iemands adoptie van de innovatie. Als de referentiegroep een negatieve attitude ten opzichte van de innovatie heeft, dan is men geneigd deze attitude over te nemen (Rice & Aydin 1991).

7.2 NETWERKEN VAN ORGANISATIES

Van een netwerk van organisaties wordt doorgaans gesproken als meer dan twee organisaties een duurzamere onderlinge relatie hebben. In de gezondheidszorg komen netwerken in allerlei vormen voor. Voorbeelden zijn gelijksoortige organisaties binnen eenzelfde sector, zoals de GGZ (horizontale netwerken), verschillende soorten organisaties binnen eenzelfde sector (verticale netwerken), verschillende soorten organisaties binnen verschillende sectoren, zoals zorgorganisaties en onderwijsinstellingen, zorgorganisaties en onderzoeksorganisaties enzovoort. In deze paragraaf zal een aantal modellen van netwerken tussen organisaties worden besproken en zal tevens worden ingegaan op wat vanuit die modellen aan kennis is ontwikkeld over de invloed op innovatie, zoals de ontwikkeling, verspreiding en adoptie en de implementatie van innovaties.

7.2.1 Strategische modellen

Deze modellen gaan over de redenen die organisaties kunnen hebben om met elkaar een netwerk te vormen. Deze redenen kunnen zeer divers zijn (Alter & Hage 1993, Hall 1987): samen kennis ontwikkelen, innovaties ontwikkelen, uittesten en implementeren. Als een organisatie zelf beperkte kennis bezit op een bepaald gebied en/of onvoldoende infrastructuur om kennis te ontwikkelen door middel van onderzoek, dan kan het vormen van een netwerk met andere organisaties die hierover wel beschikken, van belang zijn en waarde toevoegen aan de afzonderlijke organisaties.

1 Het realiseren van een betere kwaliteit en/of hogere doelmatigheid van het (zorg)aanbod door betere afstemming, schaalvergroting, continuïteit van zorg, communicatie, betere en snellere overgang van patiënten van de ene naar de andere voorziening. Deze redenen zijn vooral aan de orde als patiënten gelijktijdig of na elkaar te maken hebben met verschillende instellingen. Het gaat dus om bijvoorbeeld de overgang van ziekenhuis naar thuiszorg of verpleeghuis, de overgang van verpleeghuis naar thuiszorg enzovoort.

2 Het samen resources aanboren (geld, menskracht en competenties). Sommige fondsen schrijven bijvoorbeeld voor dat organisaties alleen gezamenlijk een aanvraag kunnen doen.

3 Gezamenlijk uitoefenen van invloed op anderen, versterking van de machtspositie en status.

Deze redenen gaan allemaal uit van de vrijwillige keuze van organisaties om met anderen een netwerk aan te gaan. Ook staan al deze redenen in het teken van coöperatie of samenwerking. Er zijn echter ook vormen van netwerken en samenwerking die meer of minder door anderen, vooral de overheid, worden afgedwongen. In geval van dwang en verplichting is dat meestal op basis van wetgeving.

7.2.2 Structuur- en positiemodellen

In structuur- en positiemodellen (Alter & Hage 1993) staan de verschillende structuurkenmerken van netwerken centraal zoals:

- centraliteit: de mate waarin de totale hoeveelheid werk door een of enkele kernorganisaties in het netwerk stroomt;
- grootte: het aantal organisaties in het netwerk;
- complexiteit: het aantal verschillende specialiteiten (functies, producten, diensten enz.) in het netwerk;
- differentiatie: de mate waarin verschillende specialiteiten behoren bij de afzonderlijke organisaties in het netwerk;
- samenhang: het totale aantal verbindingen in een netwerk.

Figuur 7.1 *Typologie van externe controle en taakkenmerken als antecedent voor vier basisvormen van systemische netwerken (naar: Alter & Hage 1993)*

	smalle taakomvang	**brede taakomvang**
	type 1	type 3
lage verticale afhankelijkheid	lage centraliteit kleine omvang lage complexiteit lage differentiatie	hoge centraliteit kleine omvang hoge complexiteit hoge differentiatie
	type 2	type 4
hoge verticale afhankelijkheid	gemiddelde centraliteit grote omvang lage complexiteit lage differentiatie	hoge centraliteit gemiddelde omvang hoge complexiteit hoge differentiatie

Op grond van deze structuurkenmerken is door Alter en Hage een typologie van vier verschillende netwerkstructuren ontwikkeld (zie figuur 7.1).

Een voor ons doel logische vraag is natuurlijk wat de betekenis is van structuurverschillen in netwerken voor innovatieontwikkeling, verspreiding en implementatie. Hoewel de vier typen vrijwel zeker niet onderzocht zijn op deze gevolgen, zouden de volgende verwachtingen geformuleerd kunnen worden.

- Voor het gezamenlijk ontwikkelen van een radicale innovatie waarbij de benodigde kennis in verschillende organisaties huist, zou een complex en gedifferentieerd netwerk wel eens het beste kunnen zijn.
- Maar voor het verspreiden van een nieuwe zorginnovatie voor een specifieke patiëntengroep lijkt een klein, onderling sterk verbonden netwerk de beste voorwaarden te bieden.

7.2.3 Interactie- of verbindingenmodellen

Goes en Park (1997) onderscheiden drie soorten verbindingen tussen organisaties in netwerken waarbij ze ervan uitgaan dat elk van deze verbindingen een positief effect heeft op de adoptie van innovaties.

Structurele verbindingen nemen veelal de vorm aan van nieuwe bestuurstructuren, bijvoorbeeld een overkoepelende 'corporate' organisatie met verschillende leden of werkorganisaties. Deze verbindingen vergroten de toegang tot bronnen (inkomsten, arbeidsmarkt), scheppen de gelegenheid tot gezamenlijk leren en helpen om de onzekerheid te reduceren die gepaard gaat met het ontwikkelen en verspreiden van innovaties, de opkomst van concurrenten en wetgeving.

Managementverbindingen worden meestal gelegd in de vorm van managementcontracten. Hierbij wordt een toegang geschapen tot de management-, financiële en organisatiespecifieke competenties van andere organisaties.

Institutionele verbindingen. Organisaties in de zorgsector zijn verbonden aan allerlei instituties zoals brancheorganisaties (VAZ, GGZ Nederland), professionele organisaties, algemene en specifieke patiëntenorganisaties. In deze verbindingen vindt een uitwisseling plaats van ideeën en voorkeuren, waarden en normen, maar ook van concrete innovaties die al elders zijn ontwikkeld.

Uit het onderzoek van Goes en Park (1997), uitgevoerd in 400 ziekenhuizen in Californië, blijkt dat elk van de drie beschreven verbindingen een positieve invloed heeft op het aantal geadopteerde nieuwe diensten en technologieën.

Een ander voorbeeld van een interactiemodel is het *ideegenereringsnetwerkmodel*. Hage en Hollingsworth (2000) beschrijven dit model, waarin het genereren van radicale ideeën en innovaties centraal staat. Zij maken in dit verband een onderscheid tussen zes soorten onderzoek die elk een bijdrage kunnen leveren aan de ontwikkeling van innovaties:

- *basaal onderzoek*: theoretisch, fundamenteel of experimenteel onderzoek bedoeld om nieuwe kennis te ontwikkelen over de onderliggende factoren en processen van verschijnselen, zonder zicht op specifieke toepassingen in methoden, interventies enzovoort;

- *toegepast onderzoek*: origineel onderzoek gericht op het ontwikkelen van kennis voor een specifiek praktisch doel;
- *productontwikkeling* of *productinnovatieonderzoek*: gericht op het combineren van kennis in nieuwe producten en diensten, bijvoorbeeld in de vorm van verschillende prototypen;
- *procesinnovatieonderzoek*: gericht op de manieren en methoden om nieuwe producten en diensten te ontwikkelen en ontwerpen;
- *quality-controlonderzoek*: gericht op de manieren om kwaliteit te meten, toetsen en verbeteren;
- *marketingonderzoek*: gericht op behoeften, wensen en voorkeuren van patiënten, de effectiviteit van marketing enzovoort.

Het model maakt duidelijk dat het ontwikkelen van innovaties om verschillende soorten onderzoek vraagt en dat dit onderzoek in verschillende organisaties kan plaatsvinden. Het aangaan van een netwerk tussen deze organisaties heeft dan een duidelijke meerwaarde voor zowel de kwaliteit van de innovatie als voor de snelheid van het innovatieproces. Als we het model toepassen op de gezondheidszorg en meer specifiek op de verpleging, dan maakt het model duidelijk dat het gebruikelijkere basale en toegepaste onderzoek, bijvoorbeeld op het gebied van specifieke verpleegkundige interventies, eigenlijk ontoereikend is voor innovatie. De andere vormen van onderzoek die in het model worden onderscheiden, zijn ook noodzakelijk en vragen om samenwerking tussen organisaties.

Ook het besmettingsmodel (*contagion model*) is een voorbeeld van een interactiemodel. Dit model gaat vooral over de invloed van interacties tussen organisaties op de verspreiding van innovaties. Strang e.a. (1993) onderscheiden drie soorten besmettingseffecten. Het eerste effect is de *ontvankelijkheid* van een organisatie in een netwerk. Het verwijst naar de openheid van een organisatie voor invloed vanuit de andere organisaties in het netwerk. Het tweede effect is *besmettelijkheid* en verwijst naar de invloed die de verspreiders, ofwel de eerdere adopters van de innovatie in het netwerk, hebben op de potentiële adopter. Het derde effect van besmetting ten slotte is *nabijheid*. Dit kenmerk verwijst naar de vergelijkbaarheid van de organisaties in het netwerk zoals geografische vergelijkbaarheid, vergelijkbare organisatiekenmerken en soorten van verbindingen tussen de organisaties.

Ten slotte is er nog een aantal andere interactiekenmerken van netwerken van organisaties die van invloed kunnen zijn op innovatie en die hieronder worden genoemd.

Aard en mate van de onderlinge afhankelijkheid

Sommige organisaties in een netwerk kunnen afhankelijker zijn van andere organisaties dan omgekeerd. In dit verband wordt wel het onderscheid gemaakt tussen verticale en horizontale netwerken. In een verticaal netwerk is de ene organisatie sterk afhankelijk van de output van een andere organisatie in het netwerk, bijvoorbeeld door het al dan niet doorverwijzen van patiënten. De organisaties hebben in principe verschillende activiteiten ten aanzien van patiënten maar kunnen met elkaar een keten van activiteiten uitvoeren. In een horizontaal netwerk hebben de organisaties grotendeels dezelfde activiteiten, bijvoorbeeld in een netwerk bestaande uit een aantal ziekenhuizen. Verschillen in afhankelijkheid worden vaak verbonden aan verschillen in machtspositie en invloed van de organisaties binnen een netwerk.

7.2.4 Omgevingsmodellen

Ook netwerken van organisaties hebben te maken met een omgeving. Deze omgeving kan allerlei vaak verschillende invloeden uitoefenen op een netwerk. Hier wordt een aantal van deze invloeden genoemd:

■ de omgeving kan proberen om externe controle uit te oefenen op het netwerk door bijvoorbeeld wet- en regelgeving, of openlijke of subtielere pressie om bepaalde systemen, normen of opvattingen over te nemen;

■ organisaties in de omgeving kunnen zelf trachten deel te gaan uitmaken van het netwerk en hiertoe politieke acties ondernemen zoals lobbyen, coalities sluiten enzovoort;

■ de omgeving kan trachten de positie en invloed van een netwerk te verkleinen door zelf een concurrerend netwerk op te richten.

7.2.5 Netwerken en de implementatie van innovaties

Netwerkmodellen zijn hoofdzakelijk gerelateerd aan de ontwikkeling en de verspreiding en adoptie van innovaties. Opvallend is dat de implementatie van innovaties in een netwerksituatie nog weinig is onderzocht. Een van de uitzonderingen is het onderzoek van Bazzoli e.a. (1999). Dit onderzoek richtte zich op Community Care Networks (CCN's). Deze netwerken richten zich op de gezondheidstoestand van gemeenschappen, met als doelen continuïteit van zorg en zorg op maat op het juiste moment. Voorbeelden van door het netwerk ontwikkelde innovaties zijn een fitnessprogramma voor werkenden en een onlinesysteem voor publieke en private diensten. De volgende factoren blijken de implementatie van deze innovaties te beïnvloeden:

■ de externe markt en regulerende factoren die niet zijn te beïnvloeden door het netwerk;

■ de beschikbaarheid van lokale resources;

■ de omvang en intensiteit van de activiteiten die gepaard gaan met de innovatie;

■ uitbreiding van het netwerk met nieuwe deelnemers;

■ de balans tussen vrijwillige medewerkers en betaalde stafleden.

Duidelijk is, dat implementeren van een innovatie in een complexe en veranderende netwerkomgeving met een niet altijd goedgezinde omgeving een kwestie is van leren, flexibiliteit en creativiteit. Een sterk planmatige aanpak lijkt niet erg kansrijk onder deze omstandigheden.

De innovaties uit het beschreven onderzoek zijn het beste te typeren als innovaties die binnen het netwerk worden geïmplementeerd. Er zijn echter ook innovaties, bijvoorbeeld zorgprogramma's, die weliswaar door verschillende organisaties in een netwerk worden ontwikkeld, maar vervolgens in de afzonderlijke organisaties van het netwerk worden geïmplementeerd. In strikte zin hebben de organisaties elkaar dus niet nodig, hoewel ze natuurlijk wel kunnen besluiten elkaar op de hoogte te houden van de voortgang om daarvan te leren. In deze situatie zal de implementatie sterker worden beïnvloed door de kenmerken van de betreffende organisatie dan door de kenmerken van het netwerk.

7.2.6 Conflictmodellen

Hoewel er goede rationele argumenten kunnen zijn voor samenwerking tussen organisaties, neemt dat niet weg dat er problemen en zelfs conflicten kunnen ontstaan binnen een netwerk (Alter & Hage 1993). Deze kunnen voor een deel worden toegeschreven aan verschillen tussen de in een netwerk opererende organisaties, voor een deel aan de kenmerken van het netwerk en voor een deel aan de kenmerken van de omgeving waarbinnen het netwerk opereert.

Problemen kunnen ontstaan vanwege verschillende structuren, culturen, human-resourcespraktijken, machtsverhoudingen en dergelijke binnen de afzonderlijke organisaties in een netwerk. Het gaat hier dus voor een belangrijk deel om de kenmerken die in de andere paragrafen van dit hoofdstuk worden behandeld. Hoewel er overeenstemming kan zijn tussen de doelen die men gezamenlijk nastreeft, kunnen de andere organisatiekenmerken in de weg zitten.

Een andere bron van problemen kan gelegen zijn in het feit dat netwerken doorgaans worden gevormd op initiatief van het hogere management van organisaties op basis van strategische motieven. De voordelen van het netwerk worden dan weliswaar in de top van de organisaties gezien maar vaak (nog) niet of veel minder binnen de andere lagen van de organisaties. Als netwerken meer *bottom-up* tot stand komen, dan is dat ook niet per se probleemloos, zeker als het management eigenlijk geen strategische voordelen in het netwerk ziet. Of het initiatief nu boven of onder in een organisatie ligt, als er binnen de organisatie geen consensus is of ontstaat over de koers die de organisatie dient te varen, dan is de kans op problemen of conflicten zeer groot. De kans dat in een dergelijke situatie innovatie plaatsvindt tussen de organisaties in het netwerk, is dan niet erg groot.

Problemen kunnen ook optreden tussen de organisaties in een netwerk vanwege kenmerken van het netwerk zelf. Zo kunnen de structuurkenmerken van een netwerk (zie hierboven bij het structuurmodel) van invloed zijn. Alter en Hage (1993) stellen bijvoorbeeld dat hoe groter de centraliteit, grootte, complexiteit en differentiatie in netwerken is, hoe hoger het niveau van conflicten is tussen de partners in het netwerk.

Ook de omgeving van een netwerk kan de kans op conflicten vergroten. Dit zal zeker het geval zijn als de autonomie van het netwerk laag is en de leden van het netwerk onderhevig zijn aan verschillende soorten of niveaus van externe controle. Als organisaties samenwerken aan de ontwikkeling van een innovatie en sommige van deze organisaties zijn onderhevig aan allerlei beperkende maatregelen terwijl die voor andere deelnemers niet gelden, dan kan dit de snelheid uit een proces van innovatieontwikkeling halen. De meer autonome deelnemers willen tempo maken, maar dit wordt afgeremd door de beperkende maatregelen en controle waarmee de andere deelnemers te maken hebben. Neem bijvoorbeeld de samenwerking tussen een groep van ziekenhuizen en een universiteit om door middel van onderzoek een verpleegkundige innovatie te ontwikkelen. Als het onderzoeksvoorstel in de universiteit allerlei interne organen moet passeren terwijl dat in het ziekenhuis veel minder het geval is, dan kan dit tot frustratie leiden en het oorspronkelijk gedeelde enthousiasme sterk verminderen.

7.3 SAMENVATTING EN CONCLUSIES

Netwerken van personen en organisaties blijken van invloed te zijn op de snelheid waarmee innovaties worden ontwikkeld, verspreid en geadopteerd. Deze invloed is echter niet per se positief. Netwerken van organisaties worden nogal eens benut om innovaties te ontwikkelen. Dit geldt vooral voor complexere en radicalere innovaties waarvoor verschillende soorten kennis, financiële middelen en technologie nodig zijn. Ook innovaties die zich uitstrekken over verschillende organisaties zoals nieuwe ketenzorg, zorgprogramma's en preventieve programma's, worden vaak ontwikkeld door de betreffende organisaties samen. Meestal participeren hierbij ook kennisinstellingen en patiëntenorganisaties. De invloed van netwerkkenmerken op de implementatie van innovaties is nog niet erg duidelijk. Waarschijnlijk is de mate van afhankelijkheid tussen organisaties hier wel van invloed. Als organisaties nauw moeten samenwerken bij het aanbieden van bijvoorbeeld een zorgprogramma, dan zullen allerlei verschillen tussen deze organisaties dit compliceren.

8 De leer- en kennisbenadering

Niemand zal erg verrast zijn door de stelling dat innoveren onmogelijk is zonder dat er kennis en leerprocessen aan te pas komen. Het is echter tegelijkertijd opvallend dat deze stelling eigenlijk pas de laatste jaren onderwerp is geworden van theorieontwikkeling en onderzoek. De opkomst van opvattingen en modellen ten aanzien van de lerende organisatie en kennismanagement is hiervoor zeker medeverantwoordelijk. In dit hoofdstuk komen verschillende modellen aan de orde die gaan over leren in organisaties en kennismanagement. Tussen deze modellen bestaat de nodige overlap. Voor de helderheid worden eerst de twee soorten modellen apart behandeld, waarna nader wordt ingegaan op de relatie tussen kennis en leren in organisaties in de context van innovatie.

8.1 KENNIS EN KENNISMANAGEMENT
Malhotra (2000) maakt een onderscheid tussen twee visies op kennismanagement die elk verwijzen naar een andere filosofische basis die eeuwen teruggaat. Dit onderscheid is echter ook verhelderend als we kijken naar recentere, concrete modellen ten aanzien van kennismanagement, leren en innovatie.

8.1.1 De informatieverwervingsvisie op kennismanagement
Volgens de informatieverwervingsvisie gaat het bij kennismanagement in de kern om het optimaliseren en doelmatiger maken van bedrijfsprocessen. Kennis is informatie die moet bijdragen aan het rationaliseren van procedures waardoor bestaande technologieën intensief gebruikt kunnen worden. Informatie en dus kennis worden in deze visie gezien als een te objectiveren en te isoleren grootheid. Kennis is iets dat je in een doosje kunt doen, zo zou je kunnen zeggen. Als je het in een doosje kunt doen, dan kun je dat doosje ook aan anderen doorgeven (*transfer*) of verspreiden onder een grote groep van mogelijk geïnteresseerden. Het doorgeven laat de kennis intact, want die zit immers in een keurig stabiele verpakking.

Filosofisch gaat deze visie terug naar denkers als Leibnitz, Locke en Kant. Churchman (1971) stelt zich op een pragmatisch standpunt door na te gaan onder welke condities systemen gebaseerd op de informatieverwerkingsvisie geschikt zijn:

- goed gestructureerde probleemsituaties waarvoor een sterke consensus bestaat over de aard van het probleem;
- goed gestructureerde problemen waarvoor een duidelijke oplossing bestaat.

Convergentie (tussen probleem en oplossing) en consensus zijn hier twee sleutelwoorden. Systemen die op deze visie zijn gebaseerd, zijn dus geschikt in stabiele en voorspelbare organisatorische omgevingen.

8.1.2 De betekenisgevingsvisie op kennismanagement

In deze visie wordt onder kennis verstaan de betekenis die mensen toekennen aan problemen, gebeurtenissen en ontwikkelingen. Deze betekenissen hebben een sterk sociaal karakter. Kennis wordt sociaal geconstrueerd en is niet statisch maar wordt steeds opnieuw gecreëerd. Filosofisch gaat deze visie terug op Hegel.

Systemen gebaseerd op deze visie zijn flexibel en 'los' in de zin dat ze een continu heronderzoek mogelijk maken van de vooronderstellingen die aan bestaande praktijken en innovaties van deze praktijken ten grondslag liggen. Er zijn dus verschillende betekenissen toe te kennen aan een verschijnsel en deze kunnen in de loop van de tijd veranderen. Leren speelt een belangrijke rol in dit proces van herinterpretatie.

8.1.3 Kenmerken van kennis in groepen en organisaties

Aan kennis in/van groepen en organisaties zijn verschillende eigenschappen toegekend.

Een eerste onderscheid heeft betrekking op de bron of locatie van kennis, de plaats waar kennis zich bevindt. Kennis kan zich bevinden in personen, in groepen, in organisaties, in documenten (rapporten, onderzoeksverslagen, richtlijnen) en in systemen (databestanden). Vanuit het perspectief van een bepaalde organisatie, zoals een ziekenhuis, kan de bron van de kennis intern zijn of extern.

Blackler (1995) maakt een onderverdeling die ook is gebaseerd op bronnen, maar beschrijft de bronnen op een wat andere manier dan hierboven:

- *embodied* kennis is gelokaliseerd in het lichaam van mensen. Het is kennis over hoe iets te doen, die afhangt van iemands fysieke kenmerken, sensorische informatie, fysieke *cues* enzovoort;
- *embedded* kennis is gelokaliseerd in routines, procedures, rollen, technologieën;
- *embrained* kennis is kennis die afhankelijk is van iemands conceptuele en cognitieve vaardigheden. Het is kennis over dingen;
- *encoded* kennis is kennis omgezet in tekens en symbolen zoals in boeken, handleidingen, *codes of practice*;

- *encultured* kennis verwijst naar het proces van het bereiken van een gedeeld begrip van dingen. Culturele betekenissystemen (zie de visie op kennis als betekenisverlening) zijn nauw verbonden aan processen van socialisatie en acculturatie.

Figuur 8.1 Organisaties en kennistypen (naar: Blackler 1995)

nadruk op gemeen-schappelijke inspanning	(2) kennisroutinematige organisaties	(4) communicatie-intensieve organisaties
	nadruk op kennis opgeslagen in technologieën, regels en procedures	nadruk op culturele kennis en gemeenschappelijk begrip
	• typisch kapitaal-, technologie- of arbeidsintensief • hiërarchische verdeling van arbeid en controle • lage eisen aan vaardigheden *voorbeeld* • machinebureaucratie zoals een traditionele fabriek *huidige issues* • organisatorische competenties en bedrijfsstrategieën • de ontwikkeling van computer-geïntegreerde werksystemen	• communicatie en samenwerking aangaande de belangrijkste processen • empowerment door integratie • expertise is doordringend *voorbeeld* • 'adhocracy', innovatie-gemedieerde productie *huidige issues* • kenniscreatie, dialoog, processen van betekenisverlening • ontwikkeling van computeronder-steunde werksystemen
nadruk op bijdragen van belangrijkste personen	(1) expertafhankelijke organisaties	(3) symboolanalistafhankelijke organisaties
	nadruk op belichaamde kennis van belangrijkste personen	nadruk op de cognitieve vaardigheden van belangrijkste personen
	• prestatie van gespecialiseerde experts is cruciaal • status en macht uit professionele reputatie • sterke nadruk op training en kwalificaties *voorbeeld* • professionele bureaucratie zoals een ziekenhuis *huidige issues* • aard en ontwikkeling van individuele competentie • vervanging van handelingsvaardig-heden door computer	• ondernemingsgerichte probleem-oplossing • status en macht uit creatieve prestaties • symbolische manipulatie is hoofdvaardigheid *voorbeeld* • kennisintensieve organisaties (kio) zoals een softwarebedrijf *huidige issues* • ontwikkeling van symbolische analisten • organisatie van kio's • informatieondersteuning en ontwerpen van expertsystemen
	nadruk op bekende problemen	nadruk op nieuwe problemen

Van belang voor de relatie tussen kennis, innovatie en organisaties zijn ook de verbanden die Blackler legt tussen de typen van kennis en typen van organisaties (zie figuur 8.1).

Uit figuur 8.1 blijkt dat volgens Blackler *embedded* kennis vooral voorkomt in organisaties die met routineuze kennis omgaan. We zien hier duidelijk de machinebureaucratie terug zoals beschreven door Mintzberg (zie hoofdstuk 2 over de rationele benadering). In de communicatie-intensieve organisatie is de *adhocracy* van Mintzberg te herkennen en in de expertafhankelijke organisatie (met nadruk op de *embodied* kennis) de professionele bureaucratie. Het vierde organisatietype ten slotte, de symboolanalistafhankelijke organisatie, drijft vooral op *embrained* kennis en wordt in de kennismanagementliteratuur ook wel aangeduid als de kennisintensieve organisatie (Weggeman 1997).

Een tweede onderscheid heeft te maken met de mate waarin kennis expliciet, bewust en beschreven is dan wel impliciet, weinig of niet bewust en onbeschreven. Expliciete kennis is dus toegankelijker dan impliciete kennis. Deze kennis kan bestudeerd worden, geanalyseerd en beoordeeld, kan gebruikt worden voor praktische activiteiten en doelen zoals educatie, ondersteuning van beslissingen enzovoort. Impliciete kennis is alleen toegankelijk voor degenen die hem bezitten. Veel dagelijkse handelingen en beslissingen worden gebaseerd op individuele impliciete kennis. Meestal is deze kennis ooit wel expliciet geweest zoals in de periode waarin werd geleerd, maar is vervolgens impliciet, stilzwijgend en vanzelfsprekend geworden. Er is echter ook impliciete kennis die niet direct in relatie staat tot (dagelijks) handelen. Deze kennis is ooit wel opgedaan maar heeft niet geleid tot bepaald handelen. Voor innovatie zijn beide vormen van impliciete kennis van belang: impliciete kennis van waaruit wordt gehandeld om de relatie te verhelderen tussen bestaande en nieuwe praktijken en impliciete kennis van waaruit niet wordt gehandeld, maar die een potentiële bron kan zijn voor het ontwikkelen van innovaties.

Er is uiteraard op vele manieren onderscheid te maken als het gaat over de inhoud van kennis, datgene waar de kennis over gaat. In het kader van innovatie in de verpleging bijvoorbeeld als volgt:

- kennis over factoren die gezondheid en ziekte (toestand en beleving) beïnvloeden bij groepen patiënten;
- kennis over soorten interventies en uitkomsten van interventies;
- kennis over het verloop van processen van ziekte, gezondheid en zorg;
- kennis over de invloed van de context op het verlenen van zorg;
- kennis over hulpmiddelen en hulpsystemen voor het verlenen van verpleegkundige zorg (instrumenten, richtlijnen, programma's, systemen).

Een wat minder voor de hand liggend maar zeker relevant onderscheid is dat tussen de verschillende maten van dynamiek van kennis. Statische kennis is relatief ongevoelig voor veranderingen in de omgeving of is kennis die juist bij de gratie van een zeer stabiele omgeving kan bestaan. Hier zien we de visie op kennis als informatieverwerving terugkomen (zie boven). Dynamische kennis is kennis die zelf snel verandert en zich op een flexibele manier tot de omgeving verhoudt. In de visie van kennis als betekenisverlening wordt kennis vooral als een dynamisch verschijnsel gezien. Op sommige gebieden van het verpleegkundig handelen wordt relatief veel onderzoek gedaan. De kennis die het ene jaar bestaat, kan het jaar daarop voor een deel zijn achterhaald door nieuw onderzoek.

8.1.4 Soorten kennismanagementprocessen
Wat de wijze betreft waarop kennis(management)processen verlopen, kan een onderscheid worden gemaakt tussen een aantal soorten modellen.

Lineaire modellen gaan uit van een gefaseerd verloop van kennisprocessen met een expliciet eindpunt. Eerder kwamen we dit type proces tegen bij de behandeling van de rationele benadering van innoveren.

Kenniscyclische modellen hebben weliswaar ook een gefaseerd verloop maar geen vast eindpunt. Er is sprake van een cyclisch, continu proces. Een voorbeeld van dit type proces vinden we bij Weggeman (1997) (figuur 8.2).
Een derde type model dat een beschrijving tracht te geven van de aard van het proces van kennismanagement duiden we aan als het *interactiemodel*. Dit type kent de volgende kenmerken:
- kennisprocessen bestaan uit soorten van activiteiten zoals onderzoek, kennisdeelprocessen (creatie, analyse, verspreiding) en (innovatie)ontwerp;

Figuur 8.2 De operationele processen in de kenniswaardeketen (Weggeman 1997)

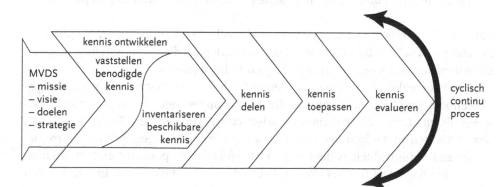

- de verschillende activiteiten vinden in interactie plaats, bijvoorbeeld bestaande kennis (afkomstig uit onderzoek of andere bronnen) wordt gebruikt voor een ontwerpproces maar kan ook weer de aanzet zijn tot nieuw onderzoek;
- in het proces komen zowel *feedback loops* als *feedforward loops* voor;
- het proces wordt voorgesteld als een spiraal of als een verzameling van wederkerige relaties tussen activiteiten en elementen.

Een aantal voorbeelden van interactieve modellen wordt hieronder besproken.
Nonaka en Takeuchi (1995) onderscheiden een viertal manieren om kennis van het ene type om te zetten in kennis van hetzelfde of een ander type. Het proces van omzetting, door hen ook wel kenniscreatie genoemd, is een voorbeeld van interactie tussen kennistypen, in dit geval kennisbronnen.

Het omzetten van impliciete (individuele) kennis naar expliciete (groeps)kennis noemen zij *externalisatie*. Hiervoor kunnen verschillende methoden worden gebruikt (Ambrosini & Bowman 2001, Wickramasinghe & Davison 2004) zoals:

- het maken van causale mappen;
- self-Q;
- semi-gestructureerde interviews;
- het uitdrukken van kennis in de vorm van metaforen.

Als expliciete kennis (van groepen of organisaties) wordt omgezet naar impliciete kennis (van personen), dan spreken Nonaka en Takeuchi over *internalisatie*. Dit ontstaat door dingen te doen, eerst tamelijk bewust en geleidelijk steeds meer als vanzelfsprekend.

Socialisatie is het proces waarbij de impliciete kennis van de ene persoon wordt omgezet naar de impliciete kennis van een andere persoon, bijvoorbeeld door het delen van directe ervaringen en het observeren van een ander.

Combinatie ten slotte is het proces waarbij een groep nieuwe expliciete concepten creëert en deze combineert met bestaande expliciete kennis (van de groep).

Een tweede voorbeeld van het interactiemodel is het werken met zogenoemde KBS-systemen (*Knowledge Based Systems*). Dit zijn geïntegreerde kennissystemen waarvan de onderdelen een wisselwerking met elkaar hebben (Lee 2002).

Een voorbeeld is een systeem dat een onderdeel bevat waarin kennis over een patiëntenpopulatie (bijv. patiënten met diabetes) is opgeslagen en een onderdeel waarin kennis uit individuele patiëntencontacten (*cases*) is opgeslagen. Een gebruiker kan deze systemen met elkaar laten 'praten'. Zo kan worden nagegaan in hoeverre het beeld van een individuele patiënt lijkt op het beeld van de populatie en kan van hieruit worden nagegaan in hoeverre een bepaalde interventie effectief lijkt te kunnen zijn. De ervaringen met de casussen kunnen ook weer leiden tot een bijstelling van de kennis over de populatie.

8.1.5 Antecedentenmodellen

Deze modellen onderscheiden factoren die kennisprocessen op groeps- en organisatieniveau beïnvloeden.

Nonaka en Konno (1998) introduceerden het concept Ba in het kennismanagementveld. Zij omschrijven het als een gedeelde context waarbinnen kennis kan worden gecreëerd, gedeeld en gebruikt. *Ba* kan fysiek zijn (een ruimte in een gebouw), virtueel (bijv. een teleconferentie), mentaal (gedeelde ervaringen en gedeelde visie of betekenisverlening), of iedere combinatie hiervan. Voor kenniscreatie is dus een context nodig, het gaat niet vanzelf.

Nonaka en Takeuchi (1995) geven verder een aantal condities aan die kenniscreatie mogelijk maken.

- De organisatie moet weten wat ze wil, de ambities en doelen moeten duidelijk zijn.
- De teams die zich bezighouden met kenniscreatie, moeten beschikken over voldoende autonomie. Autonomie werkt immers motiverend.
- Fluctuatie en creatieve chaos stimuleren interactie tussen een organisatie en de omgeving. Dit is geen complete chaos maar eerder een patroon dat van tevoren niet goed is te voorspellen.
- Overvloedigheid van informatie. Indien personen beschikken over extra informatie die niet direct nodig is voor de uitvoering van operationele taken, dan kan dit, zeker in de fase van conceptontwikkeling, leiden tot creatieve ideeën.
- Vereiste verscheidenheid (*requisite variety*). De interne complexiteit van de organisatie moet een weerspiegeling zijn van de complexiteit in de omgeving van de organisatie.

8.2 LEREN IN EN DOOR ORGANISATIES

Leren in organisaties is te onderscheiden naar leren als persoon, leren als groep en leren als organisatie. Op elk van deze drie wordt hier verder ingegaan.

8.2.1 Leren als persoon

Leren als persoon in organisaties wordt snel geassocieerd met leren tijdens interne opleidingen en trainingen. Hoewel deze koppeling wel voor de hand ligt, vindt leren ook plaats buiten dit soort formele educatieve systemen. Voor het leren van personen in organisaties is een aantal modellen nogal populair gebleken.

Reeds langer bekend is het onderscheid naar leerstijl. Waarschijnlijk de bekendste typologie is die van Kolb (1974). Deze wordt hier behandeld omdat er een goede verbinding te leggen valt naar hoe personen met innovaties omgaan en hiervan leren.

Kolb gaat uit van een dialectisch leermodel, bestaande uit twee dimensies die gevormd worden door vier polaire begrippen:

■ concreet leren versus abstract leren;
■ actief leren versus reflectief leren.

Voor een compleet leerproces zijn de vier polen even belangrijk. Nieuwe kennis en inzichten ontstaan door de confrontatie van tegengestelde leerwijzen, gevolgd door een samengaan ervan. Mensen hebben echter een voorkeur voor een wijze van leren die *leerstijl* wordt genoemd. Kolb onderscheidt vier leerstijlen.

De divergeerder (de dromer). Dit type lerende leert concreet en reflectief. Deze personen kunnen goed vanuit verschillende invalshoeken naar een probleem kijken en zijn goed in het genereren van nieuwe ideeën. Als we de verbinding leggen naar innovatie, dan ligt de kracht van deze personen vooral in het stadium van ideeën genereren als beginpunt van een mogelijk innovatieproces.

De assimilator (de denker). Deze stijl komt tot stand door een combinatie van abstract en reflectief (passief) leren. De kracht van de assimilator ligt in het bedenken van theoretische modellen om afzonderlijke observaties en kennis te ordenen. Deze

Figuur 8.3   De leercirkel van Kolb (naar: Kolb 1974)

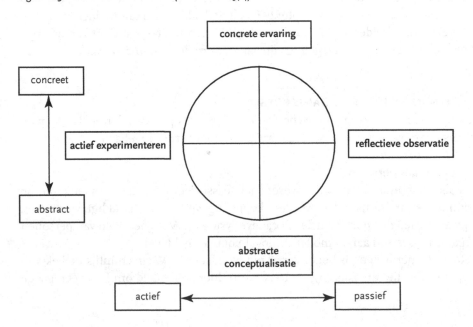

leerstijl is in de fase van innovatieontwikkeling van belang, daar waar het gaat om het theoretisch onderbouwen van een innovatie en het tot stand brengen van een synthese tussen kennis over de inhoud van de innovatie en de theoretische achtergronden van deze kennis.

De convergeerder (de beslisser). Bij deze stijl komen actief en abstract leren samen. Deze mensen zijn goed in het uittesten van een bepaald idee of het prototype van een innovatie. Ze werken planmatig en doelgericht. Deze stijl is vooral waardevol als het gaat om het uittesten van innovaties in de praktijk.

De accomodator (de doener). Deze stijl kenmerkt zich door actief doen en concreet ervaren. Deze mensen hebben een voorkeur voor snelheid ontwikkelen, resultaten zien. Als de plannen niet kloppen met de theorie, dan is dit type snel geneigd de theorie te laten schieten. Dit type is vooral van belang in het stadium van implementatie van een innovatie. Het gaat dan immers ook om het opstropen van de mouwen en aan de slag gaan.

De vier leerstijlen en soorten innovaties
Naast de relatie tussen de vier leerstijlen en de betekenis voor de verschillende stadia of activiteiten in een innovatieproces is het ook aannemelijk dat de leerstijlen van invloed zijn op de adoptie van verschillende soorten innovaties.

De accomodator zal zich bijvoorbeeld sneller aangetrokken voelen door concrete, gestandaardiseerde en geformaliseerde zorginnovaties zoals een protocol of een korte en heldere richtlijn. Je weet wat je hebt, het gaat over concrete handelingen waar je je iets bij kunt voorstellen. De assimilator zal zich vooral aangetrokken voelen door sterk theoretisch getinte innovaties zoals een nieuwe visie op verplegen, een nieuw verpleegmodel of een nieuwe visie op de verpleegkundige organisatie.

8.2.2 Leren als groep en als organisatie

Wijzen van leren
In deze modellen staat de vraag centraal hoe groepen en organisaties leren. Een van de meest uitgewerkte en best onderbouwde modellen is dat van Miller (1996). Het model is gebaseerd op een tweetal dimensies, waarbij iedere dimensie twee tegengestelde polen bevat.

De eerste dimensie is *vrijwilligheid* versus *determinisme*. Vrijwilligheid verwijst naar autonomie en intelligentie terwijl determinisme verwijst naar het onderhevig zijn aan allerlei beperkende (bureaucratische) regels, systemen en normen.

De tweede dimensie is *methodisch* versus *spontaan* (*emergent*). Methodisch leren is analytisch, objectief, gericht op doelen en volgt bepaalde regels en procedures.

Tabel 8.1   Wijzen van leren door organisaties (ontleend aan Miller 1996)

	wizje van denken en actie	
	methodisch	spontaan
beperkingen (vrijwilligheid)		
weinig beperkingen	analytisch	synthetisch
beperking van actie	experimenteel	interactief
beperking actie en denken	structureel	institutioneel

Spontaan leren is inductief, intuïtief en gericht op interpretatie van een stroom van niet-gestructureerde gegevens.

Op basis van deze twee dimensies heeft Miller een typologie van wijzen van leren door organisaties ontwikkeld (zie tabel 8.1).

Hieronder volgt een korte beschrijving van de wijzen van leren volgens het model van Miller. Telkens wordt aangegeven onder welke omstandigheden de betreffende manier van leren het effectiefst lijkt te zijn.

Analytisch leren. Rationele analyse is een zeer bekende wijze van methodisch leren. Leren vindt plaats via intensieve, uitvoerige verwerving van informatie van binnen en buiten de organisatie. Vervolgens wordt een keuze gemaakt uit alternatieven om zo goed mogelijk de gestelde doelen te bereiken. Het leerproces is verder te kenmerken als lineair, deductief en sterk geformaliseerd. Deze wijze van leren is terug te vinden in modellen van rationeel strategisch management en strategische planning.

Deze wijze van leren is effectief als de onzekerheid over de (beste) manieren om iets te bereiken niet hoog en niet laag is en als er geen conflicten zijn over de te realiseren doelen.

Synthetisch leren. Dit is een weinig systematische, meer intuïtieve en holistische manier van leren. Deze verbindt stukjes kennis op een nieuwe manier zodat nieuwe realiteiten of patronen duidelijk worden. Concepten kunnen worden 'geherconfigureerd' zodat er consistentie en *fit* tussen de concepten ontstaat. Creativiteit speelt hierbij uiteraard een belangrijke rol. Miller legt een verbinding tussen synthetisch leren en systeemdenken. Organisaties die denken in termen van systemen, hebben betere condities voor deze wijze van leren. Er is dus wel een onderliggend kader maar echte regels zijn er niet voor deze manier van leren.

Synthetisch leren is effectief als er een grote mate van onzekerheid is over de manieren om iets te bereiken terwijl enige spanning omtrent de gewenste richting en doelen is toegestaan.

Experimenteel leren. Evenals analytisch leren is deze manier van leren rationeel en methodisch, maar de mate van gedetailleerde planning is geringer. Experimenteel leren kan leiden tot een stapsgewijze toename van kennis, waar begrippen als incrementeel en adaptief leren op hun plaats zijn. Het kan echter ook tot grotere sprongen in kennis leiden. Hier zijn termen als doorbraak en zelfs revolutie op hun plaats.

Omstandigheden waar deze manier van leren goed bij past, zijn een gemiddelde mate van onzekerheid over de manieren om iets te bereiken en een gemiddelde mate van conflict over de aard van de te bereiken doelen.

Interactief leren. Dit is leren door te doen, spontaan, impliciet door te onderhandelen binnen en buiten de groep of organisatie. Interactief leren vindt in interacties plaats door middel van feedback, aanpassing en herevaluatie. Het is incrementeel leren, dat echter niet per se lineair verloopt.

Deze wijze van leren past het beste bij situaties die zich in hoge mate kenmerken door onzekerheid over manieren om iets te bereiken en conflict over wat nu precies bereikt moet worden. Een situatie die zich volgens sommigen vooral voordoet in publieke organisaties zoals instellingen in de gezondheidszorg.

Structureel leren. Dit is leren door middel van organisatorische routines. Dat zijn acties, taken en rollen in gecodificeerde vorm zoals procedures, protocollen, standaarden, instructies enzovoort. Deze routines leiden echter ook het leerproces, op een zeer sterk geordende, lineaire manier.

Deze manier van leren is aangewezen, want effectief, indien er weinig onzekerheid is over de manier om iets te bereiken en ook weinig verschil van inzicht over wat precies moet worden nagestreefd.

Institutioneel leren. Dit is een manier van spontaan en intuïtief leren waarbij groepen en organisaties waarden, ideologieën en praktijken assimileren, hetzij vanuit de omgeving, hetzij vanuit de eliteleden van groep of organisatie (Scott 2003). Bij deze vorm van leren vindt subtiele indoctrinatie plaats, socialisatie of zelfs pressie door machtige partijen binnen of buiten de organisatie. Een voorbeeld is een ziekenhuis waarin de verpleegkundigen hun waarden leren van een vooraanstaande groep (elite) die in eenzelfde onderwijsinstelling op eenzelfde manier is opgeleid.

Omstandigheden waaronder deze manier van leren effectief is, zijn een gemiddelde onzekerheid over manieren om iets te bereiken en een gemiddeld niveau van conflict over doelen.

Sociaal-cognitieve leermodellen

In het model van Miller zijn elementen terug te vinden van zowel leren als een cognitieve activiteit als de sociale context waarin leren plaatsvindt (normen, waarden, ideologieën). Ook in andere modellen zijn deze twee elementen terug te vinden. Een voorbeeld is het model van Argyris en Schon (1996), die een onderscheid maken tussen enkel- en dubbelslag leren. Enkelslag leren is leren binnen bestaande sociaal-cognitieve kaders zoals een opvatting over zorg of een opvatting over organiseren. Het leren blijft als het ware binnen dit kader. Bij dubbelslag leren daarentegen vindt ook leren plaats over het betreffende kader, wat kan leiden tot het veranderen van het kader of het overgaan naar een ander kader.

Akgun e.a. (2003) geven een overzicht van de factoren die volgens hen een rol spelen bij sociaal-cognitief leren zoals:

■   informatie en kennisverwerving;
■   informatie en kennisimplementatie;
■   afleren (*unlearning*);
■   denken (redeneren, beoordelen, besluitvorming);
■   (organisatorische) intelligentie, het vermogen van een organisatie om kennis te genereren en strategisch te gebruiken;
■   improvisatie;
■   betekenisverlening;
■   emoties;
■   (organisatorisch) geheugen, opslag van de in het verleden ontwikkelde kennis in en van de organisatie.

De interactie tussen deze factoren vormt het leerproces in groepen in en van organisaties. Nadrukkelijk geven Akgun e.a. aan dat cultuur een verbindend element is in deze leerprocessen. Hier zien we dus een overeenkomst met de modellen van Miller en Argyris en Schon waarin cultuur (normen en waarden, ideologieën) ook wordt gezien als een centrale factor bij leerprocessen in groepen en organisaties.

8.2.3 Leren tussen organisaties

Leren houdt niet op bij de poort van de organisatie. Organisaties kunnen ook met elkaar leren, zo houdt een aantal modellen ons voor. In deze modellen wordt leren vooral verbonden aan processen van gezamenlijke kenniscreatie, kennisketenstructuren en netwerkkenmerken (Ravn 2004, Phan & Peridis 2000). Aan de andere kant zijn er ook kritische geluiden over de mogelijkheden en beperkingen om als groep van organisaties gezamenlijk te leren. Goedbedoelde pogingen lopen nogal eens op een teleurstelling uit (Phan & Peridis 2000). Is het in een organisatie al moeilijk om tot een collectief leerproces te komen (zie de eerder in dit hoofdstuk beschreven organisatorische voorwaarden hiertoe), in een groep van organisaties zijn ook nog allerlei verschillen tussen die organisaties aan de orde zoals cultuur-, structuur- en machtsverschillen, die de leeromgeving mede bepalen.

Als aan de andere kant leeractiviteiten worden georganiseerd op de rand van de deelnemende organisaties, bijvoorbeeld door gezamenlijke kenniscreatie- en/of innovatieprojecten, dan kan de invloed van de kenmerken van de achterliggende organisaties mogelijk wel worden verminderd.

8.2.4 Voorwaarden om te kunnen leren

In de literatuur over leren in en van groepen en organisaties worden verschillende factoren beschreven die het leren positief kunnen beïnvloeden (Senge 1990, Edmonson 2003, Kessels & Keursten 2002):

1 het vermogen bezitten om te denken in termen van systemen;
2 beschikken over een gezamenlijke visie;
3 ambitieus zijn;
4 veel interactie en communicatie, zowel intern als extern;
5 het ervaren van psychologische veiligheid;
6 hulpmiddelen bezitten om te kunnen leren;
7 een teamgerichte organisatiestructuur;
8 kleine machtsverschillen tussen personen en groepen;
9 een leervriendelijk(e) cultuur en klimaat;
10 het vermogen bezitten om te reflecteren, zowel individueel als collectief;
11 het willen en kunnen delen van kennis.

Uit dit overzicht komt eerder het beeld naar voren van een organische organisatie dan van een mechanische. Met elkaar verwijzen deze kenmerken naar een bepaald organisatietype. Ook zijn de overeenkomsten met de kenmerken die kenniscreatie in organisaties bevorderen groot, evenals de kenmerken die worden toegeschreven aan de zogenoemde innovatieve organisatie.

8.3 SAMENVATTING EN CONCLUSIES

De laatste jaren is er in toenemende mate belangstelling voor de relatie tussen kennis en leren enerzijds en innovatie anderzijds. Er is een onderscheid te maken tussen een meer statische en een meer dynamische opvatting over kennis en kennismanagement. In de dynamische opvatting liggen leren, kennis en innovatie heel dicht bij elkaar. Kenniscreatie en leren zijn een karakteristiek van personen, groepen (teams), organisaties en netwerken van organisaties. Hoewel er wel theorievorming is over de relatie tussen deze systemen is er nog weinig onderzoek naar gedaan. Zo is er bijvoorbeeld nog weinig bekend over de wijze waarop teamleerstijlen en individuele leerstijlen elkaar beïnvloeden. Ook de relatie tussen verschillende soorten innovaties in verpleegkundige teams, multidisciplinaire teams en verschillende leerstijlen en -strategieën is nog een braakliggend gebied.

Als innoveren in de verpleging niet een incidentele activiteit is maar wordt ge-zien als een van de kernactiviteiten, dan stelt dit hoge eisen aan de wijze waarop met kennis wordt omgegaan en waarop wordt geleerd. Dit leidt vervolgens tot de vraag hoe teams en organisaties kunnen leren om voortdurend te leren. Traditionele manieren van educatie, sterk gericht op overdracht van kennis, zijn hiertoe minder geschikt. Beter zijn strategieën zoals actief leren, reflectie, interactief leren en con-figuratieleren. Deze manieren van leren passen ook beter bij een verandering van denkkaders en mentale modellen.

Ten slotte is ook de relatie tussen kennis en leren en de stadia in het innovatie-proces een punt van aandacht. Vraagt ontwikkeling van innovaties bijvoorbeeld om andere kennis en leerstrategieën dan de implementatie ervan? In de lineaire model-len van innovatie verschillen per fase van het innovatieproces de rol en inhoud van kennis. In de dynamischer modellen van creatie en gebruik van kennis en van leren wordt tussen fasen meestal geen scherpe grens getrokken.

9 Integrerende benaderingen: contingenties en configuraties

Integrerende benaderingen en modellen van innovatie trachten elementen uit diverse in de eerdere hoofdstukken besproken benaderingen en modellen te combineren. Het uitgangspunt hierbij is dat de verschillende benaderingen ieder een waardevol licht doen schijnen op innovatie. Met elkaar kunnen de benaderingen dan een breed en diep beeld geven van innovatie. Vanuit dit gedeelde uitgangspunt zijn er vervolgens verschillende modellen te onderscheiden die elk weer een uitwerking zijn van de relaties tussen factoren en processen in het kader van innovatie. In dit hoofdstuk wordt vooral ingegaan op de zogenoemde contingentie- en configuratiebenaderingen en -modellen.

9.1 CONTINGENTIEBENADERINGEN

De benaderingen die tot nu toe in dit boek zijn behandeld, hebben met elkaar gemeen dat er een specifieke kijk is op innovatie. Innovatie wordt gezien als een opgave tot structurering, tot beïnvloeding van machtsverhoudingen enzovoort. Men zou echter ook het standpunt kunnen innemen dat structuur, macht, cultuur, sociale netwerken, kenmerken van personen en groepen allemaal van invloed zijn op innovatie en aldus de context van innovatie uitmaken. Kenmerkend voor contingentiebenaderingen die zich bezighouden met vragen rond innovatie is, dat ze ervan uitgaan dat de omstandigheden waaronder innovatie plaatsvindt, kunnen verschillen en dat deze omstandigheden van invloed zijn op de uitkomsten van innovatie en binnen innovatieprocessen. Er is hierbij een nader onderscheid te maken tussen *antecedenten-contingentiemodellen* en *strategie-contingentiemodellen*.

Antecedenten-contingentiemodellen geven de (veronderstelde) relaties aan tussen kenmerken van de context en uitkomsten als *innovativeness*, adoptie, implementatiesucces en effectiviteit van de innovatie zelf.

Strategie-contingentiemodellen gaan over de bewuste keuze voor een innovatiestrategie. Deze modellen delen met elkaar dat niet één enkele wijze van innoveren (strategie, interventie) als effectief wordt gezien. Verschillende strategieën en interventies kunnen effectief zijn, maar onder verschillende omstandigheden.

De contingentiebenaderingen die hierna worden behandeld, houden zich bezig met de fasen in het implementatieproces, kenmerken van innovaties en soorten van innovaties, kenmerken van de organisatie en de aard en mate van weerstand tegen veranderingen.

9.1.1 De fasen in het invoeringsproces

Een aantal contingentiebenaderingen gaat vooral over de invoering van innovaties. Ze gaan ervan uit dat de verschillende fasen in het invoeringsproces vragen om verschillende interventies. Hierna volgt een aantal voorbeelden van deze modellen, waarbij onderscheid wordt gemaakt tussen een vroege, een midden- en een late fase binnen de implementatie.

Kaluzny e.a. (1982) stellen dat tijdens de aanvang van de implementatie structuur- en proceskenmerken het meest op de voorgrond treden, en dat interventies gericht moeten zijn op de beïnvloeding hiervan. Het gaat dus om structuurinterventies, politieke interventies en cultuurinterventies. Tijdens de 'late' implementatiefase, Kaluzny e.a. spreken over de *institutionalisering* van de innovatie, treden kenmerken van personen echter veel meer op de voorgrond. In deze fase zijn dus vooral humanresourcesinterventies aangewezen. Kaluzny e.a. gaan er ook van uit dat de noodzaak om structuur, processen of personen te beïnvloeden afhankelijk is van de mate van congruentie met de innovatie.

In de vroege implementatiefase komt dus vooral de spanning tussen structuren en processen met kenmerken van de innovatie naar voren en in de late implementatiefase (institutionalisering) vooral de spanning tussen kenmerken van personen en kenmerken van de innovatie.

Manz e.a. (1989) relateren stijlen van leidinggeven aan de fasen binnen het invoeringsproces en aan andere factoren die tijdens de invoering van een innovatie naar voren kunnen treden. Zij doen dit op grond van onderzoek dat zij uitvoerden naar de invoering van managementinformatiesystemen (MIS) binnen bedrijven. Manz e.a. onderscheiden een drietal stijlen van leidinggeven: visionair, transactioneel en participatief.

Kenmerkend voor *visionair leiderschap* is dat het proces van beïnvloeding loopt van de leidinggevende naar de medewerker. Er is sprake van een eenzijdige beïnvloeding. Inhoudelijk is deze stijl van leidinggeven erop gericht dat medewerkers zich gaan identificeren met de waarden die aan een innovatie ten grondslag liggen. Het uitdragen van de waarden achter een innovatie en het overtuigen van medewerkers zijn typische interventies die door personen met een visionaire leiderschapsstijl worden toegepast. Als de directeur van de thuiszorgorganisatie zowel schriftelijk als mondeling uitdraagt dat de patiënt centraal moet staan en dat dit de basis vormt voor allerlei voorgenomen innovaties, kan dit als een uiting van visionair leiderschap worden gezien.

Transactioneel leiderschap impliceert een meer wederkerige stijl van beïnvloeding tussen leidinggevenden en medewerkers. Inhoudelijk is deze stijl gericht op meegaandheid en inschikkelijkheid van de medewerkers ten aanzien van de innovatie. Als het nodig en mogelijk is, zal de leidinggevende toegeven aan wensen van zijn medewerkers, als dit betekent dat zij zich meer meegaand zullen opstellen. Onderhandelen en het belonen van medewerkers zijn kenmerkende interventies voor dit type leiderschap.

Bij *participatief leiderschap* ten slotte loopt het proces van beïnvloeding van de medewerker naar de leidinggevende. Inhoudelijk is deze stijl van leidinggeven gericht op het zich volledig identificeren met en het zich eigen maken van de innovatie. Kenmerkende interventies bij deze stijl van leidinggeven zijn het geven van meer verantwoordelijkheid aan medewerkers en het intensief betrekken van werkers bij beslissingen ten aanzien van de invoering van de innovatie.

Manz e.a. (1989) stellen dat de visionaire stijl van leidinggeven vooral is aangewezen in het begin van het invoeringsproces. Het is immers van belang dat de innovatie sterk de aandacht trekt van een brede groep van medewerkers. Indien de innovatie niet congruent is met de cultuur en basale machtsverhoudingen, kan deze stijl van leidinggeven ook tijdens de midden- en eindfase van de invoering worden gebruikt.

De transactionele en de participatieve stijl van leidinggeven kunnen vooral worden toegepast in de midden- en eindfasen van het invoeringsproces en niet zozeer in de beginfase. In de beginfase gaat het immers om het trekken van aandacht voor de innovatie. Pas als deze aandacht en een redelijke mate van acceptatie aanwezig zijn, is men eraan toe om de innovatie aan te passen aan of te integreren met de bestaande situatie. De transactionele stijl is vooral geschikt als de innovatie incrementeel is, dat wil zeggen dat deze niet te sterk afwijkt van bestaande waarden, machtsverhoudingen en praktijken. De participatieve stijl van leidinggeven is vooral geschikt als de innovatie verdere ontwikkeling vereist. Dit is vooral het geval bij complexe innovaties. De resultaten van het onderzoek van Manz e.a. laten zien dat niet alleen de fase van de invoering van invloed is op de stijl van leidinggeven, maar dat het ook altijd gaat om de relatie tussen de invoeringsfasen en de dynamiek tussen de innovatie en de invoeringscontext.

Goodman e.a. (1980) komen op grond van een uitgebreide literatuurstudie tot een overzicht van interventies die vooral waardevol zijn voor het laatste stadium van de invoering, de institutionalisering van de innovatie. Het betreft de volgende interventies.

- Het verschaffen van beloningen, waarbij een combinatie van intrinsieke factoren (meer verantwoordelijkheden en bevoegdheden) in combinatie met extrinsieke factoren (betaling van een bonus, studiefaciliteiten) het beste lijkt te werken.

■ Het handhaven van *sponsorship* in de managementhiërarchie van een organisatie. Een sponsor is iemand die de innovatie niet alleen een warm hart toedraagt, maar ook een belangrijke rol vervult in de legitimatie van de innovatie, het verschaffen van beloningen, het intens volgen en bijsturen van de invoering en het verschaffen van steun in moeilijke tijden. Als een dergelijke sponsor zich terugtrekt voordat de institutionalisering van een innovatie heeft plaatsgevonden, is de kans groot dat deze niet zal plaatsvinden. Het probleem is dat sponsors zelf vaak vooral gemotiveerd zijn aan het begin van de invoering en dat hun motivatie vermindert naarmate het invoeringsproces vordert en naarmate er nieuwe innovaties op hun weg komen. In subparagraaf 3.1.6 is het begrip innovator beschreven. Een innovator is iemand die als eerste het besluit neemt om een innovatie te gaan gebruiken. Een sponsor is in wezen een innovator op een hoge positie in de managementhiërarchie.

■ Het socialiseren van nieuwe leden van de organisatie is nodig, wil een innovatie zich kunnen verankeren. De kans bestaat anders dat nieuwe leden zich weinig aantrekken van de innovatie of menen zelf betere ideeën te hebben.

■ Het verder trainen in gevorderd gebruik van de innovatie en het geven van feedback over de voortgang ervan.

■ Het verder verspreiden van de innovatie binnen de organisatie door publiciteit, presentaties en dergelijke.

Deze interventies zijn vooral te typeren als human-resourcesinterventies (trainen, belonen, feedback geven) en cultuurinterventies (socialiseren).

9.1.2 De kenmerken van innovaties

Eerder in dit boek is op een aantal plaatsen het onderscheid gemaakt tussen radicale en incrementele innovaties. Radicale innovaties wijken sterk af van bestaande opvattingen, doelen en werkwijzen. Incrementele innovaties wijken slechts beperkt hiervan af. Het is niet verwonderlijk dat deze kenmerken van innovaties invloed uitoefenen op de wijze van invoering.

Hage (1980) formuleerde een theorie ten aanzien van radicale innovaties. Hij veronderstelde dat twee factoren de invoering van radicale innovaties bevorderen. De eerste factor is de positieve attitude ten opzichte van de innovatie van de zijde van de dominante coalitie in een organisatie. De *dominante coalitie* is die groep van personen of subgroepen waarvan de waarden in een organisatie overheersen. De tweede factor die volgens Hage de invoering van radicale innovaties positief beïnvloedt, is de concentratie van specialisten in een organisatie. Het gaat dan vooral om de kennisbronnen die deze specialisten met elkaar bezitten. Deze kennis is van belang om te kunnen omgaan met de complexiteit van de innovatie. Complexiteit is immers een van de kenmerken van een innovatie waarop de mate van radicaliteit van die innovatie is gebaseerd.

Damanpour (1991) bestudeerde een groot aantal onderzoeken om na te gaan of de veronderstellingen van Hage ook houdbaar zijn op grond van empirische gegevens. Hierbij vergeleek hij radicale innovaties met incrementele. Een concentratie van specialisten bleek bij radicale innovaties inderdaad positief uit te werken op het proces van invoering. Damanpour kon echter geen bewijzen vinden voor de invloed van een positieve attitude van de dominante coalitie. Hierbij moet echter wel worden opgemerkt dat in de door Damanpour geanalyseerde onderzoeken hoofdzakelijk de attitude van het management ten aanzien van de innovatie werd nagegaan. In sommige onderzoeken betrof het de attitude van het hogere management en in andere onderzoeken de attitude van het lagere en middenmanagement. Het is echter niet vanzelfsprekend dat een of meer van deze managementlagen de dominante coalitie in een organisatie vormen. Deze coalitie kan ook heel goed door een groep van professionals of een aantal groepen van professionals worden gevormd. Te denken valt aan een bepaalde groep artsen in ziekenhuizen, of psychiaters in instellingen voor de geestelijke gezondheidszorg.

Het uitdrukking geven aan een positieve attitude is maar een van de vele mogelijke interventies die binnen de invoering van een meer of minder radicale innovatie kunnen plaatsvinden. Nord en Tucker (1987) deden een aantal casestudy's naar de invoering van innovaties in banken in de Verenigde Staten. Zij gingen onder meer na of de wijze van invoering verschilde tussen incrementele en radicale innovaties. De volgende manieren van invoering bleken niet te verschillen tussen deze twee soorten innovaties:

- het scheppen van flexibele vormen van communicatie en besluitvorming;
- de concentratie van macht 'ergens' in de organisatie;
- het toegang scheppen tot technische competentie;
- het continu aandacht schenken aan de visie van degenen die direct verantwoordelijk zijn voor de invoering.

Naast deze overeenkomsten ontdekten Nord en Tucker ook dat bij de invoering van incrementele en radicale innovaties verschillende interventies effectief waren. Bij incrementele innovaties bleek het zoeken naar aansluiting of consistentie met bestaande kennis en vaardigheden en structuren effectief te zijn. Bij radicale innovaties bleek het ontwikkelen van nieuwe inzichten (heroriëntatie, nieuwe paradigma's) van groot belang voor het slagen van de invoering. Men zou dus kunnen zeggen dat incrementele innovaties om andere *leerprocessen* vragen dan radicale innovaties. Het leren bij incrementele innovaties is vooral leren binnen bestaande kaders. Leren bij radicale innovaties is daarentegen het leren van nieuwe kaders.

Het onderzoek van Nord en Tucker laat ook zien dat het verbinden van het bestaande met het nieuwe de grote kunst is bij incrementele innovaties, terwijl bij radicale innovaties vooral het ontwikkelen van nieuwe manieren van denken noodzakelijk is om tot een succesvolle invoering te komen. Incrementele innovaties raken vooral de operationele lagen van een organisatie, radicale innovaties raken vooral de diepere lagen van organisaties.

9.1.3 Het soort innovatie

Ook het soort innovatie is volgens een aantal benaderingen van invloed op de wijze van invoering. Hier wordt dan veelal een onderscheid gemaakt tussen *technische innovaties* (innovaties van het primaire proces) en *administratieve innovaties* (structuur- en beheersinnovaties).

Daft (1978) stelt dat voor de invoering van technische innovaties vooral de volgende structuurkenmerken van belang zijn:

- een hoge mate van professionaliteit van de medewerkers;
- een sterke decentralisatie van de besluitvorming;
- een geringe mate van standaardisatie (regels en richtlijnen).

Administratieve innovaties daarentegen zijn vooral gebaat bij de aanwezigheid van de volgende structuurkenmerken:

- een lage mate van professionaliteit van de medewerkers;
- centralisatie van de besluitvorming;
- een sterke mate van standaardisatie.

De eisen die worden gesteld aan de invoering van de twee soorten innovaties zijn dus geheel tegengesteld. Ook valt op dat de eisen geheel en al betrekking hebben op de structuur van de organisatie of de organisatorische eenheden waar de invoering plaatsvindt.

Skivington en Daft (1991) onderzochten de relatie tussen twee soorten van innovaties en de gebruikte invoeringsstrategie in gezondheidszorgorganisaties. Het ging om strategische innovaties, waarbij zij een onderscheid maakten tussen *productdifferentiatie* (nieuwe vormen van zorg, zoals de ontwikkeling van speciale eenheden in ziekenhuizen voor boulimia en voor behandeling van jonge kinderen) en *kostenbeheersing*. Strategieën die werden gebruikt bij de invoering van vormen van kostenbeheersing, zijn het herschikken van middelen en het verschaffen van beloningen. Bij de invoering van de nieuwe vormen van zorg werd vooral gebruikgemaakt van informele communicatie, het inzetten van *innovation champions*, het trainen van personeel en het verschaffen van niet-financiële beloningen. Het scala van gebruikte interventies was dus groter bij de invoering van de nieuwe vormen van zorg. In beide gevallen werd echter gebruikgemaakt van zowel structuurinterventies als human-resourcesinterventies.

Opvallend is dat de onderzoekers niet zijn nagegaan in hoeverre politieke en cultuurinterventies werden gebruikt bij de invoering van de twee soorten strategische innovaties. Zowel bij kostenbeheersing als bij nieuwe vormen van zorg is het aannemelijk dat zowel politieke als culturele processen een rol spelen bij de invoering.

9.1.4 Kenmerken van de organisatiecultuur

Een voorbeeld van een benadering die de wijze van invoering van innovaties koppelt aan kenmerken van de organisatiecultuur, is die van Nutt (1996). In deze benadering wordt een onderscheid gemaakt tussen twee soorten klimaat in een organisatie: het participatieve en het controlklimaat. Het *participatieve klimaat* kenmerkt zich door een sterke invloed van medewerkers op besluitvorming, formuleren van doelen en beoordelen van prestaties, en veel informeel contact tussen het management en de medewerkers. Het *controlklimaat* kenmerkt zich door strikt toezicht op prestaties en eventuele afwijkingen van door het management gestelde normen.

De implementatie-interventies (tactieken) die Nutt onderscheidt, zijn accommodatie (aanpassen aan de mogelijkheden van werkers en de werksituatie), onderhandelen, belonen en overtuigen. In een onderzoek legde Nutt aan managers van ziekenhuizen een aantal innovaties voor en een aantal beschrijvingen van organisatieklimaten. Hun werd gevraagd aan te geven welke interventies zij geschikt achtten bij welke klimaten.

Het onderzoek van Nutt laat een aantal interessante resultaten zien. In de eerste plaats blijkt dat de ondervraagde personen het succes van *accommodatie* het grootst achten in een participatieve cultuur en het kleinst in een controlcultuur. Met andere woorden, het aanpassen van de innovaties aan de mogelijkheden van werkers en werksituatie past vooral binnen een cultuur waarin werkers invloed hebben op beslissingen, en niet binnen een cultuur die beheersing en uniformiteit als waarden kent. In de tweede plaats blijkt dat het succes van *onderhandelen en overtuigen* groter wordt geacht in een controlcultuur dan in een participatieve cultuur. Deze interventies zijn eerder als politieke interventies aangeduid. Mogelijk passen deze interventies het best in een situatie waarin macht en machtsverschillen worden ervaren en gewaardeerd. Ten slotte bleek dat het geven van *beloningen* in beide culturen als effectief werd beoordeeld.

Hoewel in het onderzoek van Nutt geen echte invoeringsprocessen zijn onderzocht, maar verzonnen situaties werden voorgelegd aan managers van ziekenhuizen, kan het onderzoek toch een idee geven van de overwegingen die managers hanteren bij de keuze voor bepaalde interventies. Een van deze overwegingen lijkt te zijn of een bepaalde interventie past bij de cultuur in de organisatie. In tegenstelling tot de beperkte situatie in het onderzoek zullen managers echter in de realiteit zeer waarschijnlijk ook andere overwegingen betrekken bij de keuze voor bepaalde interventies. Cultuur is immers maar een van de factoren die een rol spelen bij de invoering van innovaties.

9.1.5 Aard en mate van weerstand

De invoering van innovaties gaat gepaard met allerlei weerstanden. Deze stelling zullen velen bereid zijn te verdedigen. Het verbinden van de wijze van invoering van een innovatie aan de aard en mate van weerstand die zich tijdens het invoeringsproces voordoen lijkt dan ook voor de hand te liggen. Alvorens hierop nader in te gaan, wordt echter aandacht besteed aan een aantal verschillende visies op weerstand. Het zal blijken dat de waardering van weerstand als positief of negatief verschijnsel tussen deze visies verschilt. Verder verschillen ze ten aanzien van de vraag of weerstand kan worden overwonnen. Zijn er verschillen ten aanzien van het niveau in organisaties (individu, groep, organisatie) waarop weerstand wordt gevonden?

De klassieke benadering

In de klassieke benadering ten aanzien van weerstand wordt vooral de vraag gesteld hoe weerstand voorkomen of overwonnen kan worden. Weerstand wordt gezien als iets dat ongewenst is en dus dient te worden weggewerkt of overwonnen. De weerstand kan en moet worden weggenomen door personen met een duidelijk sterkere machtspositie dan degenen die de weerstand tonen. De uitdrukking 'breken van weerstand' moet dan ook binnen de klassieke benadering worden geplaatst.

Kotter en Schlesinger (1979) onderscheiden zes strategieën om weerstand te overwinnen. Hun model is gebaseerd op een contingentiebenadering, omdat de strategieën afhankelijk zijn van zowel de mate van weerstand als van de machtsbasis van degenen die overwegen de strategieën toe te passen. De zes strategieën zijn:

1 *communicatie*: informatie verstrekken over de innovatie, argumenten geven voor de innovatie, medewerkers scholen in de voordelen van de innovatie, verkeerde beelden van de innovatie corrigeren;
2 *participatie*: betrokkenen laten deelnemen aan besluitvorming, betrokkenheid scheppen ten opzichte van de innovatie;
3 *faciliteren*: concrete belemmeringen wegnemen, zoals tijd en middelen;
4 *onderhandelen*: zowel formele als informele onderhandelingen en eventueel het inzetten van een neutrale instantie bij conflicten;
5 *manipuleren*: een formele machtspositie gebruiken om gehoorzaamheid te krijgen, beloningen inzetten, dreigen met straf;
6 *dwang*: het dreigen met beëindigen van het werkverband, het feitelijk opleggen van sancties.

Van boven naar beneden vragen deze strategieën om een steeds sterkere machtspositie van degenen die overwegen de strategie in te zetten. In dezelfde volgorde duiden de strategieën op een afname van het aantal personen met weerstand. Als dus nog slechts een enkeling weerstand biedt, is het volgens het model het beste om dwang uit te oefenen.

Als deze strategieën nader worden beschouwd door ze te vergelijken met de eerder onderscheiden implementatiebenaderingen, dan valt op dat de eerste drie strategieën van Kotter en Schlesinger veel overeenkomst hebben met de structuur-benadering en enige overeenkomst met de human-resourcesbenadering. De laatste drie strategieën zijn typisch voor een politieke benadering. De cultuurbenadering ontbreekt. Geen van de door de auteurs onderscheiden strategieën heeft een typisch cultureel karakter. Dit wordt ook duidelijk uit het feit dat alle strategieën individu- en niet zozeer groepsgericht zijn. Blijkbaar wordt weerstand als een individueel verschijnsel gezien, of als een manifestatie van individuele kenmerken als gedrag, attitude en motivatie.

Moderne benaderingen

Kenmerkend voor de moderne benaderingen ten aanzien van weerstand is dat dit verschijnsel niet op voorhand als iets negatiefs wordt gezien, dat koste wat het kost overwonnen, gebroken of weggewerkt moet worden, maar als iets positiefs waar kracht en energie uit spreekt. Naast deze overeenkomst verschillen de benaderingen echter voor wat betreft de focus waar de aandacht op is gericht. Er bestaat een grote overeenkomst met drie eerder behandelde benaderingen ten aanzien van de invoering van innovaties:

1 de human-resourcesbenadering;
2 de politieke benadering;
3 de cultuurbenadering.

Ad 1 De human-resourcesbenadering

Men zou kunnen stellen dat weerstand een natuurlijke en derhalve normale reactie is van het individu op het onbekende. Er kan een relatie worden gelegd met het begrip afweer, dat bekend is uit de psychoanalyse. *Afweer* is een poging om zich te beschermen tegen interne of externe bedreigingen. Als zodanig is afweer een gezonde manier van omgaan met het nieuwe. Er is een onderscheid te maken tussen rijpere en meer primitieve vormen van afweer. Zo is openlijke agressie een primitieve vorm van afweer en fantaseren over de toekomst een rijpere vorm. De human-resources-benadering is ook geïnteresseerd in verschillen tussen individuen met betrekking tot de waarschijnlijkheid dat weerstand zal optreden. Kennis over deze kenmerken biedt de mogelijkheid om mensen te selecteren die positief ten opzichte van innovaties staan.

Ad 2 De politieke benadering

Een voorbeeld van een politieke benadering ten aanzien van weerstand is de theorie van het *radicaal marxisme* (Braverman 1974). Volgens deze theorie is de relatie tussen werkgever en werknemer ongelijk. Hierdoor is de macht van de werkgever over de werknemer aanzienlijk. De aard van deze relatie brengt met zich mee dat de werknemer zich vervreemd voelt, zeker wanneer het werk bureaucratisch wordt georganiseerd en het management uitgebreide controle uitoefent op het werk. Arbeidsrelaties worden dus gekenmerkt door dominantie en exploitatie van de ene klasse (de werkende klasse) door de andere klasse (de eigenaren van de productiemiddelen). Weerstand tegen verandering vloeit voort uit deze relatie, aangezien weerstand voor werknemers een van de weinige mogelijkheden is om zich te doen gelden.

Andere politieke theorieën gaan meer uit van de verschillen in machtspositie tussen groepen in organisaties, waarbij deze groepen niet slechts werkgevers en werknemers zijn. Zij kunnen bijvoorbeeld ook bestaan uit verschillende professies. Weerstand is dan een uiting van *verzet* tegen de machtspositie van de andere groep (die de innovatie bedacht heeft of belang heeft bij de innovatie) of een uiting van de *angst* dat de eigen machtspositie door de innovatie wordt bedreigd.

Ad 3 De cultuurbenadering

De functie van cultuur is onder meer om stabiliteit te geven aan een sociaal systeem. Indien deze stabiliteit dreigt te worden verstoord, zal er verzet plaatsvinden. Ook als er sprake is van de overgang van een bestaande cultuur naar een nieuwe cultuur, is er verzet te verwachten vanuit de bestaande cultuur. Het verzet verwijst naar het onderliggende motief van een sociaal systeem om te overleven, waarbij veiligheidshalve nieuwe zaken als bedreigend worden beschouwd en men in overeenstemming met deze perceptie handelt.

Weerstand kan dus verschillende achtergronden hebben, waarbij de diverse benaderingen wijzen op de aard van deze achtergronden. De manifestaties van weerstand zullen soms openlijk zijn, soms bedekt. Voorbeelden van deze manifestaties zijn:

- demotivatie;
- slechte werkprestaties;
- ziekteverzuim;
- provocerend gedrag;
- gebrek aan betrokkenheid, onverschilligheid;
- openlijk groepsverzet;
- conflicten tussen groepen;
- extreme groepscohesie.

Het kiezen van interventies op grond van deze manifestaties is niet zonder gevaar. Belangrijk is om een goede diagnose te maken van de achterliggende redenen. Ook laat de moderne benadering ons zien dat het de moeite waard is om *gebruik te maken* van weerstand, in plaats van weerstand te zien als iets dat gebroken of overwonnen dient te worden. Het erkennen van weerstand en de bewustwording van de achterliggende redenen kan een verhelderende rol vervullen in het proces van invoering. Deze aanpak vertoont veel overeenkomsten met de psychotherapie: (persoonlijke) verandering is pas mogelijk als men zich de eigen weerstanden en afweermechanismen bewust wordt.

9.2 CONFIGURATIEBENADERINGEN

Historisch gezien bouwen deze benaderingen voort op de contingentiebenaderingen, maar ze wijken er ook van af door de nadruk op combinaties of clusters van kenmerken van organisaties, innovaties, personen, omgevingen of een combinatie daarvan in relatie tot innovatie. Contingentiebenaderingen richten zich doorgaans op enkele kenmerken van de organisatie, de innovatie, de fasen in het innovatieproces enzovoort.

Configuraties kunnen zowel deductief als inductief worden ontwikkeld (Meyer e.a. 1993). Bij een deductief traject wordt er een aantal typen ontwikkeld (typologie) op grond van een theorie. Bij een inductief traject wordt er vanuit de empirie een aantal soorten ontwikkeld, die met elkaar een taxonomie worden genoemd.

Voorbeelden van configuraties die via de deductieve weg zijn ontwikkeld voor een breed spectrum van organisaties zijn:

- de vijf configuraties van Mintzberg (de machinebureaucratie, de professionele bureaucratie, de simpele structuur, de divisieorganisatie en de adhocracy;
- de vier beleidstypen van Miles en Snow (de prospector, de reactor, de defender en de analyser;
- de vier cultuurtypen van Quinn en Cameron (de familie, de bureaucratie, de adhocracy en de markt).

De configuraties van Mintzberg en van Miles en Snow zijn al besproken in relatie tot innovatie in hoofdstuk 2. De cultuurtypen van Quinn en Cameron zijn uitgebreid behandeld in hoofdstuk 4.

Voor de gezondheidszorg is er ook een aantal configuraties via de inductieve weg ontwikkeld (Ford e.a. 2003, Dubbs e.a. 2004). De indeling van Ford e.a. is hier het interessantst omdat hierin de mate van innovatie als een van de variabelen is opgenomen.

Ford e.a. (2003) onderzochten organisatie- en omgevingskenmerken bij gezondheidszorgorganisaties in de Verenigde Staten. Door middel van clusteranalyse kwamen zij tot de volgende vijf configuraties:

- flexibele organisaties in onvoorspelbare omgevingen. Deze organisaties scoorden ook het hoogst op innovatie van diensten;
- gecentraliseerde en stabiele organisaties;
- complexe oplossingen en chaotische omgevingen;

- incrementele verandering in bureaucratische omgevingen. Deze organisaties scoorden het laagst op innovatie;
- schaarse bronnen en langzame verandering.

Ketchen (1997) ging na in welke mate deductieve en inductieve configuraties prestatieverschillen tussen organisaties voorspellen. Het bleek dat de voorspellende waarde van de twee soorten van configuraties ongeveer even groot was. Voor beide soorten configuraties gold verder dat de voorspellende waarde groter was wanneer het begrip configuratie breed werd gedefinieerd en geoperationaliseerd, wanneer er werd uitgegaan van onderzoek in een bedrijfstak en wanneer longitudinale onderzoeksdesigns werden gebruikt.

De innoverende organisatie

In een aantal modellen wordt alleen uitgegaan van een organisatorische configuratie die wordt aangeduid als de *innoverende organisatie*. De verschillende kenmerken van een dergelijke organisatie staan eigenlijk allemaal in het teken van innovatie. Hierbij worden ook wel termen als innovatievermogen, innovatiecapaciteit of innovatieve competenties gebruikt.

Eigenlijk belangrijker dan de exacte naamgeving aan dit soort organisaties is de vraag welke kenmerken ze hebben. In de literatuur worden vele kenmerken genoemd, waarvan sommige meer en andere minder uitvoerig zijn onderzocht. Hieronder volgt een illustratief overzicht van dit soort van kenmerken (Chiesa e.a. 1996, Tang 1999, Ross e.a. 2004, Anderson e.a. 2004, Norman e.a. 2003, Lemon & Sahota 2004):

1 *resources*: infrastructuur, kapitaal, technologie, kennis;
2 *structuren en systemen*: teamstructuur, projectstructuur, kwaliteitssystemen, ICT;
3 *cultuur en klimaat*: ondernemingszin, externe oriëntatie, *risk taking*;
4 *mensen*: ambitie, creativiteit, beloning, ontwikkeling, reflectie;
5 *informatie en communicatie*: intern en extern, horizontale communicatie;
6 *leiderschap*: visie, charisma, veranderingsgerichtheid;
7 *beleid en strategie*: proactief, product- en marktinnovatie, netwerkvorming indien nuttig voor innovatie;
8 *omgeving*: dynamisch, complex;
9 *processen*: dynamisch en complex, afwisselend convergent en divergent;
10 *kennis en leren*: aanboren en combineren van verschillende bronnen, interactief leren.

Het zal opvallen dat veel van deze kenmerken al eerder in dit hoofdstuk naar voren zijn gekomen als kenmerken die innovatieontwikkeling in organisaties positief beïnvloeden. Hier zien we ze naar voren komen als een cluster van kenmerken, wat kenmerkend is voor sterk innoverende organisaties.

9.3 HET INNOVATIECONTINGENTIEMODEL VAN VAN LINGE

9.3.1 Het model

In deze paragraaf wordt een innovatiemodel gepresenteerd dat door de auteur zelf ontwikkeld is. In de eerste druk van dit boek, uit 1998, werd een eerste versie van dit model gepresenteerd. In deze versie lag de nadruk sterk op de implementatie van innovaties. In deze nieuwe versie worden ook de keuze, de voortbrenging en het behoud van innovaties meegenomen. Het model is weergegeven in figuur 9.1.

9.3.2 Drie theoretische fundamenten

De drie fundamenten van het model worden eerst kort aangegeven en vervolgens een voor een uitgebreider behandeld.

Een eerste fundament van het model wordt gevormd door de eerder in dit hoofdstuk beschreven configuratiebenadering. Deze benadering is in essentie een dynamische systeembenadering. Een configuratie is een coherent geheel van kenmerken van een systeem. De basis van deze coherentie wordt gevormd door basale opvattingen en behoeften. Als deze overeenkomen met de expliciete waarden van het systeem en de operationele kenmerken, dan is er een sterke configuratie. Bij innovatieprocessen zijn diverse systemen betrokken, de innovatie zelf, de organisatie of organisatorische eenheden waar het innovatieproces plaatsvindt, de externe omgeving en de betrokken personen.

Figuur 9.1   Het innovatiecontingentiemodel van Van Linge

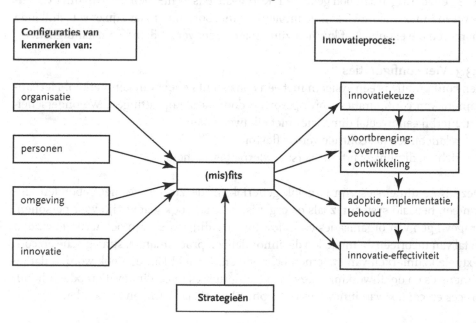

Een tweede fundament wordt gevormd door theorieën over de gelaagdheid van systemen. In de organisatiekunde is de idee van gelaagdheid van organisaties terug te vinden in benaderingen van cultuur (Schein 1992), politieke benaderingen (Frost & Egri 1991), dynamische systeembenaderingen en benaderingen van organisatieverandering (Bartunek e.a. 1987).

Ook in sommige theorieën over de organisatorische omgeving, zoals de institutionele theorie, wordt uitgegaan van het bestaan van lagen in de omgeving (Scott & Meyer 1994).

In bepaalde psychologische theorieën zoals cognitieve persoonlijkheidstheorieën en psychodynamische theorieën wordt een onderscheid gemaakt in lagen binnen iemands persoonlijkheid. Gedrag, bewuste handelingen en competenties behoren tot het operationele systeem. Bewuste doelen, waarden en denkkaders behoren tot de expliciete opvattingen en motieven; behoeften en basale opvattingen ten slotte maken deel uit van een minder bewuste laag van de persoonlijkheid.

Het idee van gelaagdheid kan ook worden toegepast op innovaties. Deze benadering is beschreven in hoofdstuk 1. Innovaties kennen operationele kenmerken (de innovatie in actie), expliciete waarden zoals die tot uiting komen in de doelen die met een innovatie worden nagestreefd en de basale opvattingen die aan een innovatie ten grondslag liggen. Wanneer deze lagen onderling passen, is de innovatie een configuratie te noemen.

Een derde fundament wordt gevormd door de strategiecontingentiebenadering ten aanzien van verandering en innovatie in organisaties. Eerder in dit hoofdstuk is deze benadering al aan bod gekomen. Kort gesteld is er niet één beste manier van innoveren (innovatieontwikkeling, implementatie, borging), maar zijn er verschillende manieren die elk effectief kunnen zijn, maar onder verschillende omstandigheden.

9.3.3 Vier configuraties

Een configuratie is een systeem met een consistent geheel van kenmerken. Het fundament van configuraties wordt gevormd door basale opvattingen. We onderscheiden hierbij een tweetal dimensies met elk twee polen:
1   relatiedimensie: controle versus flexibiliteit;
2   richtingdimensie: interne versus externe gerichtheid.

Deze twee dimensies zijn tamelijk generiek, in de zin dat ze niet gebonden zijn aan een bepaald systeem, zoals de organisatie, maar ook geldig zijn voor personen, omgevingen van organisaties en innovaties. De dimensies zijn ook terug te vinden in tal van theorieën en modellen die inhoudelijke, procesmatige, strategische en contextuele kenmerken van systemen behandelen. Gesteld kan dan ook worden dat de dimensies en de uitwerking daarvan in configuraties in een innovatiemodel inhoud, proces en context van innovaties conceptueel bij elkaar brengen en houden.

Tabel 9.1   De kenmerken van de vier configuraties

kenmerken	regelgericht	resultaatgericht	teamgericht	ondernemingsge-richt
operationele laag				
structuur	centralisatie	selectieve decentrali-satie zorg	selectieve decen-tralisatie beleid en beheer	decentralisatie
	formalisatie proces-sen	formalisatie uitkom-sten	formalisatie compe-tenties	formalisatie normen
	verticale commu-nicatie	verticale en horizon-tale communicatie	horizontale com-municatie	horizontale com-municatie
human-resources-praktijken	bezetting	beoordeling en feedback	participatie en ontwikkeling	carrière en beloning
besluitvorming	gereguleerd	analyse en evaluatie	consensus	nieuwe oplossingen
politiek handelen	formele positie	argumentatie	positie in de groep	onderhandelen, coalities aangaan
wijze van veran-deren	detailplanning	doelplanning en evaluatie	procesondersteu-ning en evaluatie	snelheid, flexibel handelen
wijze van leren	gestructureerd	uitproberen en feedback	leren met elkaar	leren tijdens proces-sen
expliciete-waarden-laag				
beleidsdoelen	standaard zorg	doelgroependiffe-rentiatie	samenwerking	zorg op maat
	doelmatigheid	productiviteit	arbeidsomstandig-heden	product innovatie
visie op zorg	aanbodgericht, persoon	aanbodgericht, systeem	vraaggericht, persoon	vraaggericht, systeem
waardering compe-tenties	technisch, compli-ance	doelgericht han-delen	sociaal, communi-catief	creatief, improvi-satie
waardering ken-nisbronnen	positiekennis	kennis uit onderzoek	gezamenlijke kennis	impliciete kennis
dieptelaag				
cultuur	de bureaucratie	de rationele cultuur	de clan	de adhocracy
veranderingspatroon	incidenteel, incre-menteel	regelmatig, incre-menteel	incidenteel, afwij-king	regelmatig, afwijking
bronnen van invloed	formele positie	geleverde prestaties	positie in groep	vernieuwend, netwerk

Als we de twee dimensies combineren, ontstaat er een typologie van systemen op basis van de basale opvattingen:

1 intern gerichte en op controle gerichte systemen (regelgerichte systemen);
2 extern gerichte en op controle gerichte systemen (resultaatgerichte systemen);
3 intern gerichte en op flexibiliteit gerichte systemen (teamgerichte systemen);
4 extern gerichte en op flexibiliteit gerichte systemen (ondernemingsgerichte systemen).

Met deze typologie van basale opvattingen als basis is vervolgens voor de vier bij innovatieprocessen betrokken systemen, innovatie, organisatie, personen en omgeving een uitwerking gemaakt, waarin ook de laag van expliciete waarden en de laag van operationele processen en systemen zijn opgenomen. De aldus tot stand gekomen vier configuraties zijn opgenomen in tabel 9.1.

9.3.4 Systemen en verschillende configuratieprofielen

Zoals aangegeven zijn de vier configuraties via deductieve weg ontwikkeld. Maar dat wil nog niet zeggen dat ze ook in hun zuivere vorm altijd in de realiteit zullen voorkomen. Dit is wel mogelijk, maar er zijn daarnaast allerlei variaties denkbaar die ook daadwerkelijk voorkomen. Om deze variaties aanschouwelijk te maken, wordt in deze paragraaf een aantal configuratieprofielen beschreven, met het accent op innovaties en organisaties.

1 Systemen met een enkele sterke configuratie. Hiervan is bijvoorbeeld sprake als een innovatie een overduidelijk teamgerichte of regelgerichte configuratie is.
2 Systemen met een aantal sterke configuraties. Een voorbeeld is het naast elkaar bestaan van een teamgerichte en een resultaatgerichte configuratie in een organisatorische unit.
3 Systemen met een enkele embryonale configuratie. Een organisatorische unit heeft bijvoorbeeld enigermate de kenmerken van een teamgerichte configuratie op de verschillende lagen maar verder geen kenmerken van de andere configuraties.
4 Systemen met meerdere embryonale configuraties. Bijvoorbeeld in een organisatorische unit zijn in geringe mate de kenmerken van twee configuraties aanwezig.
5 Inconsistente systemen. Een voorbeeld is een organisatorische unit met basale opvattingen van de regelgerichte configuratie en expliciete waarden en operationele systemen van de teamgerichte configuratie.

Nemen we de verschillende bij innovatieprocessen betrokken systemen bij elkaar, dan vormen de profielen van de systemen samen een configuratielandschap, ook wel *fitness landscape* genoemd (Jermias & Gami 2004).

Onderzoek laat zien dat er verschillende landschappen voorkomen in verpleegkundige eenheden, hoewel sommige vaker voorkomen dan andere. Zo komen organisatorische systemen met een aantal embryonale configuraties betrekkelijk veel voor en ziet men organisatorische systemen met een enkele configuratie betrekkelijk weinig (Van der Laan 2002, Bouter 2003, Powlasky 2003). Ook blijkt dat verschillende verpleegkundige units binnen eenzelfde moederorganisatie onderling kunnen verschillen van configuratielandschap (Van der Laan 2002).

9.3.5 Hoe ontstaan verschillende configuratielandschappen?

Voor het bestaan van de verschillende landschappen in verpleegkundige units kan een aantal verklaringen worden gegeven.

1   Basale en gedeelde opvattingen over gezondheid, ziekte en de rol van de verpleging zijn niet erg ontwikkeld in de verpleegkundige discipline. Dit leidt ertoe dat expliciete waarden en operationele systemen en processen niet gefundeerd zijn in een gedeelde stevige basis. Dit wordt dan zichtbaar in een profiel van een aantal embryonale configuraties.

2   Er kan ook sprake zijn van concurrentie tussen verschillende basale opvattingen, expliciete opvattingen en operationele systemen. Deze concurrentie kan voortkomen uit diversiteit binnen de verpleging zelf en uit de invloed van andere disciplines en belangengroepen. De concurrentie kan leiden tot een gefragmenteerd, inconsistent organisatorisch systeem met een beetje van dit en een beetje van op de verschillende lagen van het systeem.

3   Configuraties kunnen ook worden gezien als paradoxaal, waarbij er geen werkelijke tegenstelling is maar een schijntegenstelling in de zin dat de configuraties elkaar impliceren. Controle impliceert flexibiliteit enzovoort.

4   Ook de natuurlijke systeembenadering (zie hoofdstuk 6) geeft een verklaring voor het ontstaan van configuraties. Hier worden ze gezien als uitingen van de levensfase waarin een subsysteem zich bevindt. Zo kan de teamgerichte configuratie worden gezien als behorend bij een jonge organisatie die in een volgende levensfase zal overgaan in een meer resultaatgerichte configuratie. Bovendien zijn configuraties tijdelijke stabiele toestanden in een doorlopend proces met perioden van continue, incrementele verandering, incidenteel afgewisseld door perioden van discontinue, radicale verandering.

9.3.6 Proposities van het model

Het in figuur 9.1 weergegeven innovatiecontingentiemodel geeft wel de relaties aan tussen de centrale begrippen uit het model, maar zegt nog niets over de aard van deze relaties. In dit onderdeel worden deze relaties nader beschreven, steeds in termen van wat in een bepaalde situatie het beste lijkt te zijn. Het gaat dan ook om normatieve proposities.

Propositie 1

Een organisatie kan het beste kiezen voor een soort van innovatie en de wijze van voortbrenging op grond van bij de omgeving passende strategische doelen.

Er kunnen natuurlijk verschillende redenen zijn waarom er gekozen wordt voor bepaalde innovaties zoals de fit tussen een innovatie en de voorkeuren en waarden van enkele invloedrijke personen, een actieve omgeving die een innovatie heeft gepresenteerd enzovoort. De beste keuze is echter die voor innovaties die fitten met de strategische doelen van een organisatie. Voorwaarde hierbij is wel dat deze strategische doelen in ieder geval fitten met een deel van de omgeving.

Deze propositie impliceert overigens niet dat alleen het hogere management initiatieven tot een innovatie kan nemen. Ook op de andere lagen in de organisatie kunnen initiatieven worden genomen, mits deze aansluiten bij vragen, behoeften of ontwikkelingen in de omgeving en worden vertaald in de strategische doelen van de organisatie. Een pluriforme, hybride omgeving kan dus een aanleiding vormen om te kiezen voor verschillende soorten innovaties, geïnitieerd door diegenen die met het betreffende deel van de omgeving (patiëntgroepen, verzekeraars, andere instellingen) in wisselwerking staan.

Een organisatie die aanbieder is van de nieuwste zorg (*prime mover*) en dit wil blijven, of die dit wil worden (een ondernemingsgerichte configuratie), kan het beste innovaties kiezen die deze ambitie dichterbij brengen. Het ligt hier niet voor de hand om bestaande, kant-en-klare innovaties over te nemen of zelfs aan te passen, maar meer om zelf innovaties te ontwikkelen. Wil deze ontwikkeling kans van slagen hebben, dan is een ondernemingsgerichte configuratie noodzakelijk. Ontbreekt deze, dan moet ze dus worden ontwikkeld.

Een organisatie die zich wil profileren als een van de kwaliteitsleiders in de eigen sector, kan het beste resultaatgerichte innovaties kiezen. Het is hier essentieel om te weten dan wel aan te weet te komen wat de specifieke effecten van een bepaalde innovatie (interventie, richtlijn, klinisch pad) zijn. Als een organisatie de in de eigen sector als best bekend staande praktijk (de *benchmark*) tracht na te volgen, dan is het beleid eerder volgend dan trendzettend zoals in het vorige voorbeeld.

De omgeving van een organisatie kan hybride zijn. Dit maakt de innovatiekeuze vanuit strategische overwegingen natuurlijk complexer en hierdoor ook gevoeliger voor politieke invloeden en processen.

Bij de keuze tussen overnemen van een bestaande innovatie of het zelf ontwikkelen, dienen ook strategische overwegingen een rol te spelen. Wanneer een organisatie een hoge doelmatigheid en productiviteit nastreeft, past een kant-en-klare en daardoor al direct te controleren innovatie daar goed bij. Een organisatie die zichzelf wil profileren met werkelijke vernieuwingen in de eigen sector, zal er de voorkeur aan geven om deze innovaties ook zelf te ontwikkelen, al dan niet in samenwerking met andere organisaties.

Team- en ondernemingsgerichte configuraties zullen eerder geneigd zijn zelf innovaties te ontwikkelen omdat de flexibiliteit die beide nastreven snel problematisch is bij een elders reeds doorontwikkelde innovatie. Het ligt dan ook meer voor de hand dat deze configuraties extern bedachte principes of uitgangspunten overnemen maar deze operationeel uitwerken op de eigen gekoesterde, flexibele manier. Hier hangt natuurlijk wel een prijskaartje aan. Het is dan ook niet ongebruikelijk dat ondernemingsgerichte configuraties vormen van strategische allianties zoeken die een spreiding van de investeringskosten mogelijk maken.

Propositie 2

Iedere (sterke) organisatorische configuratie heeft haar eigen favoriete strategie van innovatieontwikkeling. Een strategisch beleid in een andere richting vraagt dus om een andere innovatieontwikkelingsstrategie, waarvoor andere organisatorische capaciteiten en menselijke competenties nodig zijn.

De vier organisatorische configuraties hebben elk een favoriete en bij de overige kenmerken van de configuratie passende innovatieontwikkelingsstrategie.

In de regelgerichte configuratie, waar innovatieontwikkeling overigens een betrekkelijk sporadisch voorkomend proces is, zal dit zich kenmerken door een sterke mate van controle op het proces van ontwikkeling en een interne sturing van het proces (geen invloed van externe perspectieven – zoals van patiënten – op het proces en de inhoud van de innovatie). Er zal hier ook een strikter onderscheid worden gehanteerd tussen innovatieontwikkeling en implementatie, wat immers een uiting is van lineair denken en van de wens om het innovatieproces intern te controleren. De ontwikkelaars van de innovatie (management en/of staf) zullen doorgaans ook andere personen zijn dan de bedoelde gebruikers van de innovatie. Controle van het proces staat dus voorop en zeker niet het genereren van leerprocessen. Kennis wordt in deze configuratie vooral gezien als 'informatie'.

In de resultaatgerichte configuratie zal er ook een voorkeur zijn voor een gecontroleerd innovatieontwikkelingsproces, weliswaar met enige openheid naar de omgeving. Zo zal men wel de mening en de behoeften van patiënten willen meenemen in het proces maar de manier waarop dit gebeurt, zal sterk worden gestuurd vanuit de organisatie zelf. Voor het ontwikkelingsproces zal worden gebruikgemaakt van ontwerpmethoden zoals de eerder beschreven BPR (Business Process Redesignmethode). De oriëntatie op resultaten zal met zich meebrengen dat men zoekt naar concretisering van doelen en manieren om de realisatie van doelen te meten. Voor zover leren een ambitie is in deze configuratie zal men dit ook op een gecontroleerde manier doen, zoals door middel van kleine experimenten of *pilots* volgens een van tevoren opgestelde set van criteria. In deze configuratie kan er in het proces van innovatieontwikkeling een inbreng zijn van de bedoelde gebruikers van de innovatie, mits men zich houdt aan de hiervoor geldende methoden zoals BPR. Het gebruik van deze gecontroleerde methoden leidt ook tot een duidelijke scheiding van de ontwikkelingsfase en de implementatiefase.

In de teamgerichte configuratie is de ontwikkeling van een innovatie een flexibel proces, dat zich echter intern binnen de teams afspeelt. De interne (psychologische) dynamiek van het ontwikkelteam wordt benut voor de ontwikkeling van de innovatie. Voor zover er hier wordt gebruikgemaakt van bewust gekozen methoden voor de innovatieontwikkeling, moet gedacht worden aan teamreflectie en teamleren. Er zal in deze configuratie een grote overlap zijn tussen de ontwikkelaars en gebruikers van de innovatie. De flexibele methoden leiden ertoe dat er al tijdens de innovatieontwikkeling ruimte is voor het scheppen van voor de innovatie noodzakelijke organisatorische voorwaarden en menselijke competenties. Hierdoor zal er een minder strikt onderscheid tussen ontwikkeling en implementatie worden gemaakt.

In de ondernemingsgerichte configuratie is de ontwikkeling van innovaties zowel een flexibel als een sterk extern gericht proces. In het proces zullen verschillende groepen kunnen participeren op grond van hun perspectief, hun kennis en hun belangen. Dit zijn dan zowel leden van de organisatie zelf en van de organisaties waarmee wordt samengewerkt als cliënten of hun vertegenwoordigers. Het is zelfs denkbaar dat het ontwikkelingsproces hoofdzakelijk door vertegenwoordigers van groepen uit de omgeving wordt vormgegeven en aangestuurd, hierbij gefaciliteerd door de organisatie. Hierbij kan men denken aan patiëntgestuurde innovaties.

Methoden die in deze configuratie worden gebruikt voor de innovatieontwikkeling, zijn creativiteitsmethoden, co-ontwikkeling van innovatie, organisatorische capaciteiten en menselijke competenties, en methoden van kenniscreatie door het delen en omzetten van kennis.

Innovatieontwikkeling kan niet zonder kennis. De aard van de kennis, de kennisbronnen, de mate en wijze van kennisdeling, en de visie op kennis zullen echter verschillen tussen de configuraties. In de regelgerichte en de resultaatgerichte configuratie zal de nadruk liggen op het instrumentele gebruik van bestaande kennis, zal men kennis vooral als informatie zien en zal er een waardering zijn van expliciete kennis. Het delen van interne en deels impliciete kennis van de leden van de organisatie zal in deze configuraties niet gebruikelijk zijn. Men zal zich vooral in de resultaatgerichte configuratie aangetrokken voelen tot externe kennis, afkomstig uit kwantitatief onderzoek.

In de teamgerichte en ondernemingsgerichte configuratie zal er een waardering zijn van zowel impliciete als expliciete kennis, binnen en/of buiten de eigen organisatie. In deze configuraties zal kennisdeling tot een vast onderdeel van het ontwikkelingsproces behoren. Vooral in de ondernemingsgerichte configuratie zal men het proces van innovatieontwikkeling zien als een proces van kenniscreatie en -ontwikkeling. Naast kwantitatief onderzoek zal hier ook kwalitatief onderzoek als nuttig voor het proces worden gezien. Kennis is hier immers meer een vorm van betekenisverlening dan van informatie.

Indien het strategische beleid en de hierbij passende innovaties een continue-ring vormen van de bestaande situatie en er een sterke organisatorische configuratie bestaat, dan kan men wat de strategie van innovatieontwikkeling betreft handelen zoals gebruikelijk binnen de configuratie. Wanneer echter het beleid afwijkt van dat in het verleden, zal men niet in voldoende mate beschikken over de capaciteiten en competenties om de ontwikkeling van de bij het nieuwe beleid passende innovaties ter hand te nemen. In dat geval staat er een aantal opties open:

1 de organisatie kan zich richten op het organisatiebreed scheppen van de nieuwe configuratie (capaciteiten en competenties);
2 de organisatie kan zich richten op tijdelijke parallelle structuren (projecten, denktanks, werkgroepen enz.) waarin gelijktijdig processen van (zorg)innova-tieontwikkeling en organisatieontwikkeling worden gestimuleerd;
3 de organisatie kan de innovatieontwikkeling geheel of gedeeltelijk uitbesteden aan een andere organisatie.

Propositie 3

Een hoge onderlinge fit tussen een innovatie, de organisatiekenmerken, de kenmer-ken van personen en omgevingskenmerken is gunstig voor het implementatiesucces van de innovatie. Op basis van kennis uit onderzoek kan men stellen dat voor een succesvolle implementatie van een innovatie een fit tussen de betrokken systemen moet worden gerealiseerd.

Aan de andere kant maakt deze stelling ook duidelijk dat implementatiesucces en -houdbaarheid relatief tijdelijk kunnen en vaak ook zullen zijn. Een situatie van perfecte fit is immers moeilijk te bereiken en zeker ook moeilijk te handhaven. De hierbij betrokken systemen zijn immers zelf aan veranderingen onderhevig. In elk van de systemen kunnen zich immers veranderingen voordoen tijdens de imple-mentatie en/of tijdens de fase van behoud van de innovatie. Er kunnen nieuwe me-dewerkers in de organisatie komen, er kan om allerlei redenen organisatieverande-ring plaatsvinden, er kunnen veranderingen optreden in de omgeving enzovoort.

Fit tussen de innovatie en kenmerken van de organisatorische eenheid. Verschillende or-ganisatiekenmerken zijn in kwantitatief onderzoek gerelateerd aan kenmerken van innovaties en implementatiesucces. Echter, *reviews* van deze onderzoeken laten zien dat er meestal wordt uitgegaan van losse kenmerken van organisaties en niet van een systeem of configuratiebenadering (Greenhalgh e.a. 2004, Fleuren e.a. 2004).

Onderzoeken die wel uitgaan van een configuratiebenadering laten zien dat de fit tussen organisatorische configuraties en innovatieconfiguraties een positieve in-vloed heeft op het succes van de implementatie.

In de eerdere paragrafen van dit hoofdstuk werden al verschillende voorbeelden hiervan gegeven. Ter illustratie worden hier nog enkele van deze voorbeelden herhaald.

■ Structuur: een organische structuur past goed bij innovaties die zich onder andere kenmerken door een hoge mate van autonomie (Damanpour 1991).

■ Cultuur: een teamcultuur past goed bij innovaties die veel onderlinge communicatie tussen professionals vergen zoals integrale kwaliteitssystemen en zelfsturende teams (Shortell e.a. 2000).

Deze onderzoeken beperken zich dus tot configuraties van structuurkenmerken en cultuurkenmerken.

In een aantal onderzoeken uitgevoerd binnen ons eigen onderzoeksprogramma zijn de configuraties, zoals we eerder lieten zien in tabel 9.1, onderzocht in relatie tot innovatiekenmerken en implementatiesucces.

Eén onderzoek (Van der Laan, 2002) betrof de invoering van coachend leiderschap in de verpleegafdelingen van een algemeen ziekenhuis. Afdelingen met een hoge mate van implementatiesucces werden vergeleken met afdelingen met een lage mate van succes. Over het geheel genomen bleek er in de afdelingen met een hoge mate van succes een betere fit te zijn tussen kenmerken van de afdelingen en kenmerken van de innovatie.

Ook uit diverse kwalitatieve onderzoeken komen aanwijzingen dat verschuivende fits en misfits tussen kenmerken van organisatie, omgeving, personen en innovatie voor een belangrijk deel verantwoordelijk zijn voor de dynamiek en het verloop van innovatieprocessen. Deze studies laten ook zien dat fit en misfit geen statische fenomenen zijn maar dat er gedurende een innovatieproces verschuivingen kunnen optreden in fits en misfits (Fitzgerald e.a. 2002).

Sommige innovaties strekken zich uit over diverse organisaties. Bekende voorbeelden zijn vormen van ketenzorg, transmurale zorginnovaties, zorgprogramma's en preventieve programma's. De implementatie van deze innovaties maakt het realiseren van een fit noodzakelijk met de kenmerken van deze organisaties, die ook nog onderling kunnen verschillen. Dit kan bijvoorbeeld betekenen dat een innovatie die vraagt om een resultaatgerichte configuratie, deze wel krijgt in de ene maar niet of slechts ten dele in de andere organisatie. Het gevolg hiervan is dat ook de implementatiestrategie in de twee organisaties zal moeten verschillen. De beginsituatie voor de implementatie verschilt immers.

Fit tussen de innovatie en kenmerken van de moederorganisatie. Naast kenmerken van de directe organisatorische omgeving van een innovatie, zoals de kenmerken van de afdeling, kunnen ook kenmerken van de grotere organisatie waarvan de afdeling deel uitmaakt van invloed zijn.

Hoewel in een afdeling een bepaalde configuratie kan domineren, hoeft dit voor de grotere organisatie niet te gelden. Een misfit tussen de kenmerken van een afdeling, de innovatie en kenmerken van andere afdelingen of de grotere organisatorische eenheden zal meer problemen geven in de volgende gevallen:

- als er een standaardstrategie is bedacht voor de invoering van een innovatie in afdelingen die onderling verschillende kenmerken hebben;
- als een afdeling voor de invoering sterk afhankelijk is van bronnen en middelen van andere onderdelen van de organisatie die andere configuraties bezitten;
- als de beleidsdoelen van de afdeling en hierbij op zichzelf goed passende innovaties niet stroken met de beleidsdoelen van de moederorganisatie;
- als de innovatie niet fit met basale opvattingen en structuren in andere onderdelen van de organisatie.

Fit tussen de innovatie en kenmerken van de externe omgeving. Een goede fit tussen een innovatie en kenmerken van de omgeving is niet alleen van belang bij de keuze van innovaties (zie propositie 1) maar zal ook van invloed zijn op het succes van de implementatie.

De fit tussen een innovatie- en omgevingsconfiguratie kan zich in de implementatiefase uiten door het:

- ontvangen van morele steun, goedkeuring en waardering;
- beschikbaar stellen van kennis door de omgeving;
- beschikbaar stellen van middelen (verwijzingen van patiënten, verstrekken van informatie, financiën).

Fit tussen de innovatie en kenmerken van personen. Individuele verschillen tussen verpleegkundigen zijn, zoals we zagen bij de bespreking van de human-resourcesbenadering, gerelateerd aan diverse uitkomsten zoals innovatief gedrag, adoptie en gebruik van innovaties. Slechts in enkele onderzoeken zijn individuele verschillen gerelateerd aan implementatiesucces als uitkomst.

Een fit tussen kenmerken van personen en kenmerken van een innovatie is gunstig voor een succesvolle implementatie. Het gaat daarbij om:

- een fit tussen competenties van personen en de voor het gebruik van de innovatie noodzakelijke competenties;
- een fit tussen de expliciete waarden van personen en de expliciete waarden die samenhangen met de innovatie (Klein & Sorra 1996);
- een fit tussen de basale opvattingen van personen, persoonlijkheidskenmerken en de basale opvattingen die aan de innovatie ten grondslag liggen.

Propositie 4
De houdbaarheid (*sustainability*) van een innovatie heeft een verschillende betekenis in de verschillende configuraties.

Als de implementatie als succesvol kan worden beschouwd, is men er nog niet. Het is de kunst om de innovatie ook te behouden. Dat is immers niet vanzelfsprekend. Het gaat hier dus in essentie om de vraag hoe een bereikte fit tussen innovatie en context te behouden. Het antwoord op deze vraag verschilt echter per configuratie.

In een regelgerichte configuratie is het behoud van de innovatie een kwestie van controle. Standaardisatie en toezicht op het naleven van deze standaarden zijn manieren om deze controle uit te oefenen.

In een resultaatgerichte configuratie vindt ook controle plaats maar dan van het bereiken van het bedoelde resultaat. Dit kan ook door middel van audit- en feedbacksystemen die medewerkers zelf hanteren, hierbij ondersteund door ICT-systemen.

In een teamgerichte configuratie is behoud van een innovatie vooral een kwestie van blijvende communicatie en afstemming, gericht op de principes achter de innovatie.

In een ondernemingsgerichte configuratie ten slotte is behoud vooral gericht op de kern van de configuratie, de basale opvattingen: namelijk de flexibele aanpassing aan veranderende omstandigheden in de omgeving zoals de doelgroep van de innovatie.

Propositie 5

Sterk hybride organisaties hebben een veelzijdig innovatievermogen maar zullen veel moeite moeten doen om dit vermogen vast te houden.

Indien er in een organisatie een aantal sterke configuraties voorkomt, is dit eigenlijk de beste situatie in het geval er ook een pluriforme omgeving, verschillende strategische doelen en verschillende innovaties zijn.

> ### De voordelen van hybriditeit
> De voordelen van hybriditeit worden duidelijk door de metafoor van het voetbalelftal dat bekwaam is in het spelen van verschillende systemen, waarbij afhankelijk van de tegenstander en het verloop van de wedstrijd een van de systemen actief wordt gemaakt. Het elftal heeft dus het vermogen om te spelen met verschillende systemen maar hanteert op ieder moment altijd maar één systeem. In een dergelijke situatie zal men wel moeten beschikken over metaregels of het vermogen tot derde-orde-leren (Roach & Bednar 1997). Deze regels hebben betrekking op de condities op grond waarvan het ene of het andere systeem wordt geactiveerd.

Innovaties kunnen echter ook zelf hybride zijn. Een hybride innovatie is eigenlijk een innovatie met (minstens) twee hoofden. Een dergelijke innovatie heeft kenmerken van twee configuraties op alle drie de lagen (operationeel, expliciete waarden en basale opvattingen). Zo kan een innovatie bedoeld zijn om teamwork te verbeteren én om de realisatie van specifieke uitkomsten van de zorg te realiseren of verbeteren.

Een hybride innovatie moet wel worden onderscheiden van een inconsistente innovatie en een innovatie die door verschillende personen verschillend wordt waargenomen. Soms lijkt het of men het over dezelfde innovatie heeft, maar eigenlijk heeft ieder zijn eigen versie voor ogen. Deze situatie kan zich voordoen indien er verschillen zijn in kennis over de innovatie en indien de individuele percepties meer worden bepaald door individuele attituden, behoeften en opvattingen dan door gedeelde.

De waarneming van een innovatie door verschillende betrokken personen kan echter ook overeenkomen en duiden op een werkelijke misfit tussen de kenmerken van de innovatie onderling.

Dit is bijvoorbeeld het geval wanneer de operationele kenmerken van de innovatie niet passen bij de expliciete waarden en doelen die aan de innovatie ten grondslag liggen. Indien een verpleegkundige innovatie bedoeld is om beter aan te sluiten bij de behoeften van de individuele patiënt, past een gedetailleerde standaardisatie van de innovatie hier slecht bij. Een dergelijke misfit kan het gevolg zijn van:

■ een ontwerp- of ontwikkelingsfout in het geval er wel bepaalde basale opvattingen aan de innovatie ten grondslag liggen;
■ het ontbreken van expliciete basale opvattingen. In dit geval ontbreekt een basis waarop expliciete waarden en operationele processen en systemen gevormd en getoetst kunnen worden. Verpleegkundige innovaties die zijn voortgekomen uit een expliciete verpleegkundige theorie of model, bieden in principe goede mogelijkheden tot het verder configureren van de innovatie. Een ontwerp van de doelen en operationele kenmerken van de innovatie kan dan steeds worden getoetst aan deze basale opvattingen;
■ een nog niet geheel uitgekristalliseerde innovatie waarbij men bijvoorbeeld nog op twee gedachten hinkt en beide gedachten in de voorlopig ontwikkelde kenmerken van de innovatie zijn terug te vinden.

Propositie 6

Implementatie-effectiviteit is een noodzakelijke maar ontoereikende voorwaarde voor innovatie-effectiviteit. Tussen deze twee soorten van effectiviteit wordt vaak geen onderscheid gemaakt (Klein & Sorra 1996). Met implementatie-effectiviteit wordt hier bedoeld: de realisatie van noodzakelijk geachte voorwaarden en processen voor de innovatie en de mate en wijze van gebruik van de innovatie zoals bedoeld. In essentie is implementatie-effectiviteit dus de aanwezigheid van de noodzakelijke fits met en voor de innovatie.

Implementatie-effectiviteit is dus noodzakelijk voor innovatie-effectiviteit. De andere voorwaarden voor de effectiviteit van de innovatie in de betreffende situatie (organisatie) zijn de kwaliteit van de overgenomen of zelf ontwikkelde innovatie en het behoud ervan.

Als een organisatie dus een innovatie heeft geïmporteerd waarvan uit onderzoek is gebleken dat deze effectief is, dan zullen de effecten er lokaal alleen uitkomen als de innovatie ook goed geïmplementeerd wordt en indien de aldus geïmplementeerde innovatie ook behouden blijft.

9.4 IMPLEMENTATIESTRATEGIEËN

Implementatie- en veranderingsstrategieën worden in de literatuur op verschillende manieren onderscheiden. Vaak gebeurt dit in de vorm van paren van strategieën zoals:

■ planmatige en opborrelende (*emergent*) strategieën (Burnes 2000, Managing change);
■ transitie- en transformatiestrategieën (Burke 2002);
■ revolutionaire en evolutionaire strategieën (Weick & Quinn 1999);
■ dwang- en samenwerkingsstrategieën (Dunphy & Stace 1988);
■ open-einde- of gesloten-eindestrategieën (Poole & Van de Ven 2004).

Opvallend is dat dit soort onderverdelingen eigenlijk nauwelijks ingang heeft gevonden in onderzoek naar de implementatie van innovaties in de gezondheidszorg. Dit onderzoek vaart vooral op betrekkelijk specifieke en vaak zelfs minutieuze interventies. Een goed voorbeeld is het onderzoek naar de invoering van richtlijnen, waar met tamelijk kortdurende, sterk afgebakende vormen van educatie wordt gewerkt en met cognitieve interventies als *reminders* (Grol & Grimshaw 2003). Hoewel hier ook de term strategieën wordt gebruikt, zijn dit eerder implementatie-interventies, de praktische bouwstenen van een implementatiestrategie.

Implementatiestrategieën zijn ook nog te karakteriseren door:
a   de aard van de veranderingsdynamiek (nadruk op *unfreezing, moving, freezing*);
b   de aard van de interventies binnen de strategie (human-resourcesinterventies, structuurinterventies, politieke interventies, cultuurinterventies, communicatie- en netwerkinterventies, taalinterventies, strategische interventies, leer- en kennisgerichte interventies, omgevingsgerichte interventies);
c   de focus van de interventies: individu, groep, organisatie, organisatienetwerk, omgeving, de relatie tussen deze niveaus (cross-levelinterventies);
d   de timing en relatie tussen de interventies: het tijdstip van aanbieding binnen de strategie, een sequentiële relatie of een parallelle relatie;
e   de diepte van de interventies, operationeel niveau (eerste orde), basale opvattingen (tweede orde), meta-niveau (derde orde).

Tabel 9.2   Overzicht implementatiestrategieën

strategie	diepteverandering	einde	dynamiek
in house	eerste orde	gesloten	moving, freezing
transformatie	eerste + tweede orde	gesloten	unfreezing, moving, freezing
adaptatie	eerste orde	gesloten	moving, freezing
evolutie	eerste + tweede + derde orde	open of gesloten	moving (freezing)
ontwikkeling	eerste + tweede orde	gesloten	moving, freezing
managen van paradox	derde orde	open	freezing
attractor	kan van iedere orde zijn	open	moving
therapeutisch	derde orde	open	unfreezing

Tabel 9.2 geeft een overzicht van acht implementatiestrategieën die worden onderscheiden aan de hand van de volgende drie kenmerken: diepte van de verandering, een gesloten of een open einde en de veranderingsdynamiek.

We kunnen de acht strategieën ook koppelen aan de eerder onderscheiden configuratieprofielen.

- *In house* = een enkele sterke configuratie consolideren.
- Transformatie = een bestaande sterke configuratie vervangen door een andere.
- Adaptatie = voortbouwen op aanwezige basale opvattingen.
- Evolutie = versterken van een aantal embryonale configuraties.
- Ontwikkeling = een embryonale configuratie verder ontwikkelen.
- Paradox = een hybride situatie handhaven.
- *Attractor* = ongebruikelijke interventies toepassen.

Propositie 7
Implementatiestrategieën moeten uitgaan van de fit tussen innovatie, organisatie, personen en omgeving.

Propositie 7.1
Indien de innovatie fit met een sterke en dominante configuratie in de organisatie, omgeving, en personen dan is een *in-house*strategie aangewezen.

Een *in-house*strategie is eigenlijk implementeren op een wijze die gebruikelijk is binnen de betreffende organisatorische configuratie. Zo is de favoriete strategie binnen een regelgerichte organisatorische configuratie een gedetailleerde planning en sterke controle van het implementatieproces, terwijl binnen een teamgerichte configuratie implementatie meer een proces van teamontwikkeling, participatie en leren is. Deze strategie grijpt niet in op de diepere lagen van de organisatie. De veranderingen spelen zich af op het niveau van de operationele processen en systemen.

Propositie 7.2

Indien de innovatie niet fit met een enkele dominante configuratie maar wel met de gewenste configuratie, dan is een transformatiestrategie aangewezen.

Een transformatiestrategie is bedoeld om een sterke configuratie A door een sterke configuratie B te vervangen. Deze configuratie B past dan het beste bij de innovatie en de omgeving. Van de verschillende strategieën is deze de radicaalste.

Propositie 7.3

Indien de innovatie fit met aanwezige basale opvattingen (maar niet met operationele systemen), dan is een adaptatiestrategie het meest aangewezen.

De adaptatiestrategie bouwt voort op aanwezige gedeelde basale opvattingen door deze te gebruiken om de operationele systemen en processen te vormen die de innovatie nodig heeft om goed te kunnen functioneren.

Propositie 7.4

Indien een innovatie zelf hybride is en het configuratielandschap zwak hybride vanwege tegengestelde eisen, dan is een evolutiestrategie aangewezen.

Een evolutiestrategie is gericht op het scheppen van meer variatie in het configuratielandschap. Dit kan door embryonale configuraties verder te ontwikkelen. Hierdoor wordt een paradoxale situatie geschapen. Deze strategie kent twee varianten. In de eerste variant is de verandering gericht op twee vaste eindpunten, het realiseren van minimaal twee (organisatorische) configuraties. In de tweede variant is er geen vast eindpunt en wordt opengelaten wat de gevolgen zullen zijn van het versterken van de twee configuraties.

Propositie 7.5

Indien de innovatie fit met een embryonale configuratie, dan is een ontwikkelingsstrategie aangewezen.

Deze strategie is gericht op het ontwikkelen van een specifieke configuratie die al wel in embryonale toestand bestaat. De ontwikkeling richt zich op alle drie de lagen van de betreffende configuratie.

Propositie 7.6

Indien de innovatie fit met een bestaande sterke configuratie maar er ook een of meer andere sterke configuraties zijn die behouden dienen te blijven, dan is een paradoxale strategie aangewezen.

Hoewel de situatie dat er diverse sterke configuraties gelijkertijd voorkomen betrekkelijk zeldzaam is, leent deze situatie zich het beste voor een strategie die als het ware uitgaat van het paradoxale karakter van deze situatie. De paradox wordt als zodanig steeds benoemd en in stand gehouden.

Propositie 7.7

Indien de context van de innovatie als sterk inconsistent is aan te merken, dan is een *attractor*strategie aangewezen.

Aan sommige configuratielandschappen is vrijwel geen touw vast te knopen. Er zijn elementen van verschillende configuraties te vinden, op verschillende lagen, in verschillende systemen enzovoort. In een dergelijke situatie is een attractorstrategie aangewezen. In paragraaf 6.3 over de complexiteits- en chaostheorie is dit begrip al geïntroduceerd. Eigenlijk houdt de strategie in dat een onverwachte, creatieve interventie wordt gelanceerd waarna men kijkt of er beweging in de systemen begint te ontstaan.

Propositie 7.8

Indien er een verleden is van hoofdzakelijk mislukte implementaties, dan is een therapeutische strategie het meest aangewezen.

Er zijn organisaties die helaas een verleden van vooral mislukte implementaties kennen. Deze situatie vraagt eigenlijk om het scheppen van een basis voor welke andere strategie dan ook. We noemen dit de therapeutische strategie omdat er interventies worden gebruikt die gebruikelijk zijn in het veld van de psychoanalytische psychotherapie. In dit geval is de patiënt echter geen persoon maar de organisatie. Het gaat dan om het inzicht krijgen in de redenen van het falen, het durven rouwen hierom en het aanboren van energie om weer verder te gaan.

Propositie 7.9

Iedere strategie heeft zijn eigen wijze van aansturing, waarbij een onderscheid gemaakt moet worden tussen intern/extern en centraal/decentraal.

Een aantal van de beschreven strategieën kan heel goed door personen vanuit de betreffende organisatie zelf worden aangestuurd terwijl bij andere strategieën hulp van buitenaf verstandig lijkt. Bij de *in-house*strategie ligt het voor de hand dat deze intern wordt aangestuurd. Bij de strategieën die vragen om het ontwikkelen van nieuwe gedeelde opvattingen zoals de transformatie-, de ontwikkelings- en de evolutiestrategie, is het verstandig om externe hulp in te schakelen. Ook de therapeutische strategie vraagt om specifieke deskundigheid die vaak niet binnen organisaties aanwezig is.

De aansturing van bijvoorbeeld de *in-house*strategie zal verschillen per configuratie. In de regelgerichte configuratie zal deze sterk centraal zijn en in de ondernemingsgerichte sterk decentraal. Bij de transformatiestrategie zal de aansturing in het stadium van unfreezing doorgaans meer centraal staan.

9.4.1 De strategieën en bijbehorende interventies

Nu de verschillende strategieën in hoofdlijnen zijn beschreven, evenals de situaties waarin ze naar verwachting effectief zullen zijn, moet nog nader worden ingegaan op wat eerder de bouwstenen van de strategieën zijn genoemd, de implementatie-interventies. Hieronder volgt een overzicht van de interventies per strategie.

De in-housestrategie

De interventies zijn hier gericht op (beperkte) *moving* en *freezing* binnen de operationele laag van de bestaande organisatorische configuratie.

1 In de regelgerichte configuratie:
 - een gedetailleerd plan van invoering;
 - educatie gericht op technische competenties;
 - toewijzing van specifieke taken;
 - standaardisatie van de inhoud van de innovatie;
 - toezicht op de juiste toepassing van de innovatie (*compliance*);
 - procedureel leren;
 - dwang (uitoefenen van macht en dwang).

2 In de teamgerichte configuratie:
 - een globaal implementatieplan;
 - actieleren en reflectie;
 - teamvorming;
 - individuele en groepscoaching;
 - gezamenlijke verantwoordelijkheid voor de juiste toepassing van de innovatie;
 - communicatie over het verloop van het proces;
 - teamleren en delen van ervaringen;
 - gezamenlijke besluitvorming in/over de implementatie.

3 In de resultaatgerichte configuratie:
 - implementatieplan met nadruk op meetbare uitkomsten;
 - educatie gericht op doelgericht denken en handelen;
 - *audit, goalsetting* en *feedback*;
 - controle van doelrealisatie;
 - operationaliseren en meten van uitkomsten;
 - resultaatverantwoordelijkheid formaliseren;
 - rationeel overtuigen;
 - ICT-ondersteuning;
 - werken met *reminders*.

4   In de ontwikkelingsgerichte configuratie:
- interactief leren;
- vormen van tijdelijke groepen;
- belonen van creatief gedrag;
- educatie gericht op creativiteit, omgaan met complexe situaties;
- deelname aan netwerken met externe personen, groepen enzovoort;
- kennisdeling bevorderen.

De transformatiestrategie

Interventies gericht op unfreezing

Er zijn verschillende interventies ontwikkeld om systemen in beweging te krijgen. In plaats van unfreezing wordt hier ook wel gesproken over het vergroten van veranderingsbereidheid:
- bewustmaken van de bestaande configuratie en de discrepantie met de configuratie die gevraagd wordt door de innovatie;
- scheppen van een gevoel van veiligheid;
- inspireren, aantrekkelijk maken van de alternatieve configuratie;
- gelegenheid bieden om de alternatieve configuratie te leren kennen in een nog veilige omgeving;
- een verbinding leggen met externe informatie;
- afscheidsrituelen scheppen;
- van de bestaande configuratie afwijkend denken en handelen belonen.

Interventies gericht op moving

De aard van de interventies is hier afhankelijk van de configuratie die men wil realiseren. Als het de bedoeling is om een teamgerichte configuratie te realiseren, dan worden dus interventies ingezet die inhoudelijk passen bij deze configuratie.

Interventies gericht op freezing

Hier geldt eigenlijk hetzelfde als bij moving: de interventies moeten passen bij de kern van de te realiseren configuratie.

De adaptatiestrategie

Interventies zijn hier gericht op *moving* van vooral de operationele laag door gebruik te maken van de waarden en basale opvattingen die al wel fitten met de innovatie. Ook hier geldt dat interventies gekozen worden die inhoudelijk passen bij de nagestreefde configuratie. Ook de zogenoemde cross-levelinterventies zijn hier relevant. Hierbij wordt steeds expliciet een verbinding gelegd tussen waarden en operationele processen en tussen basale opvattingen en operationele processen.

De evolutiestrategie

In deze strategie zijn de interventies gericht op moving van alle lagen in minstens twee configuraties. Ook meta-interventies horen in deze strategie thuis zoals:

- cognitieve interventies die ingaan op de dissonantie die mensen ervaren bij het gelijktijdig versterken van twee verschillende configuraties zoals *reframing*, dialectisch denken, denken in paradoxen;
- affectieve interventies die gericht zijn op het verwoorden van de emoties die het gelijktijdig versterken van twee verschillende configuraties oproept.

De ontwikkelingsstrategie

De interventies zijn hier gericht op *moving* en *freezing* van alle lagen. De aard van de interventies verschilt voor wat betreft de nagestreefde configuratie (zie aldaar).

De managing-paradoxstrategie

In deze strategie overheersen meta-interventies omdat de ogenschijnlijk tegengestelde configuraties alleen op een metaniveau van denken en voelen als verenigbaar kunnen worden ervaren.

De attractorstrategie

In deze strategie worden interventies gekozen die een onverwacht en verrassend karakter hebben. Welke interventies dat concreet zullen zijn, hangt af van de creativiteit van de personen en de specifieke context.

De therapeutische strategie

Voorbeelden van interventies zijn hier:

- spiegelen van emoties over het verleden;
- verbeelden van het verleden met behulp van beelden;
- inzichtgevende interventies;
- empathie.

9.5 SAMENVATTING EN CONCLUSIES

Alle eerder in dit boek besproken benaderingen hebben hun waarde als het gaat over denken over innovatie, onderzoek van innovatie en innovatie in de praktijk. Het is dan ook niet verwonderlijk dat getracht is de verschillende benaderingen of onderdelen ervan te combineren en integreren. Twee duidelijke voorbeelden van deze ontwikkeling zijn de contingentiebenadering en de configuratiebenadering. Beide delen de opvatting dat er niet een beste manier van innoveren is en dat bij het bepalen van de beste manier overwegingen betrokken moeten worden die verwijzen naar de verschillende kenmerken van innovaties en/of hun omgeving, afkomstig uit de (andere) innovatiebenaderingen. Zo kan de beste manier om op een ziekenhuisafdeling een richtlijn ter preventie van decubitus in te voeren worden bepaald op basis van de fit tussen de richtlijn en kenmerken van structuur, cultuur, kennis en leren van de afdeling. De configuratiebenadering tracht de diverse kenmerken van innovaties en/of organisaties in consistente groepen te ordenen. In het innovatiecontingentiemodel is getracht een verbinding te leggen tussen soorten van innovaties, soorten van organisaties, soorten van omgevingen en innovatie/implementatiestrategieën. In deze benadering wordt ook de meerwaarde bezien van innovaties voor het realiseren van de wenselijke organisatorische configuratie of configuraties in de toekomst. Goedgekozen innovaties kunnen zowel slecht als goed worden geïmplementeerd. Slecht gekozen innovaties moeten niet worden geïmplementeerd. Ten slotte heeft het contingentie- en configuratiedenken ook zijn waarde voor de ontwikkeling van innovaties. Ook hier moet worden nagegaan wat de beste voorwaarden zijn voor de ontwikkeling, waarbij het antwoord op deze vraag afhankelijk is van de omgang en kwaliteit van de beschikbare kennis, de aard van het probleem en de context waarin het probleem zich voordoet.

10 Verpleegkundige innovaties

In dit hoofdstuk worden de verschillende benaderingen ten aanzien van innovatie geïllustreerd aan de hand van een aantal verpleegkundige innovaties. In hoofdstuk 1 zijn verschillende soorten innovaties onderscheiden: innovaties van het primaire proces, structuur-, beheers-, strategische en ideologische innovaties.

Om een zekere variatie aan te brengen in de soorten verpleegkundige innovaties is hier een tweetal voorbeelden gekozen van wat eerder *primairprocesinnovaties* genoemd werden: op onderzoek gebaseerde verpleegkundige interventies (paragraaf 10.1) en de invoering van verpleegkundige diagnostiek (paragraaf 10.2). Ter illustratie van de invoering van een *structuurinnovatie* is gekozen voor verpleegsystemen (paragraaf 10.3), als voorbeeld van een ideologische innovatie voor de invoering van verpleegmodellen (paragraaf 10.4) en ten slotte wordt de invoering van *strategische innovaties* geïllustreerd met behulp van de invoering van kwaliteitssystemen en geïntegreerde innovaties (paragraaf 10.5).

De gekozen verpleegkundige innovaties geven een goed idee van de innovaties waarmee verpleegkundigen zich momenteel – en naar verwachting ook de komende jaren – zullen bezighouden.

10.1 EVIDENCE-BASED PRACTICE

Interview 1

Het volgende interview vond plaats met Irene Smit, stafmedewerker van een grote organisatie voor thuiszorg. Het interview gaat over de keuze en invoering van nieuwe verpleegkundige interventies die zijn ontwikkeld op grond van kennis uit wetenschappelijk onderzoek.

Irene, kun je ons vertellen hoe jullie zo op het idee zijn gekomen om meer gebruik te maken van de resultaten van onderzoek?

Een van de redenen is, dat we eigenlijk steeds hogere eisen zijn gaan stellen aan de kwaliteit van de zorg. Je gaat je afvragen of je niet veel verpleegkundige interventies toepast waarvan je onvoldoende weet wat voor resultaten ze opleveren. En zelfs als een interventie het goed doet, bestaat de kans dat er betere interventies zijn. Een tweede reden is dat ik tijdens mijn studie verplegingswetenschap heb geleerd hoe je beter gebruik kunt maken van kennis over interventies uit wetenschappelijk onderzoek.

Kun je een paar voorbeelden noemen van de interventies waar je op doelt?

Bij patiënten die uit het ziekenhuis zijn ontslagen en nog pijn hebben als gevolg van de operatie die ze hebben ondergaan, maken we nu gebruik van een zogenoemde PCA-pomp. Met deze pomp kunnen patiënten zichzelf via een druk op de knop naar behoefte intraveneuze pijnmedicatie toedienen. Een ander voorbeeld is het gebruik van een matras dat decubitus sterk vermindert. Deze interventies zijn al doorgevoerd. Op dit moment zijn we bezig met de invoering van een methode om patiënten met diabetes meer vertrouwen te geven in hun eigen vermogen om zich aan bepaalde leefregels te houden.

Hebben jullie voor een bepaalde aanpak gekozen om deze interventies op het spoor te komen?

Ja, wij maken gebruik van een zogenoemde onderzoeksgebruiksstrategie. Dit houdt in dat je eerst op zoek gaat naar onderzoeksartikelen over een bepaalde interventie. Vervolgens probeer je dit onderzoek zo goed mogelijk te beoordelen en ga je na of de uitkomsten van de onderzoeken relevant zijn voor je eigen situatie. Ook ga je na of de interventie wel is in te voeren in de situatie thuis, welke problemen zich hierbij kunnen voordoen enzovoort. Voor het leren werken met deze strategie hebben we een werkgroep opgericht waarin zowel uitvoerende verpleegkundigen, stafverpleegkundigen (zoals ikzelf) als enkele leidinggevenden zitting hebben.

Ben je op problemen gestuit toen je probeerde deze strategie of de interventies die eruit zijn voortgekomen in te voeren?

Dat kun je wel zeggen ja! Deze manier van werken blijkt toch wel behoorlijk af te wijken van hoe we het vroeger deden. Je komt er dan ook snel achter dat veel kennis ontbreekt over hoe je onderzoek moet lezen en beoordelen. Veel verpleegkundigen vinden onderzoek eigenlijk iets voor anderen. Ook is ons gebleken dat een

Figuur 10.1 De elementen van EBP vanuit een innovatieperspectief

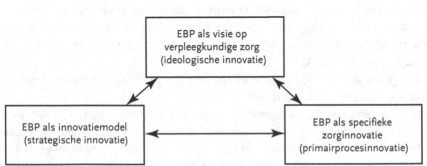

interventie als de PCA-pomp een nogal nieuwe manier inhoudt om met patiënten om te gaan. Eigenlijk help je mensen om zelf in te grijpen. Voor verpleegkundigen is dit niet eenvoudig omdat ze nogal geneigd zijn om alles voor de patiënt te willen doen. Het management stond wel sympathiek tegenover de doelstelling om de kwaliteit van de zorg te verhogen, maar was toch ook wel bang dat het zoeken en bespreken van onderzoeksartikelen erg veel tijd zou gaan kosten en dus tijd zou afsnoepen van de directe zorgtijd.

10.1.1 Typeringen van EBP vanuit een innovatieperspectief

De keuze en toepassing van methoden en interventies zijn essentiële onderdelen van het verpleegkundig beroep. Het ligt dan ook voor de hand dat veel verpleegkundige innovaties bestaan uit nieuwe interventies. Toch blijkt dit in de praktijk nogal tegen te vallen. Een veelgehoord geluid is dat verpleegkundigen veel te weinig gebruikmaken van interventies waarvan uit onderzoek blijkt dat ze effectief zijn, of in ieder geval effectiever dan de gebruikelijke interventies. Het constateren van deze kloof tussen bestaande kennis aan de ene kant en gebruikte kennis aan de andere kant is al een aantal jaren een terugkomend thema in de verpleegkundige vakbladen en op verpleegkundige congressen.

Een populaire visie op de oorzaken van deze kloof tussen kennis en praktijk en de manieren om hier verbetering in aan te brengen is *evidence-based practice* (EBP).

In figuur 10.1 zijn ook de andere betekenissen die aan EBP zijn te geven vanuit een innovatieperspectief weergegeven. Op elk van deze betekenissen zal in deze paragraaf nader worden ingegaan.

10.1.2 EBP als visie

EBP kan worden gezien als een bepaalde visie op verpleegkundige zorg. In innovatietermen gaat het dan om een aantal basale opvattingen en hieruit voortvloeiende waarden en doelen. De basale opvattingen zijn als volgt samen te vatten.

- Verpleegkundige zorg (beslissingen en handelingen) dient zo veel mogelijk gebaseerd te zijn op kennis uit onderzoek.
- Kennis uit onderzoek, mits goed uitgevoerd, is superieur aan kennis uit andere bronnen zoals ervaring.
- Patiënten hebben recht op de best mogelijke zorg, gegeven de recentste kennis uit onderzoek.
- Vernieuwingen van de verpleegkundige zorg zijn maakbaar en planbaar en verlopen als een lineair proces van ontwikkeling, onderzoek, implementatie, gebruik en borging.

EBP als visie kan geduid worden als een ideologische innovatie. In deze ideologie spelen elementen als rationaliteit, wetenschappelijkheid, verklaren, voorspellen en beheersen een centrale rol. De idealen van de empirisch analytische wetenschapsfilosofie zijn hierin goed te herkennen.

10.1.3 EBP als innovatiemodel

De ontwikkeling van EBP-modellen moet gezien worden als reactie op het gegeven dat de EBP-visie niet als vanzelf door de praktijk wordt geadopteerd en dat veel kennis uit onderzoek de praktijk niet bereikt en/of door de praktijk niet wordt gebruikt. In vele onderzoeken is nagegaan hoe dit komt.

In de afgelopen jaren is een aantal *reviews* verschenen van het onderzoek naar EBP-bevorderende en -belemmerende factoren (Estabrooks 2003, Stettler 2003, Rycroft-Malone e.a. 2004, Dobbins e.a. 2002). Hier wordt volstaan met een kort overzicht.

Kenmerken van de verpleegkundigen zelf

Verpleegkundigen zijn slecht op de hoogte van de resultaten van verpleegkundig onderzoek. Uit een aantal onderzoeken blijkt dat verpleegkundigen weinig wetenschappelijke en vakliteratuur lezen. Redenen hiervoor zijn onder meer: geen tijd; literatuur is niet eenvoudig beschikbaar; lezen wordt niet aangemoedigd; er is geen specifieke reden om literatuur te zoeken en te lezen; men mist de kennis en vaardigheden om vooral de moeilijkere wetenschappelijke literatuur te lezen.

Als verpleegkundigen wel op de hoogte zijn van de resultaten van verpleegkundig onderzoek, betekent dit niet dat deze resultaten automatisch worden geadopteerd op grond van een positieve attitude. Uit onderzoek is gebleken dat verschillende factoren van invloed zijn op het proces van attitudevorming, adoptie en gebruik. Deze onderzoeken hebben vooral gekeken naar persoonsgebonden factoren als rolopvatting, *self efficacy*, het vermogen tot kritisch denken en competenties ten aanzien van onderzoek. Zie voor een overzicht van deze onderzoeken onder andere Estabrooks (2003) en Profetto-McGrath e.a. (2003).

Kenmerken van de organisatie

In mindere mate heeft het onderzoek zich gericht op organisatorische factoren. Uit deze onderzoeken zijn vooral sociale steun en het bestaan van een onderzoeksvriendelijk klimaat naar voren gekomen als factoren die EBP positief beïnvloeden (Stettler 2003). Factoren als organisatiestructuur, cultuur en machtsverhoudingen worden wel regelmatig genoemd in de verpleegkundige literatuur, maar uitgezonderd in enkele casestudy's zijn deze factoren nog nauwelijks in onderzoek betrokken.

Als verpleegkundigen de resultaten van verpleegkundig onderzoek adopteren, leidt dit niet vanzelf tot invoering en gebruik van de kennis. Onderzoek laat zien dat het niet beschikbaar stellen van middelen een negatieve invloed uitoefent op de adoptie. Om een bepaalde interventie te kunnen toepassen is uiteraard tijd nodig. Deze tijd zal niet snel gegeven worden, als degenen die hiertoe bevoegd zijn niet de noodzaak van de innovatie inzien, of de innovatie op gespannen voet staat met de heersende praktijken en waarden in een organisatie.

Uitgaande van de verschillende fasen binnen innovatieprocessen kan worden gesteld dat het onderzoek in de verpleging zich vooral heeft gericht op de kennis en adoptie van resultaten van verpleegkundig onderzoek in relatie tot persoonsgebonden factoren van verpleegkundigen. De relatie van kennis en adoptie met organisatorische factoren is nauwelijks onderzocht. De invoering van de resultaten van verpleegkundig onderzoek naar interventies is relatief het minste onderzocht. Wel is er de afgelopen jaren een aantal gevalsstudies en gevalsbeschrijvingen gepubliceerd. De gevalsstudies laten zien dat verspreiding, adoptie, implementatie en gebruik van evidence-based zorginnovaties verre van simpel verlopende processen zijn. Ze hebben veel eerder een grillig, dynamisch en complex karakter waarin de dynamiek wordt uitgemaakt door de interactie tussen politieke, strategische, culturele en professionele factoren en deelprocessen (Dopson e.a. 2002, Maguire 2002, Lemieux-Charles e.a. 2002, Denis e.a. 2002, Fitzgerald e.a. 2002, Ferlie e.a. 2004). Evidence blijkt ook minder eenduidig te zijn dan soms wordt aangenomen. Er blijken verschillende interpretaties mogelijk, waarbij ook zowel explicietere als implicietere aannames, opvattingen en theorieën een rol spelen.

Verschillende EBP-modellen

De afgelopen decennia zijn er verschillende EBP-modellen ontwikkeld. Deze modellen zijn sterk verwant aan de zogenoemde onderzoeksgebruiksmodellen, die eigenlijk een innovatiestrategie weergeven. De meeste modellen vormen de beschrijving van een wenselijk traject om in organisaties vanuit een startsituatie (een probleem, een doel, verworven kennis) te komen tot een betere, evidence-based situatie. Het is verder de bedoeling dat dit traject met een zekere regelmaat wordt afgelegd en niet incidenteel. De modellen hebben een sterk planmatig karakter. Ze bestaan uit een aantal fasen of stappen die moeten worden afgelegd om tot toepassing van onderzoeksresultaten in de praktijk te komen.

Er zijn vele voorbeelden te geven van deze modellen. Ter illustratie volgen er hier enkele: het CURN-model; het model van Goode en het Iowamodel.

Het CURN-model

Een van de bekendste en ook oudste strategieën is ontwikkeld in het Amerikaanse CURN-project (Conduct and Utilization of Research in Nursing). Het CURN-model wordt door Horsley (1983) aan de hand van de volgende zes fasen beschreven:

1 identificeren van praktijkproblemen die een oplossing vragen en nagaan welk onderzoek is verricht op het desbetreffende terrein;
2 beoordeling van de kwaliteit en de relevantie van het onderzoek alsmede de implementatiemogelijkheden in de desbetreffende situatie;

3   ontwerp van een innovatie voor de verpleegkundige praktijk met betrekking tot het klinische probleem, waarbij binnen de grenzen van de wetenschappelijke kennis moet worden gebleven;
4   uitvoering van een *clinical trial*: uitproberen van de innovatie en evalueren van de innovatie in de klinische setting;
5   nemen van een beslissing over de adoptie, wijziging of afwijzing van de innovatie;
6   ontwikkelen van strategieën om de innovatie ook naar andere plaatsen te verspreiden.

Door deze fasen te doorlopen heeft het CURN-project geleid tot een negental geschriften met betrekking tot diverse klinische problemen zoals pijn, preventie van decubituszweren, gestructureerde preoperatieve instructies en het verminderen van diarree bij patiënten die met een buis worden gevoed.

Het CURN-model wordt in gang gezet door de erkenning van een verpleegprobleem, waarna een aantal stappen volgt die gebruikelijk zijn in een probleemoplossingscyclus. Opvallend is dat er een beoordeling plaatsvindt op een drietal terreinen: de methodologische kwaliteit van het verrichte onderzoek, de relevantie van de resultaten van het onderzoek voor het onderhavige probleem en de organisatie (onder andere de verhouding tussen de kosten en de baten) en de implementatiemogelijkheden van de resultaten van het onderzoek. In dit laatste geval wordt gelet op zaken als het beleid van de organisatie en het onderzoeksklimaat.

Het model van Goode

Het model van Goode e.a. (1987) wijkt op een aantal punten van het CURN-model af. De strategie bestaat uit de volgende vier activiteiten:
1   verpleegkundigen voorbereiden op het lezen, bekritiseren en gebruiken van onderzoek;
2   vaststelling en analyse van onderzoeksstudies om een wetenschappelijke basis te ontwikkelen;
3   omzetting van kennis in een protocol;
4   invoering en evaluatie van het protocol.

Goode e.a. duiden hun strategie aan als een *systeemmodel*. Hierbij wordt een onderscheid gemaakt tussen *input* (onder andere de kennis uit onderzoek), *throughput* (onder andere het analyseren van onderzoek en het analyseren van voor de invoering relevante factoren) en *output* (onder andere verbetering van patiëntenuitkomsten en professionele groei van verpleegkundigen). De eerste stap van deze strategie begint dus niet zozeer bij een ervaren probleem, maar bij het *competent maken* van verpleegkundigen om onderzoek te zoeken, lezen, bekritiseren en dergelijke.

Het IOWA-model

Een derde voorbeeld van een onderzoeksgebruiksstrategie is de strategie die is ont-wikkeld in het UHIC (University of Iowa Hospitals and Clinics). Deze strategie staat bekend als het Iowa-model. Kenmerkend voor de strategie is dat er een tweetal situ-aties *(triggers)* kan zijn die de strategie op gang brengen, namelijk het bestaan van problemen en het bestaan van kennis. Het analyseren van risico's, het verrichten van kwaliteitsmetingen en het uitvoeren van zorg kunnen bepaalde *problemen* aan het licht brengen die de aanleiding vormen voor het starten van een proces van on-derzoeksgebruik. Ook bestaande *kennis* kan een proces van onderzoeksgebruik op gang brengen. Hier kan men denken aan nationale organisaties die standaarden en richtlijnen ontwikkelen, verpleegmodellen, nieuwe informatie uit de literatuur, en vragen die zijn opgeworpen door een plaatselijke commissie die zich bezighoudt met de ontwikkeling van standaarden.

Beide triggers kunnen leiden tot een proces dat voor het overige veel overeen-komst vertoont met het eerder beschreven CURN-model:

1 beoordeling van verricht onderzoek;
2 vormgeving van de innovatie;
3 proefinvoering van de innovatie;
4 proces- en effectevaluatie van de invoering;
5 beslissing over adoptie, wijziging of afwijzing van de innovatie;
6 verspreiding van de innovatie en meting van de effecten.

Afgaande op de triggers die in het Iowa-model worden onderscheiden, zou gesteld kunnen worden dat deze strategie een combinatie vormt van het CURN-model en het model van Goode.

Effectiviteit van de modellen

Er valt niet heel veel te zeggen over de *effectiviteit* van de modellen in de praktijk. Ervaringen met het gebruik ervan in de verpleging zijn wel weergegeven. Het betreft dan vooral gevalsbeschrijvingen en gevalsstudies. Er heeft nog geen grootschaliger onderzoek naar de invoering en effectiviteit van de modellen plaatsgevonden, even-min als onderzoek naar een vergelijking van de modellen.

Adoptie en implementatie van de modellen

Als we afgaan op de huidige situatie in Nederland, dan zijn er voor zover bekend maar weinig verpleegkundige organisaties die EBP/RU-modellen hebben geadop-teerd. Helaas is er tot op heden geen onderzoek gedaan naar de adoptie van dit soort modellen. Als we afgaan op buitenlandse literatuur en onderzoek, valt er wel iets te zeggen over de factoren die men tegenkomt bij implementatie van de modellen. Voor een belangrijk deel zijn dit dezelfde factoren als de factoren die hier eerder zijn beschreven en die de kloof tussen kennis uit onderzoek aan de ene kant en de praktijk aan de andere kant in stand houden. Als verpleegkundigen bijvoorbeeld een lage waardering hebben voor resultaten van onderzoek of zelfs voor onderzoek als zodanig, dan werkt dit ook belemmerend op de invoering van de modellen.

In een aantal onderzoeken is nagegaan of de modellen door middel van specifieke strategieën zijn in te voeren, zoals educatie over het model (o.a. Tsai 2003), het aanstellen van facilitators, of het koppelen van een EBP-model aan een kwaliteitsmodel of -systeem. Grof gesteld komt het erop neer dat de gebruikte strategieën soms wel en soms niet werken. Waarschijnlijk hangt dat ook weer samen met de relaties tussen kenmerken van de betrokken personen, de organisatie en de externe omgeving.

EBP-modellen zijn te typeren als resultaatgerichte en regelgerichte configuraties. Het innovatiecontingentiemodel voorspelt dat de invoering het snelst zal verlopen in een situatie waarin de betrokken personen, organisatie en omgeving ook zijn te typeren als resultaatgericht en regelgericht.

EBP-modellen als configuraties

Als we het innovatiecontingentiemodel toepassen op de hierboven beschreven EBP-modellen, komen we tot de volgende conclusies.

1 De modellen hebben een sterk gecontroleerd en lineair karakter. Er wordt een vaste volgorde van fasen voorgeschreven. Er vindt dus standaardisatie van processen plaats.
2 De modellen laten een openheid naar de omgeving zien, voor zover dit de omgeving is waarin zich kennis uit onderzoek bevindt. Het is dus een beperkte openheid.

De combinatie van controle en externe gerichtheid is kenmerkend voor een resultaatgerichte configuratie. De omgeving is in deze configuratie niet onbelangrijk, enerzijds als bron van kennis (uit) onderzoek en anderzijds als 'markt' voor de resultaatgerichte zorg. De relatie met en tot de omgeving is echter vooral controlerend en niet gericht op een flexibele en dynamische interactie die tot onverwachte uitkomsten zou kunnen leiden.

10.1.4 Evidence-based zorginnovaties: ontwikkeling, adoptie en implementatie

Innovaties die zijn gebaseerd op evidence uit onderzoek, kunnen verschillende vormen aannemen zoals interventies, richtlijnen, protocollen, klinische paden, zorgprogramma's enzovoort. Hieronder wordt nader besproken hoe een aantal van de innovatiebenaderingen deze innovaties ziet.

De rationele benadering

Vanuit deze benadering worden op onderzoek gebaseerde verpleegkundige interventies beschouwd als een vorm van *nieuwe technologie*. Als zodanig kan getracht worden een inschatting te maken van de complexiteit van deze technologie. Deze inschatting is relevant met het oog op de best passende wijze om de ontwikkeling en implementatie gestalte te geven.

Hierna komen verschillen in complexiteit van verpleegkundige interventies aan de orde. Vervolgens worden de gevolgen hiervan behandeld voor de operationele structuur van verpleegeenheden en de superstructuur van de organisaties waarvan deze eenheden deel uitmaken. De structuurbenadering dwingt ons om een analyse te maken van de relatie tussen nieuwe interventies en beheerssystemen. Vervolgens wordt de relatie besproken met het beleid van organisaties. De kernbegrippen uit de structuurbenadering: structuur, technologie, beheerssysteem en beleid, worden in deze paragraaf dus gebruikt om de invoering van nieuwe verpleegkundige interventies nader te analyseren.

Complexiteit van (nieuwe) interventies

Onzekerheid heeft betrekking op de vraag in hoeverre er kennis is over de effecten van de interventie. Als uit onderzoek voldoende kennis naar voren is gekomen over de effectiviteit van een interventie bij patiënten met bepaalde problemen en op grond hiervan is besloten de interventie te implementeren, dan blijft de inschatting van de mogelijke effecten bij een concrete patiënt altijd nog met de nodige onzekerheid omgeven. Bovendien gaat het hierbij niet alleen om de vraag of en bij wie de interventie het beste werkt, maar ook om wie de interventie onder welke omstandigheden toepast. *Stabiliteit* gaat over de mate waarin de problemen van de patiënt en het hanteren van de interventie aan veranderingen onderhevig zijn. Acute problemen van patiënten kunnen zeer sterk fluctueren, terwijl dit bij patiënten met chronische aandoeningen doorgaans niet het geval is.

Bij *variabiliteit* stelt men zich de vraag in hoeverre de toepassing van de interventie bij verschillende patiënten verschillend uitwerkt. Technisch-instrumentele interventies zullen doorgaans minder variabel zijn dan psychosociale interventies.

Tripp-Reimer e.a. (1996) deden onderzoek naar de dimensies die ten grondslag liggen aan het IOWA-classificatiesysteem van verpleegkundige interventies. Complexiteit kwam hierbij als een van de dimensies naar voren. Uit het onderzoek bleek verder dat sporadisch voorkomende en plotseling opkomende (emergent) interventies als hoogcomplex worden gezien, terwijl continu voorkomende en routine-interventies als laagcomplex worden beschouwd. Hierbij verwijst complexiteit vooral naar de mate van benodigde kennis, vaardigheid en urgentie van een interventie.

Complexiteit en operationele structuur

In paragraaf 3.2 is aangegeven dat de structuurbenadering de mate van complexiteit van het werk relateert aan de structurering van het werk. De volgende twee situaties kunnen worden onderscheiden: een hoogcomplexe interventie en structuur en een laagcomplexe interventie en structuur.

Een *hoogcomplexe verpleegkundige interventie* vraagt om een *organische structuur*. Deze structuur biedt de beste mogelijkheden om met complexiteit om te gaan. Het uitvoeren van complexe interventies vraagt een hoge mate van zelfstandigheid van degenen die de interventie toepassen, veel ruimte om zelf beslissingen te nemen en een flexibele communicatiestructuur, dat wil zeggen ruimte voor zowel gepland als ongepland overleg, als de situatie erom vraagt. De planning zal vooral betrekking moeten hebben op patiëntenuitkomsten en minder op de exacte wijze waarop de interventie moet worden toegepast.

Vertaald naar verpleegsystemen voldoen vormen van patiëntentoewijzing aan deze eisen en met name de al eerdergenoemde zelfsturende teams.

Laagcomplexe verpleegkundige interventies komen het beste tot hun recht in een *mechanische structuur*. De kenmerken van deze structuur zijn dat het uitvoerende werk in sterke mate wordt verdeeld, er een scheiding is tussen personen die de beslissingen over het uitvoerende werk nemen en degenen die het uitvoeren, en dat de uitvoering van het werk sterk wordt gestandaardiseerd. Vertaald naar verpleegsystemen kan men hier denken aan vormen van taakgericht of functioneel verplegen.

Verschillen in complexiteit tussen (nieuwe) interventies zouden logischerwijs ook moeten leiden tot verschillen in de operationele vormgeving ervan. Het is echter opvallend dat deze relatie weinig aandacht krijgt. In veel gevallen wordt een interventie of een cluster van interventies gestandaardiseerd en geformaliseerd in de vorm van een protocol of richtlijn. Verder kan geconstateerd worden dat er een grote variatie is in soorten richtlijnen. De omvang verschilt vaak enorm; sommige richtlijnen zijn erg concreet en andere weer wat globaler. Er is vaak geen duidelijke relatie te leggen met de complexiteit van de innovatie en de gekozen vorm van de innovatie. Ook is het nog ongebruikelijk om te experimenteren met verschillende *prototypen* van gegevensopslag zoals een richtlijn, een heuristisch model enzovoort.

De complexiteit van een (nieuwe) interventie is overigens geen stabiel fenomeen. Interventies kunnen bijvoorbeeld in het begin van een invoeringsproces als hoogcomplex worden ervaren en later laagcomplex, of andersom. Complexiteit kan met andere woorden fluctueren in de tijd. In een dergelijke situatie is een organische structuur geschikter dan een mechanische. Er is immers sprake van behoefte aan flexibiliteit.

Complexiteit en superstructuur

Als men een instelling in gedachten neemt die bestaat uit verschillende verpleegeenheden, geordend naar ziektebeelden, kan men zich afvragen hoe homogeen of hoe heterogeen de interventies in deze verpleegeenheden zijn. De mate van complexiteit van verpleegkundige interventies kan dus niet alleen aan de operationele structuur van een verpleegeenheid worden gerelateerd (het verpleegsysteem), maar ook aan de superstructuur waarvan de eenheid deel uitmaakt.

Een onderzoek van Alexander en Bauerschmidt (1987) geeft aan dat verschillende verpleegeenheden in een gemiddeld ziekenhuis *intern wel homogeen* zijn wat de mate van complexiteit betreft. Om enkele voorbeelden te geven.

- Binnen afdelingen orthopedie is de mate van onzekerheid laag, de mate van instabiliteit laag en de mate van variabiliteit hoog.
- Binnen afdelingen psychiatrie is de mate van instabiliteit laag, de variabiliteit hoog en de onzekerheid hoog.
- Binnen intensivecareafdelingen zijn de instabiliteit, variabiliteit en onzekerheid alle drie hoog.

Het is dus in ieder geval aan te bevelen om de mate van complexiteit van een nieuwe verpleegkundige interventie in een verpleegafdeling altijd te vergelijken met de bestaande mate van complexiteit in de betreffende verpleegafdeling.

Nieuwe interventies en het beheerssysteem

De structuurbenadering laat zien dat men in het geval van een nieuwe verpleegkundige interventie (een nieuwe technologie) ook altijd moet nagaan hoe de verhouding is tot het bestaande *beheerssysteem*. In het geval van een discongruentie tussen interventie en beheerssysteem zou men dan moeten bezien of en hoe het beheerssysteem kan worden aangepast.

De relaties tussen een nieuwe interventie en het beheerssysteem kunnen indirect en direct zijn. Bij een *indirecte relatie* kan men aan de volgende situatie denken. Als een nieuwe interventie op grond van de mate van complexiteit leidt tot de keuze voor een geheel of gedeeltelijk andere operationele structuur, zal deze structuur op de gevolgen voor het beheerssysteem moeten worden bezien. Zo heeft een herverdeling van taken altijd gevolgen voor de wijze waarop het beschikbare werk moet worden verdeeld. Als een nieuwe verpleegkundige interventie andere vormen van communicatie met zich meebrengt, dan kan dit gevolgen hebben voor de verdeling tussen directe en indirecte kosten in de betreffende verpleegeenheid.

De *directe relaties* tussen een nieuwe interventie en het beheerssysteem zijn te illustreren aan de hand van de arbeidsintensiteit van een nieuwe interventie. De arbeidsintensiteit van een nieuwe interventie heeft uiteraard gevolgen voor de benodigde tijd en het budget van een verpleegafdeling. Tripp-Reimer e.a. (1996) geven een indicatie van meer en minder arbeidsintensieve verpleegkundige interventies, zoals:

- restauratieve zorg (meer) versus preventieve zorg (minder);

- zorg door anderen (meer) versus zelfzorg door de patiënt (minder);
- zorg door de verpleegkundige geïnitieerd (meer) versus zorg door de patiënt geïnitieerd (minder);
- sporadische zorg (meer) versus continue zorg (minder);
- acute zorg (meer) versus routinezorg (minder).

Indien een nieuwe verpleegkundige interventie wordt toegevoegd aan het bestaande arsenaal van interventies, zal dit zeker een verhoging van arbeidskosten met zich meebrengen. Als het een interventie betreft waarvoor bepaalde instrumenten nodig zijn, dan nemen ook de materiële kosten toe. Het is echter ook mogelijk dat de interventie een andere interventie vervangt, bijvoorbeeld omdat men uit onderzoek weet dat de nieuwe interventie minder tijdsintensief is dan de vorige, maar minstens dezelfde kwaliteit van zorg realiseert. Over het algemeen worden zowel de kosten van een nieuwe interventie als de mogelijke gevolgen voor de wijze van verdeling van geld, tijd, middelen en taken onderschat.

Nieuwe interventies en beleid

Tussen nieuwe interventies en *beleidsdoelen* van organisatorische eenheden kunnen eveneens zowel directe als indirecte relaties bestaan. Als we zeggen dat een nieuwe verpleegkundige interventie moet passen bij het beleid van een organisatie of organisatorische eenheid, dan hebben we het over de *(directe) relatie* tussen de effecten van de interventie (die we kennen uit onderzoek) en de doelen van de organisatie. Eigenlijk is de vraag naar de congruentie tussen interventie en beleid geen implementatievraagstuk maar een keuzevraagstuk. Immers: als een interventie niet past bij het beleid, lijkt dit een serieuze reden om de interventie niet in te voeren. Bij *indirecte relaties* tussen interventie en beleid gaat het bijvoorbeeld om de relatie tussen de interventie en de operationele structuur van een verpleegeenheid enerzijds en de relatie tussen de operationele structuur en het beleid van de eenheid anderzijds. De structuurbenadering stelt, dat indien de interventie vraagt om wijzigingen van de operationele structuur en van het beheerssysteem, deze wijzigingen niet in strijd moeten zijn met de (beleids)doelen van de eenheid. Zo past een organische structuur goed bij een beleidsdoelstelling als verbetering van kwaliteit. Maar wat gebeurt er als ook verhoging van de productiviteit een beleidsdoelstelling is? Voor de realisatie van een dergelijk doel is het de vraag of een meer mechanische structuur niet geschikter is.

De structuurbenadering laat zien dat men moet uitkijken dat een congruentie tussen een nieuwe verpleegkundige interventie en de structuur van een verpleegeenheid niet ten koste gaat van de congruentie van deze structuur met het beleid en het beheerssysteem van de eenheid.

De human-resourcesbenadering

De human-resourcesbenadering belicht de rol die kenmerken van individuele verpleegkundigen in het proces van invoering van nieuwe verpleegkundige interventies kunnen spelen en hoe managers met deze kenmerken kunnen omgaan. Het gaat hier om kenmerken als motivatie, attitude, kennis en vaardigheden, maar ook kenmerken van patiënten.

Motivatie

Voor sommige verpleegkundigen zal het (leren) werken met nieuwe interventies uitdagend en verrijkend zijn. Toch bestaat de mogelijkheid dat, zeker bij complexe interventies, de motivatie kan afnemen, omdat bijvoorbeeld de resultaten niet snel zichtbaar zijn. In dit geval kan het noodzakelijk zijn om een aantal maatregelen te treffen die de motivatie positief kunnen beïnvloeden. Men kan bijvoorbeeld denken aan:

1 formuleren van de individuele leerdoelen;
2 reflectie op het proces van de invoering en het gebruik;
3 evaluatie van de voortgang in het gebruik;
4 hantering van een systeem van beloningen bij een positieve evaluatie.

Attitude en attitudebeïnvloeding

De attitude ten aanzien van verpleegkundige interventies kan sterk verschillen. Zo kunnen bepaalde interventies, die te maken hebben met bijvoorbeeld sterven, pijn en seksualiteit, een verpleegkundige emotioneel raken. Zo kan het afnemen van een pijnmeting voor een verpleegkundige een moeilijke opgave zijn, omdat voor hem of haar pijn en pijnbeleving een gevoelig thema is. Naast deze affectieve component zullen ook cognitievere componenten van invloed zijn op de vorming van de attitude ten aanzien van een nieuwe verpleegkundige interventie. Zo kan de attitude positief worden beïnvloed als de verpleegkundige voordelen ziet of ervaart van de interventie in vergelijking met bestaande interventies. Deze voordelen hoeven niet alleen betrekking te hebben op doelstellingen ten aanzien van patiënten, maar kunnen evengoed slaan op eigen doelstellingen als aantrekkelijker werk, meer variatie in het werk en dergelijke.

De mogelijkheid om een nieuwe interventie uit te proberen lijkt ook een positieve invloed te hebben op de attitudevorming. Eerder in dit boek werd erop gewezen dat attitude niet alleen gedrag beïnvloedt, maar dat de mogelijkheid om met bepaald gedrag te oefenen ook de attitude positief (maar ook negatief) kan beïnvloeden. Vooral bij de complexere nieuwe interventies is de mogelijkheid om uit te proberen van belang. Een bijkomend voordeel hiervan is dat de verpleegkundige in staat is om de mogelijke gevolgen van de interventie te observeren. De *observeerbaarheid* van een innovatie is van invloed op de attitudevorming (zie paragraaf 2.4).

Ook de observatie van hoe anderen een interventie toepassen kan de attitude positief beïnvloeden, hoewel het wel uitmaakt wie deze andere is. Als dit iemand is met wie men zich identificeert, is de kans op een positieve invloed groter dan wanneer het iemand is over wie men negatief denkt. Verder is ook de attitude van belang van mensen met wie men zich vergelijkt maar met wie men niet noodzakelijkerwijs regelmatige interactie heeft. Een negatieve attitude van de 'gelijken' leidt zeer waarschijnlijk tot een negatieve attitude bij een individuele verpleegkundige. In dit geval zal men de attitudebeïnvloeding meer moeten richten op de groep dan op het individu.

Kennis en vaardigheden

Het antwoord op de vraag hoe nieuwe verpleegkundige interventies het beste kunnen worden geleerd, is afhankelijk van zowel de complexiteit als de afhankelijkheid van de interventie.

Als een interventie erg *complex* is (zeer instabiel, variabel en onzeker), dan zullen diverse activiteiten ondernomen moeten worden. Men kan hier denken aan leren door zelf uit te proberen, reflectie op het uitproberen, voorbeeldgedrag van een ervaren verpleegkundige of iemand uit een andere discipline, training *on the job*. Een hoge complexiteit brengt met zich mee dat het niet alleen gaat om technische vaardigheden en kennis, maar ook om het vermogen om persoonlijk met onzekerheid om te gaan. Gesteld kan worden dat hoe complexer de innovatie is, hoe meer de scholing *individueel maatwerk* is. Groepsgewijze scholing lijkt in dit geval minder geschikt. Wel kan een groep van belang zijn voor het delen van ervaringen en het verlenen van steun.

Als een nieuwe interventie *afhankelijkheid* impliceert, dat wil zeggen een tamelijk hechte afstemming en samenwerking tussen verpleegkundigen onderling of tussen verpleegkundigen en andere disciplines met zich meebrengt, dan kan dit nieuwe vaardigheden noodzakelijk maken op het terrein van communicatie, rapportage en besluitvorming. Groepsvaardigheden kunnen uiteraard het beste in een groep worden geoefend.

Kenmerken van patiënten

Kenmerken van patiënten zijn ook van invloed op de invoering van verpleegkundige interventies. Patiënten zijn immers degenen op wie de interventies zijn gericht. Een aantal voorbeelden kan de invloed van deze kenmerken verhelderen. Nieuwe interventies kunnen op gespannen voet verkeren met de *individuele waarden* van patiënten. Als een patiënt bijvoorbeeld de verpleegkundige als een autoriteit ziet, zal het verwarring geven als de verpleegkundige een interventie hanteert die is gericht op het bevorderen van de zelfzorg van de patiënt. Ook kunnen nieuwe interventies met zich meebrengen dat patiënten vaardig worden gemaakt om bijvoorbeeld bepaalde handelingen te verrichten, zoals het bijhouden van een pijndagboek en het oefenen met vormen van zelfmedicatie. Ten slotte vragen nieuwe interventies soms een hoge mate van inschikkelijkheid van de patiënt. Niet alle patiënten zijn uiteraard in staat om dit altijd op te brengen. Ook dit kan dus de invoering van de innovatie sterk bemoeilijken.

De politieke benadering

De *operationele kenmerken* van een nieuwe interventie kunnen gevolgen hebben voor de politieke processen. Men moet in de eerste plaats denken aan de mate waarin het gebruik van de interventie afhankelijk is van de medewerking van andere disciplines. Sommige interventies zijn multidisciplinair van karakter. Andere interventies zijn weliswaar monodisciplinair, maar vereisen een nauwe afstemming op de interventies van andere disciplines. In situaties van *toenemende afhankelijkheid* kunnen politieke processen gemakkelijk de kop opsteken, zoals het achterhouden van informatie en het ene zeggen maar het andere doen.

Ook de *expliciete waarden* en *doelkenmerken* van een nieuwe interventie kunnen politieke processen activeren. Dit zal vooral het geval zijn indien de verschillende groeperingen in een organisatie *conflicterende doelen* hebben. Er kan dan gemakkelijk een politiek geladen discussie ontstaan over het nut van de vernieuwing in vergelijking met andere vernieuwingen. Ook kan dit leiden tot discussies over het *domein* van de diverse disciplines. Als bijvoorbeeld verpleegkundigen in een kinderziekenhuis een nieuwe interventie willen invoeren op het terrein van het nader betrekken van ouders bij de zorg, of het beter voorbereiden van ouders op het ontslag van hun kind uit het ziekenhuis, dan kunnen zowel psychologen als artsen van mening zijn dat deze interventies tot hun domein behoren. Het claimen van een domein is een typische politieke interventie.

Aan politieke processen zoals hiervóór geschetst kunnen machtsverhoudingen op een diepteniveau ten grondslag liggen. Als dit het geval is, zullen politieke processen bij elke innovatie opspelen en niet uitsluitend bij de invoering van nieuwe verpleegkundige interventies. Als de diepteverhoudingen echter sterk gelegitimeerd worden vanuit de unieke, enig juiste en waardevolle visie die men heeft op gezondheid, ziekte, zorg en dergelijke, dan zullen de diepteverhoudingen eerder manifest worden bij nieuwe verpleegkundige interventies die gezien worden als een bedreiging van de bestaande verhoudingen.

De cultuurbenadering

Dat er een relatie is tussen de invoering van nieuwe verpleegkundige interventies en de cultuur van een verpleegeenheid is een betrekkelijk nieuw inzicht. Op deze relatie wordt nu nader ingegaan.

De gerichtheid of *focus* (Tripp-Reimer 1996) van een interventie verwijst naar onderliggende assumpties over gezondheid, ziekte, de rol van de omgeving hierbij en de aard van de relatie tussen verpleegkundige en cliënt. De vraag is dan in hoe-verre deze assumpties overeenkomen met de basale opvattingen (*basic assumptions*) die verpleegkundigen met elkaar delen. Interventies kunnen gebaseerd zijn op de assumptie dat de verpleegkundige een sterke greep moet hebben en houden op het proces van zorgverlening. De verpleegkundige weet wat er mis is met de patiënt en weet wat daar het beste aan gedaan kan worden. Dit is een rechtvaardiging voor een *ongelijke relatie* tussen verpleegkundige en patiënt. Veel verpleegkundige inter-venties lijken gebaseerd te zijn op deze assumptie. Een andere assumptie die aan verpleegkundige assumpties ten grondslag kan liggen, is dat ziekte een individuele toestand is. Interventies moeten dan ook op de zieke worden gericht. Hiertegenover staan interventies die er bijvoorbeeld van uitgaan dat ziekte een proces is waarin zowel individuele factoren als factoren uit de omgeving een rol spelen. Vanuit deze assumptie zullen interventies zich ook moeten richten op de omgeving waarin de patiënt vertoeft, of op zijn minst zullen de perceptie en beleving van de omgeving ook onderwerp van interventies moeten zijn.

Soms is een interventie expliciet een voortvloeisel van een verpleegmodel, soms bevat een interventie elementen uit diverse modellen en soms is de herkomst ondui-delijk. Enkele voorbeelden van interventies die duidelijk zijn voortgekomen uit een verpleegmodel, zijn:

- therapeutische aanraking: Rogers' *Science of unitary human beings*;
- gezondheidsbevordering: Neumans systeemmodel;
- conservatie van energie: Levines conservatiemodel;
- zelfzorginterventies: Orems zelfzorgmodel.

Men zou nu kunnen stellen dat er bij een nieuwe interventie niet alleen een nieuwe *technologie*, maar ook een *achterliggende visie*, wordt ingevoerd. Als deze visie strookt met de heersende opvattingen over gezondheid, ziekte en dergelijke, is er sprake van congruentie, zonder dat men dat overigens zelf doorheeft. Als de achterliggende visie echter niet congruent is met de heersende opvattingen, zal wrijving ontstaan. Het expliciet aandacht besteden aan de visie of het model dat aan een interventie ten grondslag ligt, is noodzakelijk voor een zorgvuldige diagnose van de situatie, met het oog op de te kiezen implementatiestrategie. In de eerder in dit hoofdstuk behandelde EBP-modellen wordt eigenlijk geen aandacht geschonken aan de relatie tussen ver-pleegkundige interventie en visie of verpleegmodel.

EBP als visie: de grondslag van de EBP-modellen is geen visie op ziekte, gezond-heid en zorg maar een visie op wat ware kennis is en hoe deze het beste verkregen dient te worden. Hoewel dit op zich niet strijdig lijkt met theorieën die gaan over ziekte, gezondheid enzovoort, blijkt er toch een spanning te ontstaan. Zo valt op dat bij meta-analyses of systematische *reviews* van verpleegkundige interventies vaak wordt voorbijgegaan aan verschillen in onderliggende theorieën. De visie of het ver-

Tabel 10.1 Op effectiviteit onderzochte implementatiestrategieën

op de zorgverlener gerichte strategieën	op de groep/organisatie gerichte strategieën
educatie	inschakelen van opinieleiders
audit en feedback	toedelen formele implementatierol
reminders	koppeling van de innovatie aan een kwaliteitssysteem
coaching, begeleiding	scheppen van groepsoverleg
participatie	ICT-systemen

pleegmodel achter een interventie zou een belangrijk aandachtspunt moeten zijn bij de beoordeling van de wetenschappelijke kennis over een interventie.

De kennis- en leerbenadering

Vanuit deze benadering gezien is de onderbouwing van innovaties zoals nieuwe interventies met behulp van kennis uit onderzoek een op zichzelf goede, maar ook beperkte manier om met kennis om te gaan. Ook andere kennisbronnen, zoals impliciete kennis van individuele professionals en groepen van professionals en expliciete ervaringskennis, zijn relevant om te betrekken bij de ontwikkeling van nieuwe interventies. Ook kan vanuit deze benadering worden opgemerkt dat kennis in het EBP-denken vooral als tamelijk statische informatie wordt gezien en niet als (ook) een manier van betekenisverlening vanuit sociale kaders, opvattingen en waarden. Als kennis niet statisch is, dan is het ook logisch dat een nieuwe interventie niet wordt gezien als iets dat wordt toegepast. Een gevolg van deze opvatting is, dat er geen strikt onderscheid is te maken tussen het ontwikkelen van een nieuwe interventie en het implementeren en gebruiken ervan. Het werken met een interventie is dan ook weer een leerproces dat kan leiden tot verantwoorde verdere ontwikkeling van de interventie. Standaardiseren van een interventie of een cluster van interventies in een richtlijn, protocol enzovoort is dan vooral een handige manier om kennis over te dragen, maar niet per se de meest adequate manier om met deze kennis in de praktijk te kunnen werken.

De innovatiecontingentiebenadering

Vanuit deze benadering moet het een en ander worden opgemerkt over EBP als visie, de EBP-modellen en de uit het daarmee werken voortkomende nieuwe interventies.

EBP als visie, geconcretiseerd in de EBP-modellen, heeft in sterke mate de kenmerken van een resultaatgerichte en in mindere mate die van de regelgerichte configuratie. De basale opvattingen verwijzen naar controle, zowel gericht op de externe omgeving (meetbare uitkomsten en volgen van ontwikkelingen in de externe *evidence* uit onderzoek) als op de interne processen (regels voor het proces van EBP). Deze configuraties zijn ook in de omgeving van zorginstellingen te herkennen. Er is vanuit de beroepsverenigingen van professionals, net als van de zijde van de overheid, een duidelijk appel om evidence-based te werken. Er is hier dus een institutionele pressie. Organisaties nemen echter vaak niet zozeer de basale opvattingen over maar belijden vooral de expliciete waarden van EBP (Tanenbaum 2003). In veel minder gevallen proberen organisaties een organisatorische configuratie te scheppen die het mogelijk maakt om EBP te bedrijven.

Organisaties worden echter ook geconfronteerd met andere eisen, visies en verwachtingen zoals vraaggestuurde zorg, ondernemerschap enzovoort. In de omgeving zijn dus diverse configuraties aanwezig. Een eenzijdige verandering van de organisatie in de richting van een EBP-'ideale' organisatie ligt dan minder voor de hand.

Ook kan de complexiteit van een innovatie een flexibelere configuratie vergen voor zowel het proces van ontwikkeling als dat van implementatie. Verder kunnen de aan interventies ten grondslag liggende theorieën en opvattingen, zoals belevingsgerichte zorg, vragen om andere configuraties, bijvoorbeeld een meer team- of ondernemingsgerichte configuratie.

Vanuit het innovatiecontingentiemodel kan ook commentaar worden gegeven op het onderzoek naar de effectiviteit van strategieën om nieuwe interventies in te voeren.

Er is een aantal *reviews* uitgevoerd naar de effectiviteit van strategieën om richtlijnen voor verpleegkundigen in te voeren (Thomas e.a. 1998, Halfens & Van Linge 2003). Het soort strategieën dat in deze reviews is opgenomen, is weergegeven in tabel 10.1.

Over de effectiviteit van de diverse strategieën is het volgende op te merken.
Educatie van verpleegkundigen, de veruit meest onderzochte strategie, leidt tot een toename van kennis van de innovatie op korte termijn indien het een actieve vorm van educatie betreft. Educatie laat geen duidelijke verbetering zien van attitude of gedrag van verpleegkundigen en leidt ook niet tot verbetering van patiëntenuitkomsten.

De andere strategieën blijken soms wel en soms niet effectief te zijn, maar vaker op het niveau van uitkomsten van verpleegkundigen (kennis, gedrag) dan op dat van patiëntenuitkomsten.

Het toepassen van diverse strategieën is over het algemeen effectiever dan het toepassen van een enkele strategie. Vaak geschoten, altijd wel eens raak, zou men kunnen zeggen. Soms leidt deze combinatie ook tot betere patiëntenuitkomsten, maar lang niet altijd. Opvallend is dat ook in een aantal reviews naar de effectiviteit van strategieën voor het invoeren van medische richtlijnen vergelijkbare bevindingen worden gedaan (Bero 1998, Solberg 2000, Grimshaw e.a. 2004).

Vanuit het innovatiecontingentiemodel is het volgende commentaar te geven op het onderzoek naar de effectiviteit van implementatiestrategieën. In de eerste plaats valt op dat het onderzoek meestal niet gericht is op de ontwikkeling of toetsing van een implementatietheorie. Onduidelijk is dan waarom men veronderstelt dat een bepaalde strategie effectief zal zijn (Fitzgerald e.a. 2002).

In de tweede plaats wordt in het onderzoek meestal niet nagegaan wat de kenmerken zijn van de groep en organisatie waarbinnen de implementatie plaatsvindt en wat kenmerken zijn van de betrokken personen. Het feit dat strategieën soms wel en soms niet effectief zijn, kan immers te wijten zijn aan de aard van deze omstandigheden. Het contingentie- en configuratiedenken zou hier een waardevolle bijdrage kunnen leveren.

In de derde plaats is er vaak geen argumentatie voor het tijdstip waarop bepaalde uitkomsten van de strategieën worden gemeten. De keuzes lijken meer af te hangen van de looptijd en financiering van het onderzoek dan van een concept over de looptijd van strategieën in relatie tot meer of minder gunstige kenmerken van de context.

In de vierde plaats valt op dat het repertoire aan onderzochte strategieën tamelijk beperkt is. De strategieën hebben een sterk human-resourceskarakter en een structuurkarakter. Politieke, cultuur- en omgevingsgerichte strategieën zijn nog nauwelijks onderwerp van onderzoek geweest.

In de vijfde plaats is er ook meestal geen expliciet idee van wat de innovatie of richtlijn nu eigenlijk vraagt van mensen en van de groep/organisatie. Ook dit kan als een atheoretische opstelling worden gezien.

Het gangbare onderzoek naar de implementatie van evidence-based richtlijnen lijdt dus aan een gebrek aan theoretische onderbouwing en staat ook niet in het teken van theorieontwikkeling. Hoewel deze constatering in toenemende mate wordt gedaan, wordt nog niet echt een brug geslagen naar de innovatiemodellen en -theorieën zoals beschreven en geanalyseerd in de eerste hoofdstukken van dit boek.

10.1.5 Samenvatting en conclusies

Interventies vormen het *handelingsrepertoire* van een professie. Het gebruik van effectieve interventies is eigenlijk een plicht en zal ook door weinig mensen worden bestreden. EBP moet tegen deze achtergrond worden gezien. EBP bevat een set van regels hoe tot de effectiefste zorg te komen. Deze regels zijn echter niet zonder problemen. De verschillende innovatiebenaderingen die in dit hoofdstuk op EBP zijn losgelaten, hebben dat voldoende duidelijk gemaakt. In zekere zin schept EBP een aantal problemen die het niet goed zelf kan oplossen binnen de grenzen van de eigen opvattingen, waarden en operationele systemen. Dit wordt op dit moment zichtbaar in het feit dat vanuit de EBP-wereld wordt gelonkt naar andere benaderingen. Zo druppelen bijvoorbeeld langzaam ideeën vanuit het kennismanagement binnen in de EBP-wereld. Ook is de ontwikkeling zichtbaar van een aantal modellen waarin wel EBP-elementen zijn te herkennen, echter ofwel in een liberalere vorm, ofwel aangevuld met elementen uit andere benaderingen. De momenteel sterk in opkomst zijnde best-practicemodellen zijn een illustratie van deze ontwikkeling. Ook andere aanduidingen zoals *good clinical practice* en *best available evidence* geven aan dat er een neiging is om de pretentie van een volledige onderbouwing van zorginnovaties door middel van *evidence* wat af te zwakken.

10.2 DE INVOERING VAN VERPLEEGKUNDIGE DIAGNOSTIEK

Interview 2

Het volgende interview is afgenomen bij Hans van Beek, verpleegkundig beleids-medewerker in een academisch ziekenhuis.

Hans, jullie zijn momenteel bezig met de invoering van verpleegkundige diagnostiek. Wat houdt dit bij jullie in en waarom hebben jullie hiervoor gekozen?

Wij hebben gekozen voor de zogenoemde PES, ontwikkeld door Gordon (1996). PES staat voor het beschrijven van problemen, symptomen en oorzaken van problemen van patiënten. Hierbij wordt gebruikgemaakt van een indeling in zo-genoemde gezondheidspatronen. Je kunt dus uiteindelijk per patiënt aangeven welke problemen hij heeft.

Tja, waarom hebben we hiervoor gekozen? In het verleden zijn we druk geweest met de invoering van methodisch handelen van verpleegkundigen. Hierbij kwa-men we erachter dat methodisch werken niet alleen een kwestie is van een aantal fasen doorlopen, maar dat je deze fasen ook inhoud moet kunnen geven. Welnu, de PES is een manier om de fase van diagnostiek meer inhoud te geven. Verder speelt ook wel mee dat de verpleegkundigen in ons ziekenhuis het werken met een 'eigen' diagnostiek zien als een mogelijkheid om een gelijkwaardiger positie te verkrijgen ten opzichte van andere disciplines, zeg maar de artsen. Onze ver-pleegkundige adviesraad heeft zich dus nogal sterk gemaakt voor de invoering van verpleegkundige diagnostiek.

Kun je vertellen hoe jullie de invoering hebben aangepakt?

We hebben de invoering tot nu toe beperkt tot een aantal proefafdelingen bin-nen Psychiatrie en Oncologie. We denken veel te kunnen leren van hoe het daar gaat. Hiervan kunnen we dan gebruikmaken als we toe zijn aan de invoering op andere afdelingen. De verpleegkundigen op de betreffende afdelingen hebben we een gedegen scholing gegeven in het werken met de PES. Nu is het zo dat we veel meer individuele begeleiding geven. De teamleiders en het afdelingshoofd hebben we ook geschoold, maar met een andere invalshoek. De invoering van verpleeg-kundige diagnostiek kan immers gevolgen hebben voor de verdeling van taken en bevoegdheden en de manier waarop je het werk verdeelt.

Tot slot, Hans, zijn jullie tot nu toe in de invoering op problemen gestuit?
Jazeker, artsen kijken toch wel met argusogen naar deze ontwikkeling: ze zeggen dat als iedere discipline zijn eigen diagnostiek gaat gebruiken dit de samenhang van de zorg niet ten goede komt. Verpleegkundigen zelf zijn redelijk enthousiast, maar ik hoor toch wel steeds vaker geluiden dat het wel mooi is om meer over de problemen van patiënten te weten, maar wat dan? Eigenlijk moet je dan ook goed weten wat je het beste kunt doen bij bepaalde problemen. Ook blijft het moeilijk om helder te houden wie nu verantwoordelijk is voor de invoering. Soms is er wel een neiging om dit naar elkaar toe te schuiven, van teamleiders naar afdelingshoofd, van afdelingshoofd naar mij enzovoort.

10.2.1 Algemene typering

Verpleegkundige diagnostiek verheugt zich in Nederland in een toenemende belangstelling. Zowel op landelijk als lokaal niveau houden verpleegkundigen zich bezig met de ontwikkeling, validering en invoering van verpleegkundige diagnostiek. Het beschikken over een eigen diagnostiek wordt door verpleegkundigen gezien als een belangrijke voorwaarde voor verdere professionalisering van het beroep.

De term *verpleegkundige diagnostiek* is een verzamelnaam voor verschillende vormen van diagnostiek bedrijven. Hierbij kan het volgende onderscheid worden gemaakt:

1 diagnostiek om problemen te kunnen classificeren en vervolgens na te gaan welke zorg, interventie, programma is geïndiceerd (selectie/plaatsing);
2 diagnostiek om te bepalen hoe de zorg, de interventie het beste kan worden uitgevoerd (planning);
3 diagnostiek binnen de uitvoering van een gekozen interventie (procesbegeleiding);
4 diagnostiek om de benodigde personele formatie te kunnen plannen (beheer).

Verder kan een onderscheid worden gemaakt tussen de weg om tot een diagnose te komen (het diagnostische proces) en de diagnose als beslissing, als uitkomst van dit proces (diagnose als product). Bij de invoering van diagnostiek zijn zowel het beoogde product als het diagnostische proces belangrijke factoren voor het bepalen van de strategie van invoering.

Heeft men het momenteel in Nederland over de invoering van verpleegkundige diagnostiek, dan lijkt het vooral te gaan over de invoering van *diagnostische classificatiesystemen* zoals de NANDA en het PET-systeem van Gordon. Om deze reden worden hier de innovatieve aspecten van dit type systemen besproken. Voor de helderheid wordt de volgende eenvoudige definitie gehanteerd van wat een verpleegkundig diagnostisch classificatiesysteem (VDCS) is: namelijk de systematische ordening van een reeks verpleegkundige diagnoses.

10.2.2 De rationele benadering

De rationele benadering ziet een VDCS als een nieuwe technologie in het primaire proces. De complexiteit van deze nieuwe technologie stelt eisen aan de structuur van de eenheden in een organisatie waar een VDCS gebruikt zal gaan worden. In deze subparagraaf wordt ingegaan op de complexiteit van het VDCS en vervolgens een relatie gelegd met de structuurkenmerken van eenheden. Ook twee andere belangrijke begrippen uit de rationele benadering, namelijk beheerssysteem en beleid, worden in deze subparagraaf op hun betekenis voor de invoering van diagnostische systemen bekeken. Ten slotte wordt met behulp van de inzichten uit de rationele benadering aandacht besteed aan de wijze van structurering van het invoeringsproces van een VDCS.

Complexiteit van diagnostische systemen

In het ideale geval is een diagnostisch systeem valide (het meet wat het pretendeert te meten). In dit ideale geval bestaat er een grote *zekerheid* over de diagnose. Deze ideale situatie zal echter nooit bereikt worden, zodat een bepaalde mate van *onzekerheid* ten aanzien van een diagnose te verwachten is.

Wat de mate van *stabiliteit* betreft, zullen sommige diagnoses over de tijd gezien niet veranderen, terwijl dat bij andere wel het geval is. Wat *variabiliteit* betreft is het volgende op te merken. Als patiënten erg verschillende problemen hebben, zal de meerwaarde van een VDCS boven goed kijken en goed het verstand gebruiken niet zo groot zijn. Maar juist als de verschillen tussen problemen van patiënten erg klein zijn, kan een VDCS een duidelijke meerwaarde hebben. Wil een VDCS kleine verschillen goed kunnen vatten, dan zal het dus noodzakelijkerwijs een hoge complexiteit moeten bezitten.

Twee andere operationele kenmerken zijn ook van betekenis voor de structurering van het gebruik van het systeem: de *integriteit* en de *deelbaarheid*. Een uniform (integer) gebruik van het VDCS lijkt een vereiste, wat de wijze betreft waarop informatie wordt ingewonnen, de beoordeling van de informatie plaatsvindt en ten slotte de beslissing genomen wordt dat van een bepaalde diagnose sprake is. Een VDCS is moeilijk deelbaar; dit brengt de systematiek immers met zich mee.

Complexiteit en structuur

Complexiteit vraagt om een organische structuur, terwijl de hoge integriteit en de geringe deelbaarheid verwijzen naar een sterke standaardisatie van de kwaliteiten van verpleegkundigen om met het systeem te werken, standaardisatie van het diagnostische proces en standaardisatie van de uitkomsten daarvan (de diagnoses). *Standaardisatie* is echter een typisch kenmerk van een mechanische structuur. Een VDCS vraagt dus om een structuur met zowel organische als mechanische elementen. De organische elementen impliceren dat diagnostiek geen apart taakgebied wordt waarop verpleegkundigen zich specialiseren, maar altijd wordt gecombineerd met het nemen van andere beslissingen en het uitvoeren van andere taken. De mechanische elementen kunnen zichtbaar worden in een standaardisatie van de wijze van informatieverwerving en besluitvorming en het toezicht houden (controle) op een juist gebruik van het systeem.

Congruentie met het beheerssysteem en de beleidsdoelen

De gemengde structuur heeft ook gevolgen voor het *beheerssysteem*. Het gaat dan vooral om de automatisering van de diagnostiek en de raming van de hoeveelheid tijd die nodig is voor informatieverwerving en besluitvorming.

De spanning tussen een mechanische en een organische structuur kan zich ook doen voelen als de congruentie van de innovatie met *beleidsdoelen* van de organisatie wordt bezien. De belangstelling voor verpleegkundige diagnostiek in Nederland lijkt vooral ingegeven door de verwachting dat hiermee bepaalde professionele doelen kunnen worden gerealiseerd, zoals vergroting van de autonomie van de verpleegkundigen. Een eigen diagnostiek impliceert een eigen kennisdomein en de interne integratie van de professie. Een eenduidige diagnostiek maakt communicatie tussen verpleegkundigen mogelijk.

De vraag die hierbij opkomt, is in hoeverre deze doelen te verenigen zijn met de doelen van organisaties en van andere beroepsgroepen. Verpleegkundige diagnostiek lijkt goed verenigbaar met een streven naar kostenbeheersing. In de Verenigde Staten, de bakermat van diagnostische classificatiesystemen, zijn deze in de eerste plaats gebruikt als middel voor het toekennen van geld aan instellingen door verzekeraars. Met behulp van de diagnoses kunnen budgetten worden toegekend, verdeeld en bewaakt.

De relatie tussen verpleegkundige diagnostiek en kwaliteitsdoelstellingen ligt minder eenvoudig. Dit heeft te maken met de aard van een diagnostisch classificatiesysteem. Een dergelijk systeem kan gebruikt worden om een indicatie te stellen voor een bepaalde interventie. Met andere woorden, de kans dat de meest geschikte interventie wordt gekozen wordt erdoor vergroot. Dit is echter alleen opportuun als ook de relatie tussen diagnose en interventie bekend is. Anders gezegd: leidt bijvoorbeeld de interventie 'sociale steun bij de diagnose traumatische angst' tot het realiseren van de uitkomst 'beter zelfgevoel'? Kwaliteit in de zin van een betere interventiebeslissing is dus niet op voorhand zeker, laat staan dat het gebruik van het systeem de uiteindelijke kwaliteit van de geboden verpleegkundige zorg met enige zekerheid zal bevorderen.

Hoewel doeltegenstellingen in organisaties eerder regel dan uitzondering zijn, vormen ze op zich geen belemmerende factor in de invoering. Het gaat er vooral om hoe goed een organisatie in staat is om te gaan met meerdere, vaak conflicterende doelen. Kan een organisatie hier slecht mee omgaan, dan zal dit zich zeker ook uiten in de invoering van een verpleegkundig diagnostisch systeem.

Structurering van het proces van invoering

Wat heeft de structuurbenadering te zeggen over de wijze waarop het proces van invoering kan worden gestructureerd? In de literatuur waarin verslag wordt gedaan van de invoering van deze systemen, worden allerlei structuren weergegeven die een aanvulling vormen op de reguliere organisatiestructuren. Voorbeelden hiervan zijn stuurgroepen, commissies, werkgroepen en speciaal aangestelde implementatie-functionarissen (*change agents*). Deze structuren zijn vooral geschikt voor complexe en in de gehele organisatie in te voeren innovaties. Eerder zijn verpleegkundige diagnostische systemen inderdaad als betrekkelijk complex gekenmerkt.

10.2.3 De human-resourcesbenadering

Door zijn betrekkelijk grote complexiteit stelt een diagnostisch systeem hoge eisen aan de *kennis en vaardigheden* van verpleegkundigen. De elementen hierbij zijn informatieverwerving, combineren en interpreteren van informatie (klinisch redeneren) en besluitvorming (het stellen van de diagnose). Het zich eigen maken van deze kwaliteiten is een leerproces dat om diverse, elkaar aanvullende leermethoden vraagt, zoals workshops, zelfstudie, uitproberen in de praktijk (Field 1979), simulaties en het observeren van een ervaren diagnosticus. Ook wordt het leren werken met verpleegkundige diagnostiek bevorderd wanneer de diagnoses worden gerelateerd aan interventies en uitkomsten (McCourt 1987). Dit komt omdat een diagnose, die toch vooral een mentaal beeld is, meer betekenis krijgt als ze wordt verbonden aan handelingen (interventies) en de gevolgen van deze handelingen.

Een complicerende factor bij het leren werken met verpleegkundige diagnostiek is dat de *zichtbaarheid* van de innovatie zelf en van de resultaten ervan laag zijn. Het verwerven van informatie is betrekkelijk zichtbaar, maar de processen van klinisch redeneren en besluitvorming zijn dat slechts indien ze als het ware hardop plaatsvinden in de communicatie tussen mensen. De resultaten van verpleegkundige diagnostiek zijn ook moeilijk zichtbaar te maken. Hierop is al nader ingegaan bij de relatie tussen diagnostiek en de kwaliteitsdoelstellingen van organisaties. Ook dit is een reden om diagnostiek te leren relateren aan interventies en uitkomsten. Als verpleegkundigen al gewend zijn om te werken met het verpleegkundig proces, dan is dat een gunstige conditie. Eerder werd al aangegeven dat een organische structuur hierbij faciliterend werkt.

Naast kennis en vaardigheden zijn *motivatie* en *attitude* belangrijke factoren in de invoering van verpleegkundige diagnostiek. De kenmerken van de innovatie (lage zichtbaarheid, complexiteit) lijken een negatieve invloed op de attitude met zich mee te brengen. Indien er sprake is van congruentie tussen de doelen van verpleegkundige diagnostiek en de persoonlijke doelen en relatief voordeel voor verpleegkundigen, dan kan dit daarentegen een positieve invloed op de attitudevorming geven.

De attitude kan verder positief worden beïnvloed door de mogelijkheid te bieden om diagnostiek eerst in een betrekkelijk veilige (oefen)setting uit te proberen. Ook kan men overwegen om gebruik te maken van de positieve sociale invloeden uit de netwerken waar verpleegkundigen deel van uitmaken. Belangrijk hierbij is om na te gaan wie de opinieleiders en wie de *innovation champions* zijn in de betreffende organisatie of eventueel daarbuiten.

Naast individuele vaardigheden vraagt het werken met een VDCS ook groeps-vaardigheden zoals *communicatie* en *besluitvorming*. Als een verpleegkundige diag-nose wordt ingebracht in een behandelbespreking waarin ook diagnoses van andere disciplines aan bod komen, en waarbij het streven is om tot een geïntegreerd behan-delplan te komen, dan vraagt dit om de vaardigheid tot communicatie en gezamen-lijke besluitvorming tussen de disciplines.

10.2.4 De cultuurbenadering

Een diagnostisch systeem is niet waardevrij. Het kan gericht zijn op kenmerken van het individu en/of kenmerken van de omgeving van het individu. Ook is de vraag van belang hoe de diagnose tot stand komt. Eerder is opgemerkt dat een diag-nostisch systeem een sterke standaardisatie van de informatieverwerving met zich meebrengt. Dit legt de nadruk sterk bij de positie van de verpleegkundige. Afwij-king van de regels door onverwacht, onbedoeld of niet-meewerkend handelen van de patiënt brengt het systeem zelfs in gevaar. Het is dan ook sterk de vraag of een diagnostisch systeem wel kan worden gehanteerd in een cultuur die de relatie tussen verpleegkundige en cliënt als een samenwerking ziet (Lutzen & Tishelman 1996). Het sterke regelgeleide karakter van een VDCS maakt een controlerende rol van de verpleegkundige noodzakelijk.

Een VDCS dat zich hoofdzakelijk richt op de kenmerken van patiënten is het beste te verenigen met een sterk *hiërarchische cultuur*. In deze cultuur zijn uniformi-teit, standaardisatie en beheersing van gedrag centrale waarden. Een diagnostisch systeem dat zich zowel op de kenmerken van patiënten als op de kenmerken van de omgeving van de patiënt richt, is het beste te verenigen met een *rationele cultuur*. In deze culturen is 'beheersing' eveneens een onderliggende waarde, maar staat men open voor de invloed van de omgeving op menselijk denken, voelen en handelen.

10.2.5 De politieke benadering

Een eigen diagnostiek wordt ook wel gezien als een van de kenmerken van een pro-fessie. Het beschikken over een eigen diagnostiek vormt in potentie een belangrijke bron van macht in een organisatie. Het versterken van deze *machtspositie* is ook een van de argumenten die vaak wordt aangehaald om de invoering van verpleegkundige diagnostiek te rechtvaardigen (Lutzen & Tishelman 1996). Dit kan echter tot gevolg hebben dat andere groepen, die een monopoliepositie bezaten, zich bedreigd gaan voelen. Op het diepteniveau van machtsverhoudingen kan dit leiden tot politiek handelen door de groep met de sterkste machtspositie. In paragraaf 5.3 zijn reeds verschillende vormen van politiek handelen op *diepteniveau* beschreven, namelijk naturalisatie, neutralisatie, legitimatie en socialisatie. Opvallend is dat in de literatuur over de invoering van verpleegkundige diagnostiek weinig aandacht wordt besteed aan de rol van politieke processen binnen de invoering.

Op *beleidsniveau* kunnen zich eveneens politieke processen gaan afspelen zoals het tegenhouden van verpleegkundige diagnostiek als prioriteit op de beleidsagenda, verzet tegen het toekennen van middelen voor de invoering van diagnostiek, het sluiten van coalities om het eigen standpunt breder uit te dragen enzovoort.

Op *operationeel niveau* kunnen, bijvoorbeeld in multidisciplinaire patiëntenbesprekingen of in de dagelijkse communicatie tussen verpleegkundigen en andere disciplines, politieke processen gaan spelen, met elementen als verzet, overreding, negeren, selectief informeren en dergelijke.

De kans op discongruentie tussen een VDCS en de machtsverhoudingen in een organisatie is dus vrij groot. De komst van een nieuwe diagnostiek kan door de disciplines die al een eigen diagnostiek hebben als bedreigend worden ervaren. Dit komt niet alleen doordat bepaalde privileges en voorrechten zouden kunnen vervallen maar vooral, omdat met een nieuw diagnostisch systeem ook een mogelijk andere visie op ziekte, gezondheid en dergelijke naar voren komt. Op het diepteniveau van de machtsverhoudingen in organisaties gaat het dus om de vraag wie uitmaakt wat de juiste visie is op zorg.

Hoe dieper de politieke processen zich afspelen, des te moeilijker het zal zijn voor degenen met een implementatierol om deze tijdens de invoering van verpleegkundige diagnostiek te beïnvloeden. De mogelijkheden hiertoe zijn sterk afhankelijk van iemands formele en informele positie in een organisatie. Zowel personen met een sterke formele machtspositie (hoger management) als met een sterke informele machtspositie zijn het beste in staat om politieke processen te beïnvloeden in een richting die gunstig is voor de invoering van verpleegkundige diagnostiek. Personen met een zwakke formele positie en een zwakke informele machtspositie (bijvoorbeeld een projectleider met weinig aanzien bij de niet-verpleegkundige disciplines) zijn nauwelijks in staat om politieke interventies te hanteren gericht op de niet-verpleegkundige disciplines. Indien deze personen wel een informele machtspositie hebben ten aanzien van het hogere management (op grond van deskundigheid, verdiensten in het verleden of gewoonweg aardig gevonden worden) dan is er nog wel een mogelijkheid om deze positie aan te wenden voor het aangaan van een mogelijke coalitie, of voor het inzetten van het management voor een bepaalde politieke strategie.

10.2.6 **Samenvatting en conclusies**

Een verpleegkundig diagnostisch classificatiesysteem is complex, slecht deelbaar, moeilijk zichtbaar te maken en moet integer gebruikt worden. De operationele kenmerken van een VDCS maken een structuur met een combinatie van organische en mechanische elementen noodzakelijk. De congruentie van een VDCS met kostendoelstellingen is goed mogelijk, maar de congruentie met kwaliteitsdoelstellingen van een organisatie of eenheid is problematisch.

Hiërarchische en rationele culturen passen het beste bij verpleegkundige diagnostiek. Men moet politieke processen verwachten op diepte-, beleids- en operationeel niveau.

10.3 **DE INVOERING VAN VERPLEEGSYSTEMEN EN VERPLEEGKUNDIGE FUNCTIES**

Interview 3

Tonnie Zijlstra is projectleider van het project casemanagement in een Regionaal Instituut voor Beschermd Wonen (RIBW).

Tonnie, waarom hebben jullie gekozen voor casemanagement?

De woorden die me het eerste te binnen schieten, zijn toch wel samenhang en continuïteit. Onze cliënten hebben nogal eens te maken met diverse organisaties. Ambulante psychiatrie, sociale dienst, maatschappelijk werk, noem maar op. Je kunt je voorstellen dat de patiënten nogal eens verstrikt raken in zo'n web van instanties. Een casemanager kan samen met de patiënt proberen om het overzicht te houden, de verschillende contacten op elkaar af te stemmen en zo. Ik denk dat het hierbij dus eigenlijk over kwaliteit gaat en misschien ook wel over kosten. Bovendien is een casemanager voor de patiënt een duidelijk aanspreekbare persoon. Dus het is patiëntvriendelijk, zou je kunnen zeggen.

Welke invoeringsstrategie hebben jullie gevolgd?

Zoals mijn functie als projectleider al aangeeft, hebben we gekozen voor een projectstructuur. Eigenlijk zeggen we dus dat de ontwikkeling en invoering van casemanagement in onze situatie een innovatieproject is. Het project is afgelopen als de invoering voltooid is. Boven de projectgroep staat een stuurgroep. Hierin zitten vooral leden van directies van de instellingen waarmee we veel te maken hebben. Ook hebben we tot nu toe veel aandacht besteed aan het doen van marketing voor onze casemanagers. Allerlei instellingen moeten weten dat wij er zijn, wat wij doen, hoe ze ons kunnen bereiken en dat soort zaken. In zo'n web van instellingen moet je als casemanager heel goed kunnen onderhandelen. Vandaar dat wij onze casemanagers een grondige training hebben gegeven in onderhandelingstechnieken.

Wat zijn tot nu toe de voornaamste obstakels gebleken voor de invoering?

Ik denk dat deze op het gebied van macht en cultuur zijn te vinden. Als case-manager begeef je je in het krachtenspel tussen organisaties. Het zou natuurlijk prachtig zijn als al deze organisaties op voet van gelijkheid met elkaar zouden willen samenwerken. Maar helaas is dat niet zo. Je komt erachter dat sommige organisaties andere duidelijk als minder zien. Met cultuur bedoel ik niet alleen cultuurverschillen tussen organisaties, die er natuurlijk ook zijn, maar ook de cultuuromslag die veel casemanagers zelf moeten doormaken. In de psychiatrie heerst nogal een groepscultuur, zou je kunnen zeggen. Casemanagement houdt in dat je de deuren opengooit en je ook vrij zakelijk opstelt, zeker ten opzichte van de organisaties waarover we al hebben gesproken.

10.3.1 Algemene typering

Een verpleegsysteem is een manier om het werk van verpleegkundigen te structureren. Het gaat hierbij dan in de eerste plaats om het uitvoerend werk (het werk met patiënten) en in de tweede plaats om het leidinggeven aan of managen van dit uitvoerende werk. Eerder werd dit de operationele structuur genoemd. In plaats van de term verpleegsysteem worden in Nederland ook wel de termen *verpleegkundig organisatiemodel* en *verpleegstructuur* gebruikt. In bijvoorbeeld Engeland en Amerika gebruikt men termen als *nursing care delivery system, patient care delivery system* en *nursing unit structure.*

Verpleegsystemen staan in verpleegkundig Nederland al een aantal jaren in een warme belangstelling. In veel organisaties is men ook daadwerkelijk bezig om een nieuw verpleegsysteem in te voeren. Hierbij valt op dat er nogal veel verschillende benamingen worden gebruikt om soorten verpleegsystemen aan te duiden. De meest voorkomende aanduidingen staan vermeld in tabel 10.2.

Ook wordt vaak eenzelfde naam gebruikt voor bij nadere beschouwing nogal verschillende verpleegsystemen. De aanduiding patiëntgericht verplegen bijvoorbeeld wordt gebruikt voor een aantal verschillende manieren om werk rondom de patiënt te structureren. Men kan zich voorstellen dat deze conceptuele verwarring ook leidt tot spraakverwarring in de praktijk. Dit kan negatieve gevolgen hebben voor de besluitvorming ten aanzien van verpleegsystemen en voor de invoering van het gekozen verpleegsysteem. Als er immers verschillende percepties en beelden zijn van een systeem, dan zal dit in de invoering snel leiden tot communicatieproblemen, verschillen in waardering van de voortgang van het invoeringsproces en dergelijke.

Verpleegsystemen kunnen worden geplaatst op een *continuüm van ontwerpprincipes.* De ene kant van dit continuüm verwijst naar het ontwerpen van systemen op grond van activiteiten/taken van de verpleegkundige (verzorging, informatie, medisch-technische handelingen, gesprekken met familie en dergelijke). De andere kant van

Tabel 10.2 Namen van verpleegsystemen in Nederland en de VS*

Nederland	Verenigde Staten
casemanagement	attending nurse model
eerstverantwoordelijke verpleegkundige	care management
integrerend verplegen	differentiated practice
modulair verplegen	functional nursing
patiëntentoewijzing	modular nursing
patiëntgericht verplegen	patient centered nursing
teamverpleging	primary nursing
themoverpleging	professional practice model
zorgcoördinatie	self directing teams
zorgmanagement	self regulating teams
	shared governance
	team nursing

*De verpleegsystemen zijn gealfabetiseerd. De namen in de eerste kolom corresponderen dus niet met die in de tweede kolom.

het continuüm verwijst naar het ontwerpen van systemen op grond van kenmerken van cliënten/patiënten (complexiteit, variabiliteit, stabiliteit en dergelijke). Systemen verschillen dus in de principes van werkverdeling en hiermee samenhangend de principes van werkintegratie of coördinatie. Eerder, bij de bespreking van de structuurbenadering, is dit continuüm al aangeduid als lopend van een strikt mechanische naar een strikt organische structuur.

Een strikt *taakgericht (mechanisch)* verpleegsysteem kenmerkt zich door:

■ vergaande, vaste verdeling van activiteiten (taken/functies) onder verpleegkundigen;
■ zeggenschap over de uitvoering van de activiteiten (wanneer, hoe, beoordeling) bij de leidinggevende;
■ direct toezicht door de leidinggevende op de uitvoering van de activiteiten;
■ standaardisatie van de wijze waarop de activiteiten moeten worden uitgevoerd.

In een taakgericht verpleegsysteem wordt het werk verdeeld *op grond van taken*. Het werk wordt gecoördineerd door middel van standaardisatie van processen en het directe toezicht door de direct leidinggevende.

Een strikt *patiëntgericht (organisch)* verpleegsysteem kenmerkt zich door:

- flexibele verdeling van patiënten onder verpleegkundigen door de verpleegkundigen zelf, waarbij de uitvoering van activiteiten en de zeggenschap over de uitvoering in één hand blijft;
- standaardisatie van de criteria op grond waarvan patiënten worden verdeeld;
- frequent geplande en ongeplande communicatie tussen verpleegkundigen in het geval van (tijdelijke) overdracht van patiënten, behoefte aan consultatie en (her)afstemming.

In een patiëntgericht verpleegsysteem wordt het werk verdeeld op grond van *kenmerken van patiënten*. Deze werkverdeling is flexibel, omdat ervan wordt uitgegaan dat de kenmerken van patiënten ook veranderlijk kunnen zijn. Het werk wordt gecoördineerd door direct contact (communicatie) tussen verpleegkundigen. Dit contact loopt dus niet via een leidinggevende.

Het beste voorbeeld van een extreem patiëntgericht verpleegsysteem is het zogenoemde *zelfsturende team* van verpleegkundigen. In een dergelijk team verdelen verpleegkundigen met elkaar de patiënten, op grond van kenmerken van patiënten en op grond van de aanwezige kwaliteiten in het team van verpleegkundigen. Deze verdeling kan worden bijgesteld afhankelijk van het verloop van het zorgproces. Er vindt dus een flexibele vorm van patiëntentoewijzing plaats.

De traditionele taakverpleging is een voorbeeld van een extreem taakgericht systeem. De uitvoerende zorgtaken (wassen, bedden verschonen, medicijnen halen en toedienen, praten met de familie) worden in sterke mate verdeeld over verschillende verpleegkundigen. Het hoofd ziet toe op een goede uitvoering van de taken, er zijn zeer gedetailleerde beschrijvingen van de wijze waarop de taken moeten worden uitgevoerd en de communicatie die plaatsvindt, verloopt tussen hoofd en uitvoerende verpleegkundigen.

Tussen de twee extremen bevinden zich systemen die altijd een combinatie zijn van de kenmerken van de extreme vormen. Systemen die meer neigen naar de patiëntgerichte kant, zijn patiëntentoewijzing op grond van een vast onderscheid tussen verschillende niveaus van verantwoordelijkheid of deskundigheid en *themoverpleging*, een vorm van teamverpleging waarin patiëntentoewijzing op grond van een vast onderscheid in niveaus van verantwoordelijkheid plaatsvindt.

Systemen die meer neigen naar de taakgerichte kant, zijn de vormen van teamverpleging waarin activiteiten worden verdeeld onder de verpleegkundigen en systemen die een vast onderscheid maken tussen coördinerende en uitvoerende taken, zoals casemanagement en zorgmanagement.

Na deze conceptuele verheldering wordt nader ingegaan op de invoering van verpleegsystemen. Hierbij zal de betekenis van de verschillende soorten systemen voor de invoering uiteraard ook aan de orde komen. Voor de overzichtelijkheid wordt wederom gebruikgemaakt van de verschillende implementatiebenaderingen uit paragraaf 4.3.

10.3.2 De structuurbenadering

Een nieuw verpleegsysteem is in feite een nieuwe operationele structuur. Men kan dus spreken over een structuurinnovatie. De structuurbenadering kan inzicht geven in de relatie van een nieuwe operationele structuur met de zogenoemde superstructuur in een organisatie (Mintzberg 1979), de relatie met de aard van de operationele processen, de grootte van een verpleegeenheid, het beheerssysteem en het beleid van de verpleegeenheid. Deze onderdelen moeten met elkaar overeenstemmen om tot een succesvolle invoering te komen.

Aard van de operationele processen

Een verpleegsysteem is te typeren als een *operationele structuur*: het gaat om de wijze waarop het uitvoerend werk wordt gestructureerd. Organisaties kennen naast deze operationele structuren ook een zogenoemde *superstructuur*. Deze structuur verwijst naar de wijze waarop de verschillende organisatorische eenheden zijn gestructureerd. De superstructuur van een organisatie is zichtbaar in een organisatieschema.

Een verpleegsysteem als operationele structuur moet passen bij de aard van het uitvoerend werk (de technologie). Verpleegkundige interventies en verpleegkundige diagnostiek maken deel uit van deze technologie. Belangrijk voor zowel de keuze als de invoering van verpleegsystemen is de *mate van congruentie met de technologie*. Het gaat dan vooral om de mate van complexiteit van de technologie. Als de technologie zeer complex is, congrueert deze situatie het beste met een sterk patiëntgericht verpleegsysteem, zoals een zelfsturend team. Als de technologie weinig complex is, kan men het beste een taakgericht verpleegsysteem kiezen. Als de technologie als gemiddeld complex is te typeren, kan men overwegen om themoverpleging of een vorm van patiëntentoewijzing te kiezen.

Het is van belang om ook tijdens de invoering de congruentie tussen verpleegsysteem en technologie goed te volgen. Een van de redenen waarom de invoering van een nieuw verpleegsysteem kan mislukken is namelijk dat tijdens de invoering, die bij een verpleegsysteem enkele jaren kan duren, veranderingen optreden in de complexiteit van de technologie, zodat deze niet meer goed past bij het gekozen en nog niet volledig ingevoerde systeem.

De invoering van een verpleegsysteem kan op problemen stuiten als het betreffende systeem niet goed past bij de *grootte van een verpleegeenheid* (het aantal werkzame personen, het aantal uren dat zij wekelijks werken). De invoering van een verpleegsysteem impliceert ook vaak dat er wijzigingen worden aangebracht in het *beheerssysteem*, zoals de wijze van dienstroosterplanning, personele bezetting en registratie van informatie (Boekholdt 1981, Perala & Hentinen 1989).

Als het goed is zijn bovenstaande relaties al in ogenschouw genomen tijdens de fase van besluitvorming ten aanzien van de innovatie. De realiteit leert echter dat deze relaties nogal eens over het hoofd worden gezien.

Beleidsdoelen

De structuurbenadering maakt ons ook alert op de relatie tussen een verpleegsysteem en de beleidsdoelen van een verpleegeenheid. Om zich een idee te vormen over de verenigbaarheid van een verpleegsysteem met de beleidsdoelen moet men meer weten over de *effectiviteit* van het betreffende systeem. Als men bijvoorbeeld weet dat een bepaald systeem leidt tot verbetering van de kwaliteit van zorg, terwijl dit ook een beleidsdoel is, dan kan men concluderen dat er sprake is van verenigbaarheid. Men kan zich echter de vraag stellen of er wel voldoende kennis is over de effectiviteit van de diverse verpleegsystemen. Het bedenken van steeds nieuwe systemen lijkt mensen meer te motiveren dan het grondig onderzoeken van de effectiviteit van die systemen.

Onderzoek naar de effectiviteit van verpleegsystemen heeft zich voornamelijk gericht op de effectiviteit van een specifiek systeem en een vergelijking van de effecten van verschillende systemen.

Voor een beoordeling van deze onderzoeken zijn de volgende aandachtspunten van belang.

1   Welke effectiviteitsmaten of -uitkomsten zijn gekozen: de gezondheidstoestand van de patiënt, de tevredenheid van de cliënt, de kwaliteit van leven van de patiënt, de arbeidstevredenheid van de verpleegkundige, de kosten van de verleende zorg?
2   In welk type verpleegeenheden binnen welk soort organisaties is het onderzoek uitgevoerd: algemeen ziekenhuis, gespecialiseerd ziekenhuis, instelling voor verstandelijk gehandicapten, psychiatrische instelling?
3   Wat zijn de overige organisatorische kenmerken van de eenheden: cultuur, technologie, machtsverhoudingen, grootte?
4   Wat zijn de kenmerken van het personeel op de eenheden: leeftijd, vooropleiding, aantal jaren werkervaring?

Voor een beoordeling van de relevantie van een bepaald onderzocht verpleegsysteem voor de eigen situatie is deze informatie dus van belang. Het gaat dan in de eerste plaats om de vraag of de effecten van het systeem overeenkomen met de doelen die men zelf nastreeft en in de tweede plaats over de condities waaronder deze effecten bereikt kunnen worden. Als deze condities sterk afwijken van de eigen condities, is er wel een congruentie van doelen, maar geen congruentie tussen organisatorische en individuele kenmerken.

Structurering van het proces van invoering

De structurering van het invoeringsproces zelf is ten slotte ook een van de aandachts-punten van de structuurbenadering. In gevalsbeschrijvingen van de invoering van nieuwe verpleegsystemen wordt een aantal interventies beschreven die zijn bedoeld om het invoeringsproces zelf te structureren.

Armitage e.a. (1991) geven een beschrijving van de invoering van *primary nursing* (patiëntentoewijzing). Dit is een vorm van toewijzing op grond van een vast onder-scheid in verantwoordelijkheden tussen verpleegkundigen. Voor de invoering werd een speciale functionaris aangewezen, een zogenoemde *nurse preceptor* (leermeester, docent). Moreau e.a. (1993) geven een beschrijving van de invoering van een ver-pleegsysteem: het *attending nurse model*. Het invoeringsproces werd gestructureerd door middel van een complexe projectstructuur. Naast een projectgroep die als taak had een plan te ontwerpen voor het proces van invoering en de uitvoering van het plan te bewaken, werd een stuurgroep in het leven geroepen. Deze stuurgroep had als taak om de juiste voorwaarden voor de invoering te scheppen. Ten slotte werd er ook een werkgroep geïnstalleerd om onderdelen van de innovatie (een nieuwe struc-tuur) uit te werken.

10.3.3 De human-resourcesbenadering

Nieuwe structuren brengen doorgaans andere manieren van communicatie en be-sluitvorming met zich mee, evenals veranderingen in de informatiestromen. Dit vraagt om nieuwe vaardigheden, zowel van personen als van groepen. Hiernaast ra-ken mensen veel vertrouwde zaken kwijt: voorheen wist je met wie je te maken had, bij wie je voor iets terecht kon, wat je van wie kon verwachten. Een structuur schept duidelijkheid en zekerheid.

In gevalsbeschrijvingen van de invoering van nieuwe verpleegsystemen wordt een aantal verschillende human-resourcesinterventies genoemd, zoals scholing, educatie, steun/sociale ondersteuning door projectleider en afdelingshoofd en su-pervisie (Bekkers e.a. 1990, Moreau e.a. 1993).

Deze interventies zijn gericht op individuen. Opvallend is dat er in de gevalsbe-schrijvingen nauwelijks wordt gerapporteerd over interventies die op de groep van verpleegkundigen en eventuele andere disciplines zijn gericht. Dit is merkwaardig, omdat structuren toch verwijzen naar relaties tussen mensen in een organisatie. Een nieuwe structuur impliceert dan ook een wijziging in deze relaties. Het is dan ook de vraag of het ontdekken, leren en vormgeven van deze nieuwe relaties alleen gestalte kan krijgen door interventies te richten op de individuele personen. Het lijkt voor de hand te liggen om hiernaast ook interventies te gebruiken als groepsondersteuning en supervisie, scholing in groepsvaardigheden op het terrein van communicatie en besluitvorming enzovoort.

10.3.4 De politieke benadering

Structuren (verpleegsystemen) en machtsverhoudingen hebben veel met elkaar te maken, zowel op een subtiele als op een meer openlijke manier.

Formele structuren, die zichtbaar worden in organisatieschema's, functieomschrijvingen, op schrift gestelde procedures en dergelijke, verwijzen naar de machtsverhoudingen zoals deze zouden moeten zijn. Als verpleegkundige A in haar functieomschrijving heeft staan dat zij bevoegd is om een verpleegkundige diagnose te stellen en verpleegkundige B heeft dat niet in haar functieomschrijving staan, dan geeft dit aan wat in termen van beslissingsmacht de wenselijke verhoudingen zijn. De feitelijke verhoudingen kunnen echter wel of niet overeenkomen met de gewenste verhoudingen.

Een nieuwe structuur impliceert vaak *nieuwe gewenste machtsverhoudingen*. Het is dan ook voorstelbaar dat er dan problemen ontstaan, omdat degenen die feitelijk de sterkste machtspositie vervullen zich bedreigd voelen. Het is dan ook niet verwonderlijk dat veel pogingen om nieuwe structuren in te voeren mislukken, omdat er een kloof is tussen de machtsverhoudingen zoals men die wil zien en de verhoudingen zoals ze feitelijk zijn. Bovendien is het zo dat macht niet alleen betrekking heeft op de bevoegdheid om te beslissen, maar ook op het bezit van privileges, aanzien en dergelijke.

Het is opvallend dat in onderzoek naar de invoering van nieuwe verpleegsystemen politieke processen weinig aandacht krijgen. Indien dit wel het geval is, blijkt dat de verschillende functionarissen met een implementatierol relatief weinig gebruikmaken van politieke interventies, zoals onderhandelen, coalities aangaan en dergelijke (Vogeler 1996, Van Knotsenburg 1995). Het kan natuurlijk zijn dat men wel ziet dat er zich politieke processen afspelen, maar dat men zijn handen er niet aan wil branden of zichzelf niet in staat acht, qua vaardigheden of positie, om politiek te opereren. Een andere verklaring is, dat men inderdaad geen oog heeft voor de politieke processen die zich meer of minder subtiel rond de invoering afspelen.

Een onderscheid moet worden gemaakt tussen de machtsverhoudingen binnen de groep van verpleegkundigen in een organisatie en de machtsverhoudingen tussen verpleegkundigen en andere groepen, zoals andere disciplines en het management. Het versterken van de machtspositie van de verpleegkundigen als groep krijgt momenteel veel aandacht onder de noemer van *empowerment*. Het is dan ook opvallend dat in veel Amerikaanse literatuur als een van de doelen van moderne verpleegsystemen het versterken van de machtspositie van verpleegkundigen wordt aangehaald. Het gaat dan om het versterken van de machtspositie ten opzichte van andere disciplines of het management. De machtsverhoudingen tussen verpleegkundigen op diverse posities krijgen opvallend genoeg weinig aandacht. Indien bijvoorbeeld patiënten worden verdeeld op grond van een vooraf gemaakt onderscheid tussen deskundigheidsniveaus, verantwoordelijkheidsniveaus of functieniveaus, impliceert dit dat binnen de groep van verpleegkundigen verschillen in *formele macht* worden geschapen. Er ontstaat hiermee een hiërarchie binnen de uitvoerende functies.

De invoering van een nieuw verpleegsysteem kan dus gevolgen hebben voor de machtsverhoudingen op het operationele niveau. Individuen of groepen die menen dat hun eigen machtspositie zal verzwakken, zullen naar alle waarschijnlijkheid politiek handelen. Tactieken die hiervoor kunnen worden ingezet, zijn bijvoorbeeld het vertragen van de invoering, het aangaan van coalities met andere tegenstanders en het afdwingen van veranderingen in het verpleegsysteem. Als deze politieke reacties te verwachten zijn in het invoeringsproces, dan is het onvermijdelijk dat degenen die verantwoordelijk zijn voor de invoering ook zelf politiek moeten handelen. Echter, zoals eerder beschreven, worden politieke interventies in vergelijking met andere soorten interventies weinig gebruikt.

10.3.5 De cultuurbenadering

Aan verpleegsystemen liggen waarden en fundamentele veronderstellingen ten grondslag. Deze blijven echter veelal verborgen. Deze systemen funderen zich op opvattingen over vragen als: hoe ga je als organisatieleden met elkaar om en hoe ga je met de omgeving om? De cultuurtypen uit het in hoofdstuk 4 behandelde *competing-values*model kunnen dienst doen om verheldering te brengen in de relatie tussen verpleegsystemen en basale opvattingen.

De ontwikkelingscultuur

Een innovatieve cultuur heeft als centrale waarden: ondernemerschap, het nemen van risico's en het snel kansen grijpen die worden geboden door ontwikkelingen in de omgeving. De aard van de relatie tussen mensen wordt gezien als gelijkwaardig en er is een sterke gerichtheid op wat buiten de organisatie gebeurt. Deze cultuur is het beste te verenigen met de benadering van de *zelfsturende teams*. Deze teams hebben geen leidinggevende die in een hiërarchische relatie staat tot het team. Co-ordinatie van de werkzaamheden is een van de taakgebieden, naast taakgebieden als kwaliteitsbewaking, werving en selectie en planning.

De rationele cultuur

Deze cultuur heeft als waarden: planning, bereiken van doelen en beheersing van kosten. Men is sterk gericht op groepen in de omgeving, die ook wel als markten worden gezien. Leidinggevenden hebben binnen deze cultuur de opgave om te bewaken of gestelde doelen inderdaad worden bereikt. De wijze waarop men tracht de doelen te bereiken, wordt niet bewaakt door hogerhand maar wordt overgelaten aan het uitvoerend niveau.

Verpleegsystemen die het best verenigbaar zijn met de doelgerichte cultuur, zijn die systemen waarin *patiëntentoewijzing* plaatsvindt, zoals het systeem van de *eerstver-*

antwoordelijke verpleegkundige, casemanagement en *zorgcoördinatie.* De kern van deze systemen is immers dat planning, uitvoering en bewaking van verpleegkundige zorg in één hand blijft. Bewaking is in deze systemen vooral gericht op het bereiken van doelen en niet zozeer op de wijze waarop de doelen worden bereikt. Deze systemen zijn ook ontwikkeld om beter te kunnen aansluiten bij de behoeften van de patiënt (of de markt).

De groepscultuur

De centrale waarden van deze cultuur zijn: cohesie, moraal, ontwikkeling van mogelijkheden van mensen en flexibele relaties tussen mensen. *Teamgericht verplegen,* waarbij de teamleider een betrokken, ondersteunende stijl van leidinggeven heeft, lijkt het beste te passen bij deze cultuur.

De hiërarchische cultuur

Deze cultuur wordt gekenmerkt door waarden als: stabiliteit, voorspelbaarheid, uniformiteit en gehoorzaamheid. Een *taakgericht verpleegsysteem* lijkt het beste te passen bij deze cultuur.

Een aantal verpleegsystemen is niet eenduidig te relateren aan een van de vier cultuurtypen. Neem bijvoorbeeld het systeem van *integrerend verplegen.* Aan dit systeem liggen waarden ten grondslag die enerzijds verwijzen naar de ontwikkeling van de verpleegkundige (zelfstandigheid, verantwoordelijkheid), anderzijds baseert het systeem zich op een waarde als het beschouwen van de patiënt in zijn totaliteit. Anders gezegd, dit systeem probeert een synthese tot stand te brengen tussen wat goed is voor de patiënt en wat goed is voor de verpleegkundige. Het systeem van integrerend verplegen lijkt daarmee flexibiliteit na te streven in de relatie tussen verpleegkundige en patiënt. Als zodanig past het systeem bij zowel de groepsgerichte als de innovatieve cultuur. In deze beide culturen is flexibiliteit in menselijke verhoudingen immers een centrale waarde. Anderzijds vormt patiëntentoewijzing een van de onderdelen van dit systeem en is patiëntentoewijzing juist het beste te verenigen met een doelgerichte cultuur.

Cultuurinterventies

In beschrijvingen van de invoering van nieuwe verpleegsystemen komt men de volgende interventies tegen die als cultuurinterventies gezien kunnen worden:
- het uitspreken van waardering voor het verpleegkundig beroep op bijeenkomsten (Armitage e.a. 1991);
- de filosofie achter het verpleegsysteem duidelijk maken (Goodridge & Hack 1996);

- bij de werving en selectie van nieuwe medewerkers er rekening mee houden dat iemand moet passen in de visie die aan het systeem ten grondslag ligt (Armitage e.a. 1991);
- expliciteren van de onderliggende waarden door middel van een aantal discussieronden (Boekholdt 1981).

10.3.6 Samenvatting en conclusies

Nieuwe verpleegsystemen vragen vaak om een andere cultuur en andere machtsverhoudingen. Deze systemen raken dus de diepere lagen binnen de invoeringscontext. De ervaring dat de invoering van nieuwe systemen nogal eens mislukt, kan dan ook wijzen op een onderschatting van deze relaties.

10.3.7 Nieuwe verpleegkundige functies

In deze paragraaf zal extra aandacht worden besteed aan een aantal nieuwe verpleegkundige functies die recent in Nederland hun intrede hebben gedaan. Het gaat om functies als de:

- senior verpleegkundige, soms ook mentor genoemd;
- *nurse practitioner*, ook wel *advanced nurse practitioner* genoemd;
- verpleegkundig specialist, ook wel verpleegkundig consulent genoemd;
- verpleegkundig casemanager.

De entree van dit soort functies in Nederland is toe te schrijven aan een aantal invloeden. Voor een deel betreft het functies die in het buitenland en dan vooral in de VS en Groot-Brittannië reeds langer bestaan en zijn overgewaaid naar Nederland. Ook voor een deel zijn het functies die zijn ontstaan in relatie tot nieuwe verpleegkundige opleidingen in het hoger beroepsonderwijs en op de universiteiten. Ten slotte staan ook ontwikkelingen op meso- en macroniveau mede aan de wieg van deze functies.

De rationele benadering

Een aantal vragen en problemen die zich voordoen ten aanzien van de invulling en implementatie van nieuwe functies, zijn goed te verhelderen met behulp van deze benadering. Een eerste vraag betreft de inhoud van de functie in relatie tot de andere, reeds bestaande functies in een organisatie. Het introduceren van een nieuwe functie zet een zekere druk op het bestaande functiehuis. Hoe verhoudt zich de nieuwe functie tot een bestaande verticale ordening van functies in vergelijking met een horizontale ordening van functies? Nog een stapje verder ligt de vraag naar de relatie van de nieuwe functie tot het gehele verpleegsysteem waarbij, zoals we eerder in dit hoofdstuk zagen, een onderscheid gemaakt kan worden tussen mechanische en organische verpleegsystemen. De indruk bestaat dat over deze relaties niet altijd een helder beeld bestaat alvorens men overgaat tot de keuze van een nieuwe functie en dat men tijdens de implementatie van de nieuwe functies wel tegen deze relaties aanloopt.

Een ander gezichtspunt vanuit de rationele benadering is de relatie of fit van de nieuwe functie met de beleidsdoelen van de organisatorische eenheid en moederorganisatie. Verschillende doelen zullen moeten leiden tot een verschillende invulling van de functies. Een goed voorbeeld is de functie van de *nurse practitioner* (NP). In sommige organisaties zijn de taken van deze functionaris gericht op het aanbieden van de complexere zorg, terwijl in andere gevallen de NP zich vooral bezighoudt met het standaardiseren en controleren van de minder complexe zorg. In weer andere gevallen heeft de NP vooral een innovatierol. Zo zijn er bijvoorbeeld NP's die zich bezighouden met de ontwikkeling en implementatie van verpleegkundige spreekuren. Ook zijn er die opereren als een soort casemanager of procescoördinator bij multidisciplinaire zorgprocessen. Ook hier is echter niet altijd duidelijk of deze invulling een bewuste keuze is vanuit de beleidsdoelen van de organisatie of een zekere toevalligheid vanuit persoonlijke voorkeuren of de min of meer aanwezig kennis over een bepaalde functie-invulling.

De innovatiecontingentiebenadering

Nieuwe verpleegkundige functies gezien als innovaties kunnen, zo zagen we hierboven al, verschillende configuraties aannemen. Het voorbeeld van de *nurse practitioner* verwijst naar een regelgerichte, een resultaatgerichte en een ontwikkelingsgerichte configuratie. Vervolgens is de vraag te stellen naar de fit tussen de betreffende configuratie met de configuraties in de context. De fit met kenmerken van de organisatie, zoals beleidsdoelen en bestaande structuren, kwam ook al aan de orde in de vorige paragraaf. Andere aandachtspunten zijn vervolgens de fit met bijvoorbeeld de bestaande cultuur, de bestaande machtsverhoudingen en de bestaande humanresourcespraktijken. Een sterk ontwikkelingsgerichte NP-functie kan bijvoorbeeld botsen met een cultuur die nogal naar binnen is gekeerd en met andere disciplines die vinden dat de NP zich beweegt op een terrein dat zij claimen als het hunne. Een voorbeeld is een NP die zich begeeft op het terrein van de psychologische aspecten van de beleving van ziekte en zich daardoor bevindt binnen het domein dat door psychologen wordt geclaimd.

10.4 DE INVOERING VAN VERPLEEGMODELLEN

Interview 4

Het volgende interview vond plaats met het hoofd van een afdeling voor verstandelijk gehandicapten met gedragsproblemen. Hannie Harkema vertelt over het voornemen om een verpleegmodel in te voeren.

Hannie, wat zien jullie als voordelen van het werken vanuit een verpleegmodel?

De afgelopen jaren hebben we geprobeerd om nogal wat veranderingen in te voeren. Zo zijn we bezig geweest met een nieuw systeem voor verpleegkundige rapportage, hebben we protocollen opgesteld hoe te handelen bij bepaalde, veel voorkomende gedragsproblemen en zijn we overgegaan naar een systeem van mentorschap, zeg maar een soort van patiëntentoewijzing: iedere bewoner heeft een vaste mentor.

De invoering van al deze zaken heeft nogal wat energie gekost. Op dit moment merk ik dat de verpleegkundigen op mijn afdeling veranderingsmoe beginnen te raken. Hierover nadenkend hebben we op een bepaald moment tegen elkaar gezegd, moeten we niet proberen om meer samenhang te brengen in veranderingen binnen de afdeling?

Tot nu toe is het zo geweest dat we nu eens iets aan de structuur veranderden, dan weer iets in de directe zorg. Als je daarover gaat nadenken, zoek je iets wat je kan helpen om samenhang tussen allerlei veranderingen te zien. Zodoende zijn we bij verpleegmodellen uitgekomen. Over deze modellen is veel literatuur te vinden, dus daar ligt geen probleem. Zo'n verpleegmodel geeft een reeks van basisgedachten over wat nu eigenlijk 'ziek' en 'gezond' is, hoe ziekte ontstaat en wat je eraan kunt doen als hulpverleners. Vanuit deze manier van kijken kun je misschien ook beter uitmaken welke voorwaarden het beste zijn om zorg te bieden.

Ik begrijp dat jullie nog niet bezig zijn met de invoering van een bepaald model, maar zijn hier misschien al wel gedachten over?

Inderdaad hebben we nog geen definitieve keuze gemaakt voor een bepaald verpleegmodel, hoewel op dit moment een zekere voorkeur begint te ontstaan voor het systeemmodel van Neuman. Een vraag die we ons al wel gesteld hebben, maar waar we nog geen goed antwoord op hebben, is of je een model wel als model kunt invoeren. Of moet je een model altijd concretiseren in, zeg maar, een manier van diagnosticeren of het doen van bepaalde interventies? Wat zeg je dus eigenlijk als je het hebt over het invoeren van een model? Ook vragen we ons af of je naast het leren kennen van een model ook nog rekening moet houden met andere kenmerken in de organisatie. Zo sprak ik laatst iemand die zei dat de invoering van een model altijd stuit op de cultuur in een organisatie. Maar is dit nu altijd zo, of hangt dat van het model af? Zo liggen er nogal wat vragen waar we inderdaad geen antwoord op hebben. Misschien moeten we vaker praten met mensen die ervaring hebben met de invoering van modellen in de zorg voor verstandelijk gehandicapten, en moeten we eens gaan kijken of er al onderzoek is gedaan naar de invoering van modellen.

10.4.1 Algemene typering

De invoering van verpleegmodellen mag zich in Nederland in een toenemende belangstelling verheugen. Verpleegmodellen zijn mogelijk populair omdat ze een visie op verplegen inhouden. Deze visie geeft een fundament aan het verpleegkundig denken en handelen en kan leiden tot samenhang in operationele activiteiten als diagnostiek, interventiekeuze en -uitvoering, keuze en evaluatie van uitkomsten van verpleegkundige zorg.

Verpleegmodellen bevatten een reeks van abstracte concepten en veronderstellingen over gezondheid, ziekte, de rol van de omgeving en de rol van de verpleging.

In de loop der tijd is er een groot aantal verpleegmodellen ontwikkeld. In Nederland zijn het zelfzorgmodel van Orem, het systeemmodel van Neuman en het adaptatiemodel van Roy populair (Eliens & Eliens Euwals 1995).

10.4.2 De cultuurbenadering

In tegenstelling tot vorige paragrafen komt hier niet de structuurbenadering het eerst ter sprake, maar de cultuurbenadering. De reden hiervan is dat verpleegmodellen, in tegenstelling tot de tot nu behandelde verpleegkundige innovaties, het meest expliciet zijn over fundamentele opvattingen ten aanzien van gezondheid, ziekte, de omgeving en de aard van de relatie tussen verpleegkundige en patiënt. In dit geval staan de *dieptekenmerken* van de innovatie (het verpleegmodel) dus op de voorgrond. Voor de invoering van verpleegmodellen moet men zich dan ook allereerst afvragen hoe verenigbaar deze modellen zijn met cultuurtypen in organisaties. Ook hier wordt gebruikgemaakt van het *competing-values*model.

Culturen in organisaties geven aan hoe je met elkaar en met de patiënt moet omgaan; verpleegmodellen geven aan hoe je met de patiënt moet omgaan. Het ene is niet los te zien van het andere. Zo is het niet waarschijnlijk dat organisatieleden erg controlerend omgaan met elkaar maar zeer flexibel met de patiënt. Op een fundamenteel niveau wordt geen onderscheid gemaakt tussen wie precies met wie omgaat; het generieke karakter van relaties staat voorop.

De aandacht voor congruentie tussen verpleegmodellen en culturen in organisaties is groeiende in de verpleegkundige literatuur. Hierbij kan onderscheid worden gemaakt tussen een diagnose van de cultuur vóór en nadat een keuze werd gemaakt voor een verpleegmodel.

Een voorbeeld van een diagnose van de cultuur voorafgaand aan de keuze van een verpleegmodel is het onderzoek van Goodridge en Hack (1996). Zij gingen in een instelling voor langdurige zorg na welke waarden dominant waren. Het comfort van de patiënt en empathie kwamen naar voren als de kernwaarden van de verpleegkundigen. Waarden die zeer laag scoorden, waren onder andere: weigering om collega's te helpen, competitie met collega's, het acceptabel vinden dat je langer dan een dag kwaad bent, veel tijd aan papierwerk besteden enzovoort.

De auteurs geven helaas niet concreet aan welk verpleegmodel is gekozen op grond van dit onderzoek. Wel wordt vermeld dat het model op een holistisch perspectief gebaseerd dient te zijn.

Met behulp van het *competing-values*model wordt nagegaan met welke verpleegmodellen de verschillende cultuurtypen die in dit model worden onderscheiden goed zijn te verenigen. De verpleegmodellen hierbij zijn gebaseerd op Fawcett (1995).

De groepscultuur

Een groepscultuur kenmerkt zich door waarden als: ontwikkeling, respect en cohesie. Deze cultuur is sterk op zichzelf gericht, de omgeving speelt er geen noemenswaardige rol in. De aard van de relatie tussen mensen wordt als gelijkwaardig gezien: mensen zijn autonoom en dienen elkaar te respecteren in deze autonomie. Men kan zich voorstellen dat deze cultuur goed te verenigen is met verpleegmodellen die de gelijkwaardige positie van verpleegkundige en patiënt als fundament hebben. Omdat de omgeving in deze cultuur geen noemenswaardige rol speelt, is de groepscultuur het beste te verenigen met verpleegmodellen waarin gezondheid en ziekte worden gezien als kenmerken van de patiënt, met een sterke nadruk op de behoeften, belevingen en ervaringen van de patiënt. De rol van de verpleegkundige is vooral gericht op het verkennen en 'lezen' van de behoeften van de cliënt. De relatie tussen verpleegkundige en patiënt heeft vooral het karakter van een ontmoeting van mens tot mens.

Verpleegmodellen die zich baseren op humanistische uitgangspunten lijken het beste te verenigen met de groepscultuur. Een voorbeeld van een dergelijk verpleegmodel is het verpleegmodel van Rogers: *Science of unitary human beings*. Ook modellen die uitgaan van de beleving, vragen en behoeften van de individuele patiënt, kunnen hier goed worden geplaatst.

De ontwikkelingscultuur

De centrale waarden van deze cultuur zijn gebaseerd op de fundamentele opvatting dat mensen principieel gelijkwaardig zijn en dat de mensen en organisaties in wisselwerking met de omgeving tot groei, ontwikkeling en vernieuwing kunnen komen. Een dergelijke cultuur is het beste te verenigen met verpleegmodellen die de interactie tussen persoon en omgeving benadrukken in relatie tot gezondheid en ziekte. Te denken valt aan verpleegmodellen die zich baseren op de *systeemtheorie*, zoals de *modellen van Neuman en Roy.*

De hiërarchische cultuur

De opvatting die aan deze cultuur ten grondslag ligt, dat mensen elkaars gedrag moeten proberen te beheersen opdat uniformiteit, stabiliteit en voorspelbaarheid optreden, lijkt op het eerste gezicht slecht verenigbaar met de verschillende verpleegmodellen. Toch zijn er modellen die een sterk controlerende rol toekennen aan de verpleegkundige ten opzichte van de patiënt. Deze modellen leggen een sterke nadruk op het hanteren van het verpleegkundig proces en het eenzijdig, door de verpleegkundige, nemen van beslissingen in dit proces. In deze modellen wordt het gedrag van de patiënt ook sterk centraal gesteld. Verpleegmodellen die het beste te verenigen zijn met een regelgeoriënteerde cultuur zijn het *gedragsmodel van Johnson* en het *zelfzorgmodel van Orem*.

De rationele cultuur

De doelgeoriënteerde organisatiecultuur is gefundeerd op de opvatting dat de mens een doelgericht wezen is, dat de omgeving hierbij een essentieel gegeven is en dat een zekere beheersing van elkaars gedrag gerechtvaardigd is om doelen te bereiken. In vrijwel alle verpleegmodellen wordt het formuleren van doelen van verpleegkundige zorg als een van de centrale onderdelen van het proces tussen verpleegkundige en patiënt gezien. Er zijn echter wel verschillen tussen de modellen wat betreft wie deze doelen kiest en of deze doelen alleen betrekking hebben op de patiënt of ook (mede) op de omgeving van de patiënt. Het *verpleegmodel van King* is goed te verenigen met een doelgeoriënteerde cultuur.

10.4.3 De rationele benadering

De invoering van een verpleegmodel vergt een *tijdelijke structuur*, als aanvulling op de reguliere structuur in een verpleegeenheid. De literatuur laat zien dat in lokale initiatieven om een verpleegmodel in te voeren wordt gebruikgemaakt van allerlei tijdelijke structuren om het proces van invoering te regelen, zoals een stuurgroep, een *task force*, een commissie of een projectgroep. De motivatie voor de keuze van deze vormen van structurering is niet altijd duidelijk. Aannemelijk is dat men verpleegmodellen als uiterst complex ziet en dat de gehele verpleegeenheid wordt geacht met het model te werken.

Om een verpleegmodel ook praktisch hanteerbaar te maken, is uiteraard *nieuwe technologie* nodig zoals diagnostiek, interventies en uitkomsten. Deze technologie zal ook moeten worden gestructureerd. Het gaat dan om het maken van keuzes over de mate van standaardisatie, de vorm van standaardisatie, de verdeling van taken en bevoegdheden en geschikte manieren van communicatie.

Een voorbeeld van het standaardiseren van het verpleegkundig proces in het kader van de invoering van het *zelfzorgmodel van Orem* wordt gegeven door Dinther en Hendriks (1995). Een instelling voor verstandelijk gehandicapten voerde dit model in. Als vorm van standaardisatie werd gekozen voor het verpleegplan. Voor de systematische verzameling van informatie die nodig is voor het samenstellen van het verpleegplan werden negen standaardformulieren ontwikkeld om de mate van zelfzorg te registreren. Per zorggebied (formulier) werd steeds een aantal vragen gesteld, zoals: wat is de zorgvraag, wat is de doelstelling van de verpleegkundige zorg en waarom, en welke verpleegkundige activiteiten worden gepland?

Andere manieren die door Dinther en Hendriks worden beschreven om het zelf-zorgmodel van Orem in een operationele vorm praktisch bruikbaar te maken, zijn het ontwikkelen van een teamdossier en een bewonersdossier. Dit zijn dus twee elkaar aanvullende manieren om de rapportage te standaardiseren.

Dinther en Hendriks geven ook een voorbeeld van de herverdeling van taken en bevoegdheden in het kader van de invoering van het zelfzorgmodel van Orem. De eerstverantwoordelijke verpleegkundige is verantwoordelijk voor de verpleegkundige diagnose en de planning. Alle teamleden dragen vervolgens zorg voor de uitvoering van de zorg en de rapportage, en de evaluatie van de zorg is wederom de verantwoordelijkheid van de eerstverantwoordelijke verpleegkundige.

10.4.4 De human-resourcesbenadering

Het leren kennen van een verpleegmodel is geen eenvoudige opgave. Doorgaans zijn deze modellen vrij abstract. Men kan de modellen zien als een geheel van proposities, concepten, basale opvattingen en meer of minder operationele uitwerkingen hiervan. Het leren kennen van verpleegmodellen heeft dan ook de nodige aandacht gekregen in de verpleegkundige literatuur.

Rogers (1992) ziet het leren van een verpleegmodel als een proces van *perspective transformation*, een fundamentele verandering van perspectief. Dit proces bestaat volgens Rogers uit de volgende fasen.

1   *Stabiliteit*: Dit is de heersende toestand die dreigt te worden verstoord als het idee van een verpleegmodel wordt geïntroduceerd.
2   *Dissonantie*: Deze innerlijke spanning treedt op als verpleegkundigen zich bewust worden van de verschillen tussen hun huidige opvattingen en de opvattingen die aan het verpleegmodel ten grondslag liggen.
3   *Verwarring*: Deze fase kenmerkt zich door gevoelens als angst en het onvermogen om helder na te denken. Deze emoties komen voort uit het rouwen om het verlies van het vertrouwde: het bestaande perspectief verleent geen betekenis meer aan de dingen en het nieuwe perspectief is nog niet voldoende vertrouwd en nog geheel niet eigen gemaakt.
4   *Onzekerheid*: In deze fase komt de verpleegkundige tot de conclusie dat de ervaren verwarring niet het gevolg is van een persoonlijk tekortschieten. Angst wordt vervangen door een gevoel van vrijheid om het nieuwe perspectief te verkennen.
5   *Saturatie*: Deze fase van verzadiging treedt op als verpleegkundigen het gevoel krijgen dat zij niets nieuws meer kunnen leren over het verpleegmodel. De behoefte ontstaat om een zekere afstand te nemen ten opzichte van het proces van

transformatie, vanwege de zware emotionele belasting die dit proces met zich meebrengt.

6   *Synthese*: In deze fase ontstaat het inzicht dat de inhoud van het verpleegmodel coherent (samenhangend) en betekenisvol is. Het model wordt helder en men vindt het de moeite waard om het te implementeren. Tijdens de invoering doen zich momenten voor waarop men coherentie en eenheid ervaart. Gedurende deze momenten komt men ook tot een dieper begrip van het model.

7   *Resolutie of oplossing*: Er ontstaat een gevoel van voldoening met het nieuwe verpleegmodel. Gevoelens van dissonantie en ontevredenheid verdwijnen. Volgens Rogers geven verpleegkundigen in deze fase vaak aan dat zij de wereld anders zien en daarbij ook een gevoel van empowerment ervaren.

8   *Herconceptualisatie*: In deze fase vindt de operationele vertaling van het verpleegmodel plaats. Verpleegkundigen vergelijken hun praktische activiteiten zoals rapportage en diagnostiek met het nieuwe perspectief en brengen veranderingen aan in deze activiteiten zodat deze in overeenstemming raken met het nieuwe perspectief.

9   *Terugkeer naar stabiliteit*: In deze fase raakt het nieuwe verpleegmodel geïnternaliseerd. Het wordt niet meer als innovatie ervaren en de verpleegkundige praktijk is gebaseerd op het model.

Dit proces laat zien dat het leren kennen van een verpleegmodel zowel een rationele als een emotionele opgave is. Human-resourcesinterventies zullen zich op beide moeten richten.

Ook zullen human-resourcesinterventies zich moeten richten op zowel het individu als op de groep. Het leren kennen van en werken met een verpleegmodel is zowel een individuele als een groepsactiviteit. Een nieuw model impliceert het delen van een nieuwe taal, manieren van communicatie met de patiënt en met elkaar, vormen van gezamenlijke besluitvorming en dergelijke.

De volgende groepsgerichte en individugerichte interventies kunnen helpen het proces van transformatie op gang te brengen en te houden:

■   het werken met metaforen om zowel het huidige als het nieuwe perspectief te verhelderen;

■   het gebruiken van verhalen en foto's en het maken van tekeningen en dergelijke om iemands bestaande kijk op gezondheid, ziekte en verpleging duidelijk te maken;

■   het verlenen van sociale steun in de fasen waarin de emotionele belasting groot is;

■   het geven van individuele en groepssupervisie gedurende de implementatie van het model;

■ het geven van individuele en groepsgerichte scholing en training ten aanzien van de operationalisering van het model in activiteiten als diagnostiek, rapportage, besluitvorming, kwaliteitstoetsing en dergelijke.

Men moet er rekening mee houden dat de invoering van een verpleegmodel een langdurig proces is. Hiermee hangt dan ook samen dat de resultaten van het werken met een model op de kortere termijn heel moeilijk zichtbaar zijn te maken. Aangezien zichtbare resultaten op korte termijn motiverend kunnen werken, ontstaan er gemakkelijk *motivatieproblemen*. Om de motivatie op peil te houden kan men overwegen gebruik te maken van de maatregelen die uitgebreid zijn beschreven bij de algemene behandeling van de human-resourcesbenadering.

10.4.5 De politieke benadering

Verpleegmodellen kunnen raken aan het diepteniveau van de machtsverhoudingen in organisaties. Zoals al eerder aangegeven, gaat het op dit niveau van machtsverhoudingen om visie en macht: wie maakt uit wat de juiste visie is op gezondheid, ziekte en hulpverlening?

De introductie van een verpleegmodel dat duidelijk verschilt van de dominante visie in een organisatie, of anders gesteld, van de visie van de dominante groep in de organisatie, kan tot een aantal verschillende situaties leiden.

Het is mogelijk dat het verpleegmodel wordt gezien als een *bedreiging* voor de dominante visie. Dit kan leiden tot het gebruik van politieke acties door de dominante groep, zoals legitimatie en neutralisatie.

Een tweede mogelijkheid is, dat het verpleegmodel wordt gezien als een *interessante aanvulling op of verrijking* van de dominante visie in de organisatie. Het voordeel van deze situatie is dat er geen openlijke, sterk geladen politieke processen optreden. Het nadeel is dat het verpleegmodel ondergeschikt wordt gemaakt aan of wordt opgenomen in de dominante visie.

Een derde mogelijkheid is, dat het verpleegmodel wordt erkend als een andere visie dan de tot nu toe dominante, waarbij deze visie als *anders doch gelijkwaardig* wordt opgevat. Deze situatie, die bijna te mooi is om waar te zijn, kan zich voordoen in een organisatie waarin men gewend is om met tegenstellingen om te gaan en waarin er een redelijk machtsevenwicht is tussen de verschillende groeperingen.

Ten slotte kan het zijn dat de verschillen tussen het nieuwe model en de bestaande visies *niet helder* worden. In deze situatie is het goed mogelijk dat verschillende modellen naast elkaar worden gebruikt. Niet omdat dit een keuze is op grond van een grondig proces van vergelijking, maar omdat men 'in een eigen wereld vertoeft' en deze situatie graag in stand wil houden, bijvoorbeeld juist om politieke processen te vermijden.

Bij de confrontatie van verschillende modellen moet men niet alleen denken aan bijvoorbeeld verpleegmodellen en de modellen van andere professies, zoals medici, psychologen en pedagogen. Het is ook mogelijk dat de confrontatie plaatsvindt tussen een verpleegmodel en een model dat het totale management of een deel ervan aanhangt (Mohr 1995). Zo kan er een confrontatie zijn tussen een typisch managementmodel als *total quality management* en een bepaald verpleegmodel. Ook is het denkbaar dat de confrontatie zich afspeelt tussen subgroepen van verpleegkundigen in een grote eenheid of instelling die verschillende verpleegmodellen aanhangen.

10.4.6 Samenvatting en conclusies

Verpleegmodellen hebben van alle in dit hoofdstuk behandelde innovaties het meest direct te maken met de cultuur of culturen in organisaties. Als een verpleegmodel vraagt om een andere cultuur, dan heeft men een forse klus te klaren. Gelukkig is er wel een aantal manieren om een nieuwe cultuur te scheppen; tijdrovend zal dit echter zeker zijn. Aan de andere kant wijst de invoering van een verpleegmodel ook naar manieren om het model te concretiseren in diagnostiek, interventies en patiëntenuitkomsten. De stelling dat de ene innovatie andere innovaties oproept en noodzakelijk maakt, gaat dus zeker op voor verpleegmodellen.

10.5 DE INVOERING VAN VERPLEEGKUNDIGE KWALITEITSSYSTEMEN

Interview 5

Fred Koster is kwaliteitsfunctionaris in een groot verpleeghuis. Hij werd geïnterviewd over de invoering van een systeem van kwaliteitstoetsing.

Fred, voor welk systeem hebben jullie gekozen en waarom?

Onze keuze is drie jaar geleden gevallen op de zogenoemde afdelingsgebonden toetsing. Deze manier van toetsing bleek het grootste draagvlak te hebben in de organisatie en bovendien is de werkwijze goed beschreven en veelvuldig uitgeprobeerd. We hoopten met dit systeem kwaliteit meer inzichtelijk te maken en waar nodig te verbeteren. Ik moet erbij zeggen dat we het ook móeten doen vanwege de Kwaliteitswet zorginstellingen. Je moet nu eenmaal steeds meer verantwoording afleggen voor wat je doet en hoe goed je het doet. Je hebt ook als verpleeghuis te maken met allerlei partijen die zo hun kwaliteitswensen hebben. Natuurlijk is dit ook wel lastig als deze wensen verschillen. Je kunt het niet iedereen evengoed naar de zin maken. Bewoners willen vaak wat anders dan verzekeraars en het personeel heeft zijn eigen kijk op kwaliteit. Het voordeel van de afdelingsgebonden toetsing is wel, dat iedere afdeling zijn eigen criteria kan ontwikkelen en toepassen: je kunt beter inspelen op verschillende wensen en behoeften.

Wat hebben jullie zoal voor acties ondernomen om afdelingsgebonden toetsing in te voeren?

Dat zijn er nogal wat geweest. We hebben natuurlijk scholing gegeven, ook mensen individueel begeleid, we hebben veel aan de wijze van registratie en rapportage gedaan. Je merkt wel dat je zo'n invoering goed moet structureren, omdat het anders voor veel werkers te ingewikkeld is en bovendien na enige tijd hun aandacht verslapt. Het opleidingsniveau van de werkers in ons verpleeghuis is niet erg hoog, daarom moet je ook niet te snel willen gaan.

Wat zou je anders hebben gedaan bij de invoering als je had geweten wat je nu weet?

Ik zou veel meer aandacht geven aan de andere disciplines in het verpleeghuis. Je kunt natuurlijk wel mooi met een groepje verpleegkundigen en ziekenverzorgenden over kwaliteit gaan denken en praten, maar deze kwaliteit heeft sterk te maken met wat andere disciplines doen. Kwaliteit moet je eigenlijk zien als het resultaat van een totaalprestatie van allerlei personen en middelen. Daarom spreekt de gedachte van integrale kwaliteit of total quality management mij ook erg aan. Ook zou ik meer aandacht besteden aan de relatie tussen kwaliteitsstandaarden en achterliggende opvattingen. Als je bijvoorbeeld zegt dat de bewoner in staat moet zijn om invloed uit te oefenen op zijn of haar zorgplan, vanuit welke zorgfilosofie praat je dan eigenlijk? Ten slotte zou ik meer hebben willen doen met de structuur van de afdelingen. Als bijvoorbeeld een toetsing een aantal kwaliteitsproblemen laat zien, wie onderneemt dan acties? Vaak is dat toch onvoldoende geregeld of denkt men hier te verschillend over. Kortom, er schuilen nogal wat addertjes onder het gras als je een kwaliteitssysteem probeert te implementeren, maar boeiend blijft het wel.

10.5.1 Algemene typering

In deze paragraaf wordt nader ingegaan op de invoering van verpleegkundige kwaliteitssystemen. Ook wordt in subparagraaf 10.6.1 kort aandacht geschonken aan de invoering van integrale kwaliteitssystemen. In toenemende mate wordt de ontwikkeling van kwaliteit in de gezondheidszorg als een gezamenlijke opgave voor de verschillende disciplines en het management gezien. Zowel specifiek verpleegkundige systemen als integrale systemen kunnen worden getypeerd als strategische innovaties. Deze innovaties hebben een directe relatie met de beleidsdoelen van een organisatie of de grotere eenheden daarbinnen en bestaan uit een reeks van innovaties op het gebied van structuur, beheer en primair proces.

Men kan een verpleegkundig kwaliteitssysteem omschrijven als 'een geheel van afspraken en procedures die erop gericht zijn de kwaliteit van de verpleegkundige zorg te verbeteren' (Sluys e.a. 1994). Hier wordt de voorkeur gegeven aan de term *systeem* boven de term methode. De term systeem is breder dan de term methode. Methode heeft doorgaans betrekking op een bepaalde procedure om kwaliteit te toetsen. De term systeem impliceert ook andere structuurkenmerken dan procedures, zoals een bepaalde manier van verdeling van taken en bevoegdheden en de manieren van communicatie en informatievoorziening.

Een nieuw kwaliteitssysteem bevat altijd nieuwe structuurelementen, maar is niet alleen als een structuurinnovatie aan te duiden. De aanduiding *strategische innovatie* is meer op haar plaats.

10.5.2 De structuurbenadering

Een nieuw kwaliteitssysteem omvat een aantal structurele aspecten, zoals vormen van standaardisatie, verdeling van taken en bevoegdheden en vormen van communicatie. De invoering van een kwaliteitssysteem is dan ook voor een deel het feitelijk realiseren van een nieuwe structuur.

Kwaliteitsstandaarden

In hoeverre maakt men als onderdeel van het systeem gebruik van standaarden en op welke wijze vindt een formalisering (schriftelijke vastlegging) van deze standaarden plaats? Wat de aard van de inhoud van standaarden betreft kan men onderscheid maken tussen standaarden ten aanzien van input, proces en output.

- *Inputstandaarden* hebben betrekking op eisen die men stelt aan de bronnen die worden ingezet in uitvoerende of zorgprocessen. Voorbeelden zijn: eisen ten aanzien van kennis, vaardigheden en attituden van verpleegkundigen, eisen ten aanzien van de fysieke omgeving waarbinnen de zorg wordt geboden, eisen ten aanzien van materiële hulpmiddelen en dergelijke.
- *Processtandaarden* hebben betrekking op de wijze waarop zorg wordt geboden. Men kan denken aan de eisen die men stelt aan de anamnese, de diagnostiek, de keuze van uitkomsten en interventies.
- *Outputstandaarden* slaan op de eisen die men stelt aan de resultaten die met de zorg bereikt dienen te worden, zoals patiëntenuitkomsten, uitkomsten binnen het systeem waarvan de patiënt deel uitmaakt enzovoort.

Bij iedere soort standaard kan verder onderscheid worden gemaakt tussen de mate van standaardisatie en de wijze van standaardisatie. De *mate van standaardisatie* heeft betrekking op de reikwijdte: worden de standaarden voor alle patiënten gebruikt, voor een deel van de patiënten, of worden per patiënt standaarden ontwikkeld en getoetst? Wat de *wijze van standaardisatie* betreft is een onderscheid te maken tussen richtlijnen, protocollen en standaardverpleegplannen.

Taken en bevoegdheden

Om een kwaliteitssysteem toe te passen dient een aantal *taken* te worden vervuld. Een deel van deze taken zijn typische ontwikkeltaken: het ontwikkelen van de standaarden en het ontwikkelen of selecteren van instrumenten om kwaliteit te meten.

Andere taken behoren tot de operationele uitvoering van het systeem. Het gaat dan om taken als: wie doen de kwaliteitsmetingen, wie toetsen de metingen aan de standaarden en wie ondernemen acties op grond van de toetsing?

Ook de verschillende *bevoegdheden* om beslissingen te nemen vormen een onderdeel van de structurele component van een kwaliteitssysteem. Het gaat dan om beslissingen op de volgende terreinen.

- Wie beslist over de aard van de te ontwikkelen en te gebruiken standaarden?
- Wie beslist over welke standaarden worden gebruikt?
- Wie beslist over de wijze van kwaliteitsmeting?
- Wie beslist over wat er moet gebeuren op grond van de uitkomsten van de kwaliteitsmeting?

Communicatie

Ook bij de communicatie zal een aantal keuzes gemaakt moeten worden, zoals:

- Verloopt de communicatie vooral horizontaal of vooral verticaal?
- Vindt de communicatie gepland en/of ongepland plaats?
- Welke vorm van rapportage is het meest geschikt?

Als al deze mogelijke structuurkenmerken van kwaliteitssystemen worden geclusterd tot een aantal typen van systemen, dan kan onderscheid worden gemaakt tussen meer organische en meer mechanische kwaliteitssystemen.

Een *organisch kwaliteitssysteem* wordt vooral gekenmerkt door:

- een sterke nadruk op outputstandaarden;
- maatwerk per patiënt;
- een breed pakket van taken binnen functies;
- decentrale beslissingsbevoegdheden;

en vooral door:

- horizontale communicatie, zowel gepland als ongepland.

Een *mechanisch kwaliteitssysteem* wordt gekenmerkt door:

- standaardisatie van processen;
- geen maatwerk per patiënt;
- splitsing van taken over verschillende functies;

en vooral door:

- verticale, geplande communicatie.

De vraag is nu, in de lijn van de structuurbenadering, wanneer een organisch en wanneer een mechanisch kwaliteitssysteem meer is aangewezen. De structuurbenadering wijst hier allereerst naar de aard van het primaire proces: de technologie.

Algemeen gesteld, hoe complexer de technologie hoe organischer het kwaliteitssysteem. Een centraal kenmerk van een organisch systeem is de *flexibiliteit* ervan en vooral complexe zorgsituaties vragen om een flexibele structurering van een kwaliteitssysteem.

Structurering van het proces van invoering

De structurering van het proces van invoering is een punt van aandacht. In gevalsbeschrijvingen van de invoering van kwaliteitssystemen worden verschillende mogelijkheden weergegeven:

- vorming van commissies en werkgroepen;
- aanstellen van projectleiders;
- aanstellen van kwaliteitsmedewerkers;
- aanstellen van een kwaliteitscoördinator;
- het maken van een plan van invoering.

In een onderzoek naar de sleutelfactoren in de invoering van een verpleegkundig kwaliteitssysteem (Harvey & Kitson 1996) kwam naar voren dat het functioneren van de projectcoördinator een sterke invloed heeft op het wel of niet slagen van de implementatie. Een positieve invloed van de projectcoördinator is wel afhankelijk van een aantal persoonsgebonden factoren, zoals zijn positie binnen de organisatie, zijn betrokkenheid bij zijn taken en rol, zijn kennis en ervaring met het betreffende kwaliteitssysteem en de invoering van innovaties, en ten slotte de methode die hij gebruikt om met een team te werken.

10.5.3 De human-resourcesbenadering

Kennis en vaardigheden

De voor het hanteren van een bepaald kwaliteitssysteem benodigde *kennis en vaardigheden* zijn sterk afhankelijk van het soort standaarden dat wordt gekozen, de wijze van meting van die standaarden, de wijze van toetsing en de wijze waarop het systeem wordt gestructureerd. Zo zal scholing in het gebruik van een meer mechanisch kwaliteitssysteem meer nadruk leggen op een correcte, uniforme hantering van standaarden, terwijl scholing in het gebruik van een organisch kwaliteitssysteem meer accent legt op het analyseren van individuele situaties en het hiermee gepaard gaande proces van kwaliteitsbeoordeling en bepaling van acties.

Motivatie

Het vormen van een positieve of negatieve *attitude* ten aanzien van een kwaliteitssysteem is, naast de factoren die van invloed zijn op iedere innovatie, sterk afhankelijk van de manier waarop een kwaliteitssysteem tot stand komt. Wanneer een systeem *decentraal* wordt ontwikkeld, heeft dit een positieve invloed op de attitude ten aanzien van het systeem. Bij organische kwaliteitssystemen, die doorgaans op deze decentrale manier worden ontwikkeld, is de attitude vaak positief.

Centraal ontwikkelde systemen, dat wil zeggen systemen die niet op of door de werkvloer zelf worden ontwikkeld, geven meestal een negatieve of neutrale attitude van de bedoelde gebruikers van het systeem.

Een aantal andere factoren oefent een specifiekere invloed uit op de attitude ten aanzien van kwaliteitssystemen. De eerste factor is de *zichtbaarheid* van het werken met een kwaliteitssysteem. Eventuele kwaliteitsverbeteringen als gevolg van het werken met een kwaliteitssysteem zijn meestal pas op langere termijn merkbaar. Dit kan de motivatie negatief beïnvloeden. In de tweede plaats zijn kwaliteitsstandaarden zelf aan allerlei invloeden onderhevig, zowel van binnen als van buiten de organisatie. Dit kan betekenen dat er voortdurend discussie optreedt over aard en inhoud van de standaarden, terwijl concrete resultaten moeilijk zichtbaar zijn. Dan kan een zekere vermoeidheid of zelfs weerzin ten aanzien van het thema kwaliteit ontstaan.

10.5.4 De politieke benadering

Kwaliteit verwijst naar eisen die men stelt op grond van waarden. Als een kwaliteitssysteem als een strategische innovatie gekenschetst wordt, dan is in de eerste plaats aan de orde in hoeverre een bepaald systeem congruent is met de doelen van of in een organisatie. Een probleem kan zijn dat er verschillende doelen worden nagestreefd. Dit kunnen kwaliteitsdoelstellingen zijn, maar ook kostendoelstellingen. Op *beleidsniveau* kunnen zich dus politieke processen ontwikkelen indien een kwaliteitssysteem niet congrueert met bepaalde doelstellingen.

De aard en inhoud van de kwaliteitsstandaarden geven een bepaalde kijk op wat goed en nastrevenswaardig is. Hieraan ligt een visie, perspectief of reeks van basale opvattingen (het *diepteniveau*) ten grondslag. Als deze visie door de verschillende groepen in een organisatie wordt gedeeld, is er niet direct een reden voor politieke processen. Als de basale opvattingen die aan het kwaliteitssysteem ten grondslag liggen echter niet congrueren met de opvattingen van de dominante groep, ontstaat een andere situatie. Politiek en cultuur zijn op diepteniveau immers nauw met elkaar verweven.

Politieke processen op het *operationele niveau* (de dagelijkse werkprocessen) zullen zich voordoen als uiting van discongruenties op beleidsniveau en diepteniveau. Ook als op deze niveaus wel sprake is van congruentie, kunnen er zich politieke processen ontwikkelen. Bijvoorbeeld omdat andere disciplines het lastig vinden dat verpleegkundigen tijd uittrekken voor een systematische kwaliteitstoetsing, of omdat de toetsing een tekort aan kwaliteit in het handelen van deze andere disciplines aangeeft. Praktische tegenwerking kan dan snel optreden.

10.5.5 De cultuurbenadering

Kwaliteitssystemen verwijzen uiteindelijk naar waarden en naar opvattingen die aan deze waarden ten grondslag liggen. Deze opvattingen kunnen expliciet zijn en in zekere zin 'gekozen', zoals in het geval dat een kwaliteitssysteem een voortvloeisel is van een gekozen verpleegmodel. De opvattingen kunnen daarentegen ook voor de betrokkenen zelf betrekkelijk verborgen zijn, bijvoorbeeld omdat men op subtiele wijze is gesocialiseerd in bepaalde opvattingen ten aanzien van gezondheid, ziekte en zorg. In hoeverre een kwaliteitssysteem congruent is met een organisatiecultuur is dus gemakkelijker te beantwoorden als het systeem voortkomt uit een verpleegmodel.

Aangezien een verpleegmodel een expliciet geheel van opvattingen bevat, kan de congruentie met cultuur worden nagegaan.

Mechanische kwaliteitssystemen passen het beste bij culturen en verpleegmodellen die eerder als *hiërarchisch* zijn aangeduid (bijvoorbeeld het gedragsmodel van Johnson). Organische kwaliteitssystemen passen het beste bij culturen die eerder als *innoverend* (ontwikkelingscultuur) zijn aangeduid.

Regelgeoriënteerde systemen zijn vooral gebaseerd op *processtandaarden*. De waarden van de regelgeoriënteerde cultuur hebben immers betrekking op processen (uniformiteit, uitvoering volgens de regels). Organische kwaliteitssystemen zijn daarentegen hoofdzakelijk gebaseerd op *outputstandaarden*. De waarden van de innovatieve cultuur hebben meer betrekking op uitkomsten dan op processen.

10.5.6 Samenvatting en conclusies

Inhoudelijk verwijzen kwaliteitssystemen naar waarden. Verschillende partijen in organisaties kunnen verschillend denken over wat goede zorguitkomsten, goede zorgprocessen en goede voorwaarden voor beide zijn. Aan waarden liggen fundamentele opvattingen ten grondslag. Deze zullen in de invoering van kwaliteitssystemen meestal niet vanzelf zichtbaar worden, maar moeten zichtbaar worden gemaakt. Het hanteren van kwaliteitssystemen vraagt om structuren die moeten passen bij de complexiteit van het systeem.

10.6 GEÏNTEGREERDE INNOVATIES

In toenemende mate vindt innovatie plaats tussen verschillende professies en/of organisaties. Het gaat hierbij zowel om innovatie van de zorg als om organisatorische innovatie. In de hiernavolgende box is een aantal voorbeelden van dergelijke innovaties weergegeven. In deze paragraaf worden enkele van deze soorten innovatie nader beschouwd ter illustratie van het soort vragen maar ook problemen die zich hierbij vanuit innovatieperspectief kunnen voordoen. Het eerste voorbeeld betreft integrale kwaliteitssystemen en het tweede betreft zorgprogramma's.

Interdisciplinaire en interorganisationele innovaties
- multifunctionele eenheden in de geestelijke gezondheidszorg;
- multidisciplinaire pijnteams in ziekenhuizen;
- transmurale zorgprojecten;
- multidisciplinaire richtlijnen;
- zorgprogramma's;
- klinische paden;
- ketenorganisaties;
- zorglijnen;
- integrale kwaliteitssystemen.

10.6.1 De invoering van integrale kwaliteitssystemen

Verpleegkundige kwaliteitssystemen maken steeds vaker deel uit van een breder kwaliteitssysteem. Dit noemt men een integraal kwaliteitssysteem of *total quality management* (TQM). Een integraal kwaliteitssysteem kan worden omschreven als een structuur en proces om de organisatie in de volle breedte te laten deelnemen aan het plannen en invoeren van voortdurende verbeteringen van de kwaliteit.

Shortell e.a. (1995) onderscheiden de volgende vijf principes aan TQM. Het eerste principe heeft te maken met waar in organisaties de redenen liggen voor kwaliteitstekorten en -problemen. Men moet deze tekorten in de eerste plaats zoeken in de onderliggende organisatieprocessen en systemen en niet in het tekortschieten van individuen. Het tweede principe is dat men bij de analyse van kwaliteitsproblemen moet gebruikmaken van gestructureerde methoden, waarbij ook statistische analyses worden ingezet. Het derde principe houdt in dat binnen TQM teams moeten worden gevormd die elkaars functies kunnen overnemen. Als teams alleen in staat zijn een beperkt aantal eigen functies te vervullen, dan ontbreekt de 'extra' inspanning die nodig is binnen een integraal kwaliteitssysteem. Het vierde principe duidt op *empowerment* van werknemers. Dit begrip kwam eerder aan de orde bij de bespreking van de politieke benadering ten aanzien van de invoering van innovaties (paragraaf 5.4). Deze empowerment is noodzakelijk om kwaliteitsproblemen te ontdekken en om de noodzakelijke acties te ondernemen ter verbetering van de situatie. Het vijfde principe van TQM is ten slotte dat men zich bewust moet richten op zowel de interne als de externe cliënten. Opvallend is dat ook collega's als cliënten worden gezien.

In de uitwerking van TQM is duidelijk dat er een onderscheid wordt gemaakt tussen een aantal kwaliteitsterreinen of -domeinen. Een belangrijk onderscheid is dat tussen de *kwaliteit van de organisatie* (leiderschap, personeelsmanagement, beleid en strategie, management van middelen en management van processen) en de *kwaliteit van de resultaten* (waardering door het personeel, door cliënten en door de maatschappij). Integrale kwaliteitssystemen zijn dan ook bedoeld om deze domeinen goed op elkaar af te stemmen, zodat ze met elkaar tot een zo hoog mogelijke kwaliteit kunnen leiden.

In de praktijk blijkt dat TQM veelal hand in hand gaat met een andere populaire trend in organisaties, de zogenoemde *business process reengineering* (BPR). In de casus Statendrecht (zie paragraaf 1.2.2) was sprake van een toenemend gebruik van woorden als procesmanagement en procesherontwerp. De BPR-benadering zoekt naar een betere stroomlijning en inrichting van processen in organisaties. Hiermee zoekt men vooral naar een betere integratie van allerlei deelprocessen, die vaak gebonden zijn aan de diverse disciplines in organisaties. Het streven van BPR in organisaties in de gezondheidzorg is om het werk van verschillende disciplines, waaronder verpleegkundigen, beter te integreren. Als disciplines te veel op zichzelf zijn gericht, dan leidt dit tot ondoelmatige, patiëntonvriendelijke en te weinig effectieve processen. Eenvoudiger gezegd: men werkt te veel langs elkaar heen, handelingen overlappen elkaar of zijn niet afgestemd.

Uit de beschrijving van de algemene principes en kenmerken van integrale kwaliteitssystemen wordt duidelijk dat de diverse disciplines in organisaties in de gezondheidszorg in sterke mate zullen moeten samenwerken aan kwaliteitsverbetering. Men zal dus over de grenzen van de eigen professionele kennis en vaardigheden moeten leren kijken en handelen. Innovaties zullen in zo'n situatie te maken krijgen met bestaande structuren, culturen en machtsverhoudingen, binnen en tussen verschillende professies en binnen en tussen de verschillende organisatorische eenheden. De problemen die hiermee gepaard gaan, maken de invoering van integrale kwaliteitssystemen tot een uiterst lastige aangelegenheid.

Ervaringen tot nu opgedaan met de invoering van integrale kwaliteitssystemen duiden erop dat deze systemen nogal sterk discongrueren met de kenmerken van veel organisaties. Shortell e.a. (1995) maken, op basis van een uitgebreid literatuuronderzoek, een onderscheid tussen kenmerken van de structuur, van het beleid (de strategie), van de cultuur en van het personeel, wat zij de *technische dimensie* noemen. Gezien de toenemende inbedding van verpleegkundige kwaliteit in integrale systemen is het nuttig om de verschillende implementatieproblemen op een rijtje te zetten. Shortell e.a. onderscheiden de volgende vier dimensies:

1 de culturele dimensie;
2 de technische dimensie;
3 de strategische dimensie;
4 de structurele dimensie.

Ad 1 De culturele dimensie

Praktijkervaringen met de invoering van TQM laten zien dat veel organisaties meer gericht zijn op de behoeften van de eigen zorgverleners dan op die van de patiënten. Ook is gebleken dat vooral grote organisaties met bureaucratische culturen nogal resistent zijn tegen pogingen tot empowerment van werknemers. Als wordt gekeken naar de relatie tussen stijl van leidinggeven en cultuur, dan blijkt dat leiderschapsstijlen die zijn gebaseerd op waarden als controle en gehoorzaamheid negatief inwerken op de invoering van TQM. Hiërarchische culturen zijn dus zeer discongruent met de waarden die aan TQM ten grondslag liggen. Organisaties met een dergelijke cultuur zullen een forse transformatie moeten zien te bewerkstelligen, wil TQM worden gerealiseerd en zijn vruchten afwerpen. Een ontwikkelingscultuur lijkt het meest congruent te zijn met de waarden die ten grondslag liggen aan TQM.

Ad 2 De technische dimensie

Het onderzoek van Shortell e.a. laat zien dat er in veel gevallen onvoldoende doelgerichte, probleemgerichte en teamgerichte training plaatsvindt. Het hebben van kennis over kwaliteit, kwaliteitsstandaarden en kwaliteitssystemen leidt niet vanzelf tot vaardigheden om met deze systemen te kunnen werken. Ook is er in veel organisaties een tekort aan procesgerichte gegevens. Deze gegevens zijn noodzakelijk om processen te kunnen analyseren en te zoeken naar mogelijkheden tot verbetering van die processen *(procesherontwerp)*.

Ad 3 De strategische dimensie

Opvallend is, dat er in veel organisaties die kiezen voor TQM, onvoldoende aansluiting is op de doelen en strategische prioriteiten van een organisatie. TQM blijkt nogal los te staan van de beleidsdoelen en strategieën van de organisatie. Dit is natuurlijk des te merkwaardiger als men zich realiseert dat afstemming en samenhang zo ongeveer de kern van TQM uitmaken. Het risico in zulke situaties is, dat TQM wordt ervaren als het 'zoveelste speeltje' van het hogere management, meer ingegeven door de behoefte om mee te doen met een trend dan door een inschatting van de meerwaarde van TQM voor de eigen organisatie. Shortell e.a. troffen verder ook een gebrek aan *coördinatie* aan tussen de activiteiten van teams met een implementatieopdracht ten aanzien van TQM. Blijkbaar verloopt dus ook de wijze van invoering niet erg geïntegreerd.

Ad 4 De structurele dimensie

Uit een aantal onderzoeken (Reiley e.a. 1994, Bannink & Bont 1995, Shortell e.a. 1995, Boerstler e.a. 1996) blijkt dat er nogal eens discongruenties zijn tussen TQM en structuur- en beheerssystemen. Zo is er onvoldoende integratie van kwaliteitsfuncties, onvoldoende koppeling van beheerssystemen aan TQM, onvoldoende koppeling van prestatiebeoordeling en beloning aan TQM, onvoldoende inzicht en toegang tot TQM-gegevens en onvoldoende doorstroom en delen van gegevens. Ook de structurering van het invoeringsproces laat een aantal tekorten zien. Zo wordt er te weinig gebruikgemaakt van organisatiebrede TQM-stuurgroepen en worden de activiteiten van werkgroepen, commissies en taakgroepen onvoldoende op elkaar afgestemd, mogelijk juist door het ontbreken van een organisatiebrede stuurgroep.

De genoemde onderzoeken werpen ook enig licht op de vraag welke interventies wel succesvol kunnen zijn om TQM te implementeren. Het gaat dan om interventies als het aanbrengen van integrerende structuren, zoals een stuurgroep, een niet-directieve, participatieve stijl van leidinggeven, het scheppen van een flexibele organisatiecultuur, het scholen van de juiste mensen op het juiste moment en het expliciteren van de achterliggende visie en de relatie tot de beleidsdoelen van de organisatie. In ieder geval lijken dus meer interventies (structuur, politiek, cultuur, human resources) aangewezen om een radicale innovatie zoals TQM in te voeren.

10.6.2 Geïntegreerde zorg

Eerder werd al een aantal voorbeelden gegeven van geïntegreerde zorg. Enkele van deze vormen zullen we nu vanuit een innovatieperspectief bekijken.

In de GGZ zijn momenteel zorgprogramma's zeer in trek. Dit zijn doelgroepgerichte ordeningen van determinanten van een bepaald ziektebeeld, diagnostische instrumenten, mogelijke interventies en uitkomsten. De programma's omvatten de bijdrage van de verschillende betrokken disciplines en de verschillende betrokken organisatorische eenheden. Richt men de discussie nu verder op de implementatie van deze innovaties, dan moge het duidelijk zijn dat dit een verre van eenvoudige opgave is. Bezien vanuit de innovatiecontingentiebenadering spelen allerlei systemen en de configuraties van deze systemen een rol in de implementatie. De zorgprogramma's als zodanig hebben een sterk resultaatgericht karakter maar hebben ook kenmerken van een regelgerichte en van een teamgerichte configuratie. Ze zouden dus als hybride kunnen worden gekenmerkt. De vraag is vervolgens of deze hybriditeit ook in de diverse betrokken systemen (professies, organisaties) is terug te vinden. Voor zover dit het geval is, zijn de condities voor een succesvolle implementatie dus gunstig. Als we echter kijken naar wat bijvoorbeeld het onderzoek over multidisciplinaire samenwerking in de GGZ laat zien, dan zijn ook problemen te verwachten.

Hoewel er nog niet veel onderzoek is gedaan naar de implementatie van zorgprogramma's, geven enkele onderzoeken wel een idee over wat er speelt in de implementatie.

Een onderzoek van Kirchner e.a. (2004) richtte zich op de implementatie van geïntegreerde GGZ-diensten binnen de zogenoemde *community based outpatient clinics*. Op basis van interviews wordt geconcludeerd dat de volgende factoren het succes van de implementatie kunnen beïnvloeden:

- de aanwezigheid van leiderschap;
- attituden en opvattingen van de stafleden;
- organisatorische kenmerken van de kliniek zoals cultuur;

■ kenmerken van de omgeving (*community*) zoals demografische en cultuurkenmerken.

Een andere vorm van geïntegreerde zorg zijn de zogenoemde klinische paden. Klinische paden, ook wel kritische paden genoemd, zijn multidisciplinaire zorgplannen die de essentiële stappen in de zorg voor een bepaalde patiëntengroep aangeven.

Rees e.a. (2004) onderzochten de invoering van een geïntegreerd zorgpad in de GGZ. In het onderzoek werden zowel individuele interviews als groepsinterviews afgenomen. De participanten bleken 'in theorie' een positieve perceptie van de zorgpaden te hebben. In de praktijk bleken er echter nogal wat problemen voor te komen zoals onvoldoende integratie op de hogere organisatieniveaus of het ontbreken van hulpmiddelen voor blijvende steun. Ook teamontwikkeling en educatie over integratie en verandermanagement ontbreken. Er lijkt dus op diverse fronten een slechte fit te zijn tussen deze innovatie en de basale opvattingen op organisatieniveau (hoewel misschien nog wel fit met de expliciete waarden), teamcompetenties en individuele competenties.

Ook uit andere onderzoeken (Atwal & Caldwell 2002, Johnson e.a. 2000) komt een aantal factoren naar voren die van belang lijken voor een succesvolle implementatie van klinische paden zoals:

■ interprofessionele communicatie, documentatie en doelbepaling;
■ betrokkenheid;
■ *resources*;
■ motivatie en waargenomen voordelen;
■ facilitatie en projectmanagement;
■ competentieontwikkeling, feedback;
■ een infrastructuur voor het registreren van afwijkingen (variantie) van het klinisch pad.

10.6.3 Commentaar vanuit het innovatiecontingentiemodel

In het onderzoek naar de implementatie van vormen van geïntegreerde zorginnovaties zien we vooral aandacht voor de invloed van afzonderlijke factoren. Het denken in termen van configuraties, samenhangende clusters van kenmerken, is nog nauwelijks terug te vinden.

Een eerste vraag vanuit deze benadering zou zijn of het bij nieuwe vormen van geïntegreerde zorg om een eenduidige configuratie van innovatiekenmerken gaat of dat het meestal hybride innovaties zijn. Het lijkt erop dat veel geïntegreerde vormen van zorg zowel kenmerken van een teamgerichte als van een resultaatgerichte configuratie hebben. De ambitie is doorgaans om concrete, meetbare resultaten te bereiken maar om dit te kunnen doen moet er een sterk team van diverse professies functioneren met een hoge kwaliteit van informatieoverdracht, communicatie en besluitvorming. Met andere woorden: een dergelijke hybride innovatie vraagt ook om een passende hybride organisatie. Het besef van deze behoefte aan een hybride omgeving en aan het vermogen om met hybriditeit om te gaan, lijkt dan ook essentieel voor het kunnen slagen van geïntegreerde vormen van zorg.

Het ontwikkelen of versterken van zowel een resultaatgerichte als een teamgerichte multidisciplinaire configuratie is echter een heel zware opgave. Disciplines hebben vaak een eigen cultuur, eigen cognitieve kaders en modellen en een eigen interne structuur. Deze verschillen staan een eenvoudige en snelle implementatie van multidisciplinaire innovaties in de weg (Ferlie e.a. 2005).

Als de innovatie ook nog een samenwerking en afstemming vergt op hogere organisatorische niveaus en deze ontbreekt of is nog slecht ontwikkeld, dan biedt dit ook ongunstige voorwaarden voor de implementatie.

10.7 SAMENVATTING EN CONCLUSIES
Geïntegreerde innovaties zijn doorgaans lastig te implementeren omdat ze raken aan verschillen tussen professies en organisaties. Omdat er in de gezondheidszorg een sterke ontwikkeling is om over de grenzen van professies en organisaties te innoveren, vragen deze innovaties bijzondere aandacht. Hierbij is het van belang om de verschillende kenmerken van professies en organisaties goed in kaart te brengen. Goede instrumenten zijn hiervoor onontbeerlijk. Verpleegkundigen kunnen door hun verbindende rol in de zorg van grote waarde zijn bij zowel de ontwikkeling als implementatie van geïntegreerde innovaties.

11 Onderzoek en innovatie

In dit boek is onderzoek van en naar innovaties geregeld aan de orde geweest. Het ging daarbij vooral om de resultaten van onderzoek op het terrein van de ontwikkeling, adoptie en invoering van innovaties. In dit laatste hoofdstuk wordt nader ingegaan op onderzoek van innovaties. Allereerst wordt in paragraaf 11.1 het onderscheid duidelijk gemaakt tussen wetenschappelijk onderzoek en praktijkonderzoek, waarbij ook deze twee soorten onderzoek in een aantal typen uiteenvallen. Hierna wordt in paragraaf 11.2 het gebruik van resultaten van onderzoek behandeld. Er zal bovendien een aantal criteria worden gegeven die men kan gebruiken om onderzoek te beoordelen.

11.1 SOORTEN INNOVATIEONDERZOEK

Er bestaan twee soorten innovatieonderzoek: wetenschappelijk onderzoek en praktijkonderzoek. Het belangrijkste verschil tussen beide soorten is het doel ervan. Het doel van wetenschappelijk onderzoek naar innovaties is de ontwikkeling of toetsing van een theorie. Een dergelijke theorie doet uitspraken over bijvoorbeeld welke combinatie van factoren een positieve invloed heeft op de adoptie van innovaties. Het doel van praktijkonderzoek is vooral een concrete praktische situatie te verbeteren, zoals de invoering van een verpleegsysteem in een bepaald ziekenhuis. Beide vormen van onderzoek zijn gericht op het verwerven van kennis, maar de reikwijdte van de kennis verschilt.

11.1.1 Wetenschappelijk onderzoek

Wetenschappelijk onderzoek kan wel of niet *ingrijpen* in innovatieprocessen en kan zich richten op het verwerven van kennis over *processen* of *effecten*. Een combinatie van deze mogelijkheden leidt tot een onderscheid in vier typen van wetenschappelijk onderzoek naar innovaties:

1 experimenteel onderzoek;
2 actieonderzoek;
3 gevalsstudies;
4 cross-sectioneel onderzoek.

Experimenteel onderzoek

In dit type onderzoek wordt *ingegrepen* in het innovatieproces, bijvoorbeeld door een bepaalde invoeringsstrategie te hanteren. De situatie waarin wordt ingegrepen, wordt vervolgens vergeleken met een situatie waarin niet of op een andere manier wordt ingegrepen. Het is belangrijk dat de twee situaties op andere punten dan de ingreep sterk vergelijkbaar zijn. Dit wordt nagestreefd door de onderzoekseenheden op grond van toeval toe te wijzen aan de experimentele of controlegroep (randomisatie).

De interesse binnen experimenteel onderzoek gaat uit naar de *effectiviteit* van de betreffende ingreep, zoals een invoeringsstrategie. Kenmerken van processen worden gezien als onderdeel van de factoren die men onder controle moet houden om de effectiviteit van de ingreep zo goed mogelijk te kunnen nagaan.

Hoewel experimenteel onderzoek op het eerste gezicht aantrekkelijk lijkt voor het onderzoeken van bijvoorbeeld de effectiviteit van implementatiestrategieën, houdt dit wel een aantal lastige keuzes in.

In de eerste plaats doet zich de vraag voor op welk niveau men het beste kan randomiseren. Is dat op het niveau van de functionaris (leidinggevende, beroepsbeoefenaar, patiënt), de dyade beroepbeoefenaar en cliënt, het niveau van de kleinste organisatorische eenheid (team, subteam) of van de grotere organisatorische eenheid (afdeling, sector, cluster, divisie). Een logisch antwoord lijkt te zijn: het niveau waarop de implementatiestrategie gericht is.

Als het gaat om de toetsing van de effectiviteit van interventies en strategieën voor innovatie-implementatie, is kritiek op het experimentele design als het ideale design vooral afkomstig uit de systeembenadering. De belangrijkste punten van kritiek zijn als volgt samen te vatten.

a   Randomisatie veronderstelt dat systeemkenmerken normaal verdeeld zijn. Onderzoek naar organisatorische systemen in specifieke deelsectoren (bijv. algemene ziekenhuizen) binnen een sector (de gezondheidszorg) suggereert echter een scheve verdeling van verschillende typen (configuraties van) systemen.

b   Kenmerken van organisatorische systemen worden in experimenteel onderzoek eigenlijk als theoretisch irrelevant gezien. Context is dus iets wat men wil buitensluiten als een niet voor de werkzaamheid van de interventie of strategie relevant gegeven.

c   Aan experimenten ligt veelal de assumptie van de werking van een simpel causaal model ten grondslag. Systeembenaderingen daarentegen, en dan zeker de hedendaagse, vertrekken vanuit de assumptie van interactieve en dynamische relaties tussen ingrepen, systeemkenmerken en processen.

d   Systeembenaderingen zoals de contingentie- en configuratiebenaderingen gaan ervan uit dat implementeren maatwerk is. Hiervoor moet men dus goed weten wat de kenmerken van de systemen zijn waarmee men te maken heeft. Het heeft dus geen zin om een strategie op effecten te onderzoeken als men niet weet wat deze systemen inhouden.

e   Een experiment vraagt om een controleerbare interventie. Sommige interventies zijn echter wat hun aard betreft beperkt controleerbaar.

Actieonderzoek

Ook in dit type onderzoek wordt *ingegrepen* in het innovatieproces, maar de aard van de ingreep is doorgaans het resultaat van overleg en communicatie tussen onderzoeker en betrokkenen. Vergelijking met andere situaties kan plaatsvinden, maar is geen noodzakelijkheid binnen dit type onderzoek. Andere factoren dan de ingreep zelf worden niet als storend gezien, maar zijn relevant voor het inschatten van de juistheid van de ingrepen.

De interesse in actieonderzoek gaat vooral uit naar het verloop van *processen* in relatie tot de uitkomsten. Hierbij gaat het niet alleen om de uiteindelijke uitkomsten van innovatieprocessen (de effecten van de innovatie), maar ook om allerlei tussenliggende uitkomsten in het proces van invoering.

Oorspronkelijk is actieonderzoek een methode van geplande verandering in organisaties (Cummings & Worley 1997). Deze methode bestaat uit elkaar afwisselende interventieperioden en perioden van onderzoek. De uitkomsten van het onderzoek worden in het proces teruggekoppeld en kunnen weer leiden tot nieuwe interventies. Dit heen en weer gaande proces wordt ook wel een *iteratief proces* genoemd. Belangrijk is verder de samenwerkingsrelatie tussen de actieonderzoeker en de andere actoren in het proces. De kennis uit het onderzoek wordt steeds vanuit deze relatie geïnterpreteerd.

In de hedendaagse versies van actieonderzoek wordt veel nadruk gelegd op het gezamenlijke leerproces tussen de betrokkenen. Hier vindt dus aansluiting plaats met ideeën over de lerende groep en de lerende organisatie. Ook wordt actieonderzoek toegepast bij het proces van ontwikkeling van innovaties en niet alleen bij de implementatie ervan. Ook wordt actieonderzoek in toenemende mate gezien als een methode van *empowerment* en emancipatie van beroepsbeoefenaren en soms ook patiënten.

Typische problemen bij actieonderzoek hebben betrekking op:
- de generaliseerbaarheid van de resultaten van actieonderzoek;
- de combinatie van de rol van onderzoeker en *change agent*;
- de verschuiving van doelen, normen en waarden tijdens het proces.

De gevalsstudie (casestudy)

Kenmerkend voor dit type onderzoek is dat er *geen ingreep* plaatsvindt in innovatie-processen. De onderzoeker volgt tamelijk uitvoerig het verloop van innovatieproces-sen. Hierbij wordt doorgaans gebruikgemaakt van diverse methoden om gegevens te verzamelen, zoals interviews, vragenlijsten, observatie en analyse van documenten. Een speciale variant van de gevalsstudie is de vergelijkende of meervoudige case-study. Hierbij kan men bijvoorbeeld denken aan de vergelijking van de invoering van een bepaald verpleegsysteem in een aantal afdelingen in ziekenhuizen.

In casestudy's is men doorgaans meer geïnteresseerd in het *verloop van processen* dan in de uiteindelijke effecten ervan. Casestudy's zijn dan ook populair bij onder-zoekers die geïnteresseerd zijn in het verkennen en beschrijven van innovatieproces-sen.

Bij casestudy's zijn verder de volgende onderscheidingen van belang.
- Een casestudy kan retrospectief zijn, waarbij men terugkijkt naar een proces dat zich in het verleden heeft afgespeeld, of prospectief, waarbij het onderzoek de case in de tijd volgt.
- Een casestudy kan beschrijvend, explorerend of toetsend zijn (Yinn 1996).
- Een casestudy kan enkelvoudig of meervoudig zijn. In een meervoudige case-study worden cases vergeleken op optredende factoren, verloop van het proces enzovoort.
- Een casestudy kan zich richten op één niveau (bijv. het niveau van verpleegkun-dige teams) maar ook op meer niveaus (bijv. het niveau van verpleegkundige teams binnen het niveau van verpleegafdelingen). In dit laatste geval wordt ook wel van een *nested casestudy* gesproken.

Cross-sectioneel onderzoek

Ook bij dit onderzoek wordt *niet ingegrepen* in innovatieprocessen. Het betreft meest-al onderzoeken die zich op een relatief groot aantal situaties of respondenten richten, waarbij zowel effecten als beïnvloedende factoren worden gemeten. Veel van de on-derzoeken die behandeld zijn bij de adoptie van innovaties in organisaties (paragraaf 2.4) vallen onder dit type.

Men kiest vaak voor cross-sectioneel onderzoek als men geïnteresseerd is in fac-toren die een verklaring kunnen vormen voor de *effecten* van innovaties. Dit kunnen de uiteindelijke effecten zijn van een innovatie, bijvoorbeeld kwaliteitsverbetering of toename van arbeidstevredenheid, maar ook tussenliggende effecten, zoals de mate van adoptie van innovaties.

11.1.2 Speciale kenmerken van en problemen bij innovatieonderzoek

Bij het wetenschappelijk onderzoek doet zich een aantal lastige methodologische kwesties voor die hier kort worden besproken.

Gebruik van perceptiemetingen en het aggregeren van metingen

Veel innovatieonderzoek en zeker het cross-sectionele en effectonderzoek maakt gebruik van vragenlijsten die de perceptie van personen meten. Er wordt dus gemeten op persoonsniveau, terwijl men eigenlijk geïnteresseerd is in kenmerken op een hoger aggregatieniveau zoals de afdeling, de divisie of zelfs de organisatie. Men kan er echter niet op voorhand van uitgaan dat de percepties van mensen die deel uitmaken van eenzelfde organisatorische eenheid, ook zullen overeenkomen. Er kunnen verschillende redenen zijn waarom dat niet het geval is, zoals verschillen in *tenure* (aantal jaren dat iemand in de onderneming werkt), verschillen in overzicht door de aard van de functie die men bekleedt enzovoort. Er is een aantal oplossingen bedacht voor dit probleem:

- alleen diegenen in het onderzoek betrekken die door de aard van hun functie naar verwachting de beste kijk hebben op de betreffende kenmerken (*key informants*);
- mensen met elkaar een vragenlijst laten invullen.

Als toch meer leden van een organisatorische unit wordt verzocht een vragenlijst in te vullen, dan is het gebruikelijk om een zogenoemde intraclass-correlatie te berekenen. Dit is een maat voor de mate van overeenstemming tussen personen. Afhankelijk van de hierbij gestelde norm worden dan de individuele scores via bijvoorbeeld het gemiddelde van de scores geaggregeerd naar een score op een hoger niveau, zoals het team of de afdeling.

Soms is men echter wel degelijk geïnteresseerd in de individuele scores op een vragenlijst. Hierbij is het meetniveau dus gelijk aan het analyseniveau. Een voorbeeld is een onderzoek naar de invloed van persoonlijke waarden op de perceptie en adoptie van een innovatie.

Onderzoek naar de relatie tussen verschillende analyseniveaus

Men kan zich voorstellen dat een onderzoeker geïnteresseerd is in de relatie tussen kenmerken van verschillende niveaus bij de invoering van een innovatie, zoals de relatie tussen kenmerken van personen en kenmerken van de organisatie. Voor deze situatie is een multi-levelanalyse aangewezen.

Onderzoek naar fit

Onderzoek dat zich richt op de fit tussen kenmerken van een innovatie en kenmerken van de organisatie, ontkomt niet aan een definitie van fit. Zonder een dergelijke definitie is immers ook niet duidelijk hoe fit het beste kan worden geanalyseerd. Er kunnen verschillende definities en achterliggende benaderingen van fit worden onderscheiden (Venkatraman 1989, Edwards 1993, Van de Ven & Drazin 1985). Hierna wordt uitgegaan van het onderscheid dat is gemaakt door Van de Ven en Drazin.

Fit als selectie. In deze benadering is fit de voorspelbare correlatie tussen paren van variabelen, zoals de correlatie tussen innovatiekenmerken en organisatiekenmerken of de relatie tussen innovatiekenmerken en omgevingskenmerken.

Fit als interactie. In deze benadering is fit de interactie tussen paren van innovatie- en contextvariabelen op uitkomsten. Een voorbeeld is de interactie tussen structuur- en innovatiekenmerken op de adoptie van innovaties of het implementatiesucces.

Fit als systeemkenmerk. Volgens deze systeembenadering is fit een kenmerk van een heel systeem en niet alleen van de onderdelen ervan. Van een optimale systeemfit is sprake als bijvoorbeeld innovaties, structuur, beleid, cultuur en omgeving met elkaar fitten.

Er zijn vervolgens twee hoofdwegen waarlangs de optimale fit kan worden vastgesteld, een inductieve en een deductieve weg. Bij de inductieve weg wordt gekeken welke organisaties of organisatieonderdelen het hoogste scoren op de vastgestelde uitkomsten. Dit kan bijvoorbeeld adoptie zijn of implementatiesucces. Deze groep van organisaties wordt als benchmark gebruikt. Misfit wordt vervolgens beschouwd als afwijking van het profiel van de benchmarkgroep op de betreffende systeemkenmerken, zoals innovatiekenmerken, structuur, cultuur, omgeving enzovoort. Hierbij wordt gebruikgemaakt van de zogenoemde *Euclidean Distance*-maat (Selto e.a. 1995, Koppes 2004).

Een andere manier is om van tevoren op basis van een theorie een ideaal fitprofiel op te stellen. Een voorbeeld hiervan ligt in het verlengde van de configuraties zoals die in hoofdstuk 9 als onderdeel van het innovatiecontingentiemodel zijn beschreven. Aan de hand van deze configuraties kunnen ideale fits worden beschreven, zoals de fit tussen de regelgerichte innovatie en de regelgerichte organisatie. Misfit is dan de mate van afwijking van dit ideaalbeeld (Doty e.a. 1993).

11.1.3 Praktijkonderzoek
Praktijkonderzoek kan het beste worden geïllustreerd aan de hand van een aantal te onderscheiden fasen bij het oplossen van problemen of het nemen en uitvoeren van beslissingen. Deze fasen zijn:

1   eerste diagnose ten bate van het al dan niet kiezen van een innovatie;
2   tweede diagnose ten bate van het kiezen van een invoeringsstrategie;
3   monitoring van de uitvoering van de invoeringsstrategie;
4   evaluatie van effecten.

Ad 1 Diagnostisch onderzoek (eerste fase)
Om voor een bepaalde innovatie te kunnen nagaan of deze in een bepaalde situatie geschikt is, is het van belang om een diagnose te maken van zowel de innovatie zelf als van de context. De factoren die men hierbij kan betrekken, zijn uitgebreid in dit boek aan de orde geweest. Het gaat dan vooral om de doel- en dieptekenmerken van de innovatie, de beleidsdoelen van de organisatie en de (verwachte) ontwikkelingen in de externe omgeving. De diagnose kan men vervolgens toespitsen op een tweetal relaties: in de eerste plaats de congruentie tussen de *innovatie* en de *organisatiedoelen* en in de tweede plaats de congruentie tussen de *innovatie* en de *omgeving.*

Voor het verwerven van informatie over de kenmerken van de innovatie en de interne omgeving kan men gebruikmaken van diverse reeds ontwikkelde instrumenten. In subparagraaf 11.2.2, bij de bespreking van de bruikbaarheid van instrumenten, wordt hierop verder ingegaan.

Een voorbeeld van diagnostisch onderzoek (eerste fase) is het analyseren van bepaalde organisatieproblemen die worden ervaren. Op grond van deze analyse kan men eventueel op zoek gaan naar relevante innovaties, dan wel beslissen om deze zelf te ontwikkelen. De diagnose kan echter ook inhouden dat een bestaand systeem niet goed functioneert en dat verbeteringen gewenst zijn. In dit geval leidt de diagnose dus niet tot het importeren of zelf ontwikkelen van een innovatie.

Ad 2 Diagnostisch onderzoek (tweede fase)
In de tweede fase staat de diagnose in dienst van het kiezen van een invoeringsstrategie. Belangrijk zijn vooral de aard en mate van (dis)congruentie tussen *innovatie* en *organisatiekenmerken* als structuur, cultuur, machtsverhoudingen, technologie en grootte, en de aard en mate van (dis)congruentie tussen *innovatie* en *kenmerken van betrokken personen.* Ook hier kan men gebruikmaken van bestaande instrumenten.

Ad 3 Monitoring (volgen) van de uitvoering van een gekozen strategie
Het is van belang om de uitvoering van een gekozen invoeringsstrategie goed te volgen. Het voordeel hiervan is dat men zowel ideeën opdoet over de fijnafstemming van de strategie, zoals het bepalen van het juiste tijdstip van implementatie van de interventies binnen de strategie, als over de intensiteit van de interventies. Ook kan men een idee krijgen van de kortetermijninvloeden van de strategie door bijvoorbeeld te letten op hoe de betrokkenen reageren op de gepleegde interventies. Het ligt niet voor de hand om voortdurend allerlei vragenlijsten af te nemen. Men moet eerder denken aan het houden van korte interviews met sleutelfiguren of vertegenwoordigers van betrokken groepen. Het goed volgen van de uitvoering van de strategie kan men ook zien als een vorm van diagnostiek. De term *procesbegeleidende diagnostiek* is hier op zijn plaats. De focus van deze diagnostiek is ook meer gericht op de sturing van processen dan bij de aanvankelijke diagnose.

Procesbegeleidende diagnostiek is nauwelijks te onderscheiden van wat ook wel *formatieve of procesevaluatie* wordt genoemd. De scheiding in de tijd tussen denken en doen is verder veel geringer dan bij de eerdergenoemde diagnose in de eerste en tweede fase.

Ad 4 Evaluatie van effecten

Het is goed om een onderscheid te maken tussen implementatie-effectiviteit en innovatie-effectiviteit. In het eerste geval gaat het om de effectiviteit van de gehanteerde invoeringsstrategie. Het bereiken van een congruentie tussen innovatie en structuur is bijvoorbeeld een teken van effectiviteit. In het tweede geval gaat het om de effectiviteit van de innovatie zelf. Dit kan bijvoorbeeld de verbetering van de kwaliteit van zorg zijn of een verlaging van de kosten van de directe zorgverlening.

Naast het nagaan van effectiviteit in de zin van het bereiken van de gestelde doelen, is het ook aan te bevelen om na te gaan welke onbedoelde effecten zijn opgetreden. Men spreekt ook wel van een *doelvrije evaluatie*. Het is namelijk mogelijk dat weliswaar de doelen van bijvoorbeeld de invoeringsstrategie zijn bereikt, maar dat een aantal neveneffecten is opgetreden die op termijn de positieve effecten geheel of gedeeltelijk ongedaan kunnen maken. Voor een stabilisatie van de positieve effecten kan kennis van negatieve effecten dus van groot belang zijn.

Bij de effectiviteit van invoeringsstrategieën moet nog het volgende worden opgemerkt. In hoofdstuk 9 is, als onderdeel van het innovatiecontingentiemodel, een onderscheid gemaakt tussen acht strategieën. Van deze strategieën zijn de adaptatie- en evolutiestrategie als *procesmatig* aangeduid. Een van de kenmerken van deze strategieën is dat het vooraf niet vaststaat op grond waarvan de strategie als een succes wordt beschouwd. Met andere woorden: de criteria voor het bepalen van succes worden pas tijdens het hanteren van de strategie ontwikkeld. Hierbij wordt er tevens van uitgegaan dat deze criteria zelf aan veranderingen onderhevig zijn. Al met al betekent dit bij deze strategieën dat effectiviteit een tijdelijke aangelegenheid is. Bovendien is het zo dat de verschillende betrokkenen bij een proces van invoering verschillende criteria kunnen hebben ten aanzien van succes. Het regelmatig expliciteren van deze criteria is dan ook een essentiële activiteit binnen de procesgerichte invoeringsstrategieën.

11.2 BEOORDELING EN GEBRUIK VAN DE RESULTATEN VAN ONDERZOEK

Het aantal verpleegkundigen dat betrokken is of raakt bij de uitvoering van wetenschappelijk onderzoek naar innovaties is beperkt. De deelname aan praktijkonderzoek is veel groter. De grootste bemoeienis met onderzoek zal echter zijn vanuit de rol van gebruiker of mogelijke gebruiker van de resultaten van onderzoek. In deze paragraaf wordt ingegaan op het gebruik van resultaten van onderzoek op het terrein van innovaties en de invoering van innovaties, namelijk onderzoek dat eerder is uitgevoerd en waarover gepubliceerd is in tijdschriften, boeken en scripties.

Het kennisnemen van, analyseren en beoordelen van door anderen uitgevoerd innovatieonderzoek kan een voorfase zijn van wetenschappelijk onderzoek of praktijkonderzoek, maar dit hoeft niet het geval te zijn. Zo kan het zijn dat bij de besluitvorming ten aanzien van een bepaalde innovatie wordt gebruikgemaakt van resultaten van onderzoek dat door anderen is uitgevoerd. Men voert echter zelf geen onderzoek uit.

Onderzoek kan worden beoordeeld op twee belangrijke eigenschappen, de *onderzoekskwaliteiten* en de *bruikbaarheid* voor praktische vragen en opgaven.

11.2.1 De beoordeling van de onderzoekskwaliteiten

De vraag wat goed onderzoek is en wat goed onderzoek onderscheidt van minder goed of slecht onderzoek, is niet eenvoudig te beantwoorden. Er zijn heel wat dikke boeken over geschreven en er is nog steeds discussie tussen aanhangers van verschillende opvattingen hieromtrent. Over de aandachtspunten die hierna behandeld worden, bestaat een redelijke overeenstemming.

Kwaliteit van het onderzoeksmodel

Aan veel, maar zeker niet al het onderzoek naar innovaties ligt een expliciet model of theorie ten grondslag. In dit boek zijn veel van deze modellen de revue gepasseerd, zoals de sociale-interactietheorie, de theorie van de lerende organisatie, de contingentietheorie en de cultuurtheorie. Men kan zich voorstellen dat onderzoek naar bijvoorbeeld de invoering van nieuwe verpleegsystemen gebruikmaakt van de contingentietheorie, die uitgebreid in hoofdstuk 9 is behandeld. Men kan zich ook voorstellen dat onderzoek dat uitgaat van een zwak model ook tot zwakke resultaten leidt, zelfs als andere kenmerken van het onderzoek, zoals de kwaliteit van de gebruikte meetinstrumenten, wel in orde zijn. Een aantal criteria kan worden gebruikt om de kwaliteit van een model te beoordelen.

Een eerste criterium betreft de *herkomst* van het model, ofwel de visie of basale opvattingen die aan het model ten grondslag liggen. Bij innovatiemodellen gaat het om bijvoorbeeld de onderliggende visie op vernieuwing, de rol van mens, organisatie en omgeving hierbij en de opvatting over de mogelijkheid tot sturen van innovatieprocessen. Een model scoort goed op dit criterium als de onderliggende visie expliciet is gemaakt. Het model scoort nog beter als ook de geschiedenis van het model wordt aangegeven in de betreffende onderzoekspublicatie: hoe heeft het model zich ontwikkeld, zijn er onderweg wijzigingen aangebracht, waarom en door wie, is er al eerder onderzoek verricht met het model als basis, wat waren de resultaten van deze onderzoeken en welke problemen deden zich hierbij voor?

Een tweede criterium is de *logische congruentie* van het model. Anders gezegd: het gaat om de verenigbaarheid van de veronderstellingen die aan het model ten grondslag liggen. De veronderstelling dat mensen altijd weerstand bieden tegen vernieuwingen, is niet te verenigen met de veronderstelling dat managers altijd die invoeringsstrategieën kiezen die het beste passen bij innovatie en context.

Een derde criterium is de *begrijpelijkheid* van een model. Een model dat zo ingewikkeld in elkaar zit dat het niet na te vertellen is, is meestal ook niet zo'n goed model. Belangrijk is dus dat zowel de onderliggende visie en veronderstellingen, als de betekenis van de concepten die het model vormen, duidelijk zijn omschreven.

Kwaliteit van de onderzoeksvraag

Een eerste criterium voor de kwaliteit van de onderzoeksvraag luidt, dat een goede onderzoeksvraag moet aansluiten bij bestaande kennis over een bepaald onderwerp. Zo heeft het niet veel zin om een vraag te stellen naar de effectiviteit van de invoering van een bepaalde innovatie, als de mogelijke manieren van invoering (invoeringsstrategieën) onbekend zijn.

Bij een goede onderzoeksvraag moet het beoogde *kennisproduct* duidelijk zijn: leidt het onderzoek tot een eerste verkenning van een proces, leidt het onderzoek tot een beschrijving van factoren die zich meer of minder voordoen in een proces, leidt het onderzoek tot een verklaring waarom een bepaalde strategie leidt tot bepaalde resultaten?

Kwaliteit van het onderzoeksontwerp

Een goed ontwerp past bij de *aard van de gestelde onderzoeksvraag*. In subparagraaf 11.1.1 zijn vier onderzoeksontwerpen (typen) behandeld. Elk van deze ontwerpen past bij een bepaald soort onderzoeksvragen. Vragen die bijvoorbeeld verwijzen naar de verkenning of beschrijving van invoeringsprocessen, kunnen het beste worden beantwoord met behulp van actieonderzoek en casestudy's. Een vraag naar de effectiviteit van een bepaalde invoeringsstrategie daarentegen kan het beste worden beantwoord met behulp van een experimentele onderzoeksopzet. In veel onderzoeksverslagen wordt niet expliciet ingegaan op de redenen voor de keuze van een bepaald ontwerp: 'het spreekt toch voor zich'. Men moet er echter rekening mee houden dat lang niet altijd het best passende onderzoeksontwerp bij de onderzoeksvraag wordt gekozen. Het kan zijn dat de onderzoeker een voorkeur heeft voor een bepaald ontwerp, los van de gestelde onderzoeksvraag. Zo is volgens sommige onderzoekers actieonderzoek altijd het beste ontwerp, omdat het een gelijkwaardige relatie tussen onderzoeker en onderzochte impliceert.

Kwaliteit van de meetinstrumenten

De twee belangrijkste eisen die worden gesteld aan de kwaliteit van meetinstrumenten, zijn betrouwbaarheid en validiteit. *Betrouwbaarheid* heeft betrekking op de herhaalbaarheid van metingen: als metingen van een bepaald verschijnsel worden herhaald, leiden deze metingen dan tot vergelijkbare resultaten? Afhankelijk van de aard van het meetinstrument kan men verder onderscheiden tussen:

- herhaalbaarheid in de tijd: leidt een meting op twee verschillende tijdstippen tot eenzelfde score? (de test-hertestbetrouwbaarheid)
- herhaalbaarheid van meetinstrumenten: veel instrumenten, zoals vragenlijsten, bestaan uit een verzameling van 'mini-instrumentjes', namelijk de vragen of items in de lijst. Geven deze items dezelfde scores of niet? (de interne-consistentiebetrouwbaarheid)
- herhaalbaarheid van observatoren, beoordelaars of codeurs. Komen verschillende personen die met eenzelfde instrument werken tot vergelijkbare resultaten, of zijn de resultaten sterk gebonden aan de persoon die met het instrument werkt?

Als ideaal wordt derhalve gezien dat de resultaten van meetinstrumenten niet afhankelijk zijn van toeval dat kan ontstaan door de verschillen tussen tijd, items en personen.

Onderzoeksartikelen die verschijnen in goed bekendstaande tijdschriften, zullen doorgaans informatie bevatten over de betrouwbaarheid van de gebruikte instrumenten. Toch is niet altijd duidelijk waarom een onderzoeker bijvoorbeeld wel de test-hertestbetrouwbaarheid van een vragenlijst heeft berekend en niet de interne consistentie.

Validiteit van een meetinstrument heeft betrekking op de vraag of het instrument meet wat het pretendeert of beoogt te meten. Als een vragenlijst bijvoorbeeld arbeidstevredenheid beoogt te meten, meet deze lijst dan niet de betrokkenheid of de arbeidsmotivatie, in plaats van de arbeidstevredenheid? Het is gebruikelijk om onderscheid te maken tussen een aantal soorten validiteit: inhoudsvaliditeit, predictieve validiteit en constructvaliditeit.

Een instrument heeft een hoge *inhoudsvaliditeit* als de onderdelen van het instrument (de items, vragen, categorieën) relevante operationalisaties zijn van de begrippen of variabelen die men met het instrument wil meten. Ook is een instrument inhoudsvalide als de verschillende begrippen voldoende uitvoerig zijn geoperationaliseerd. Het bepalen van inhoudsvaliditeit is in de eerste plaats een kwestie van beoordeling. Vrijwel alle methoden om de inhoudsvaliditeit van een instrument vast te stellen, maken dan ook gebruik van deskundige beoordelaars.

De mate van predictieve validiteit is altijd afhankelijk van de gekozen theorie, in dit geval de hypothese dat een positieve perceptie van mensen ten opzichte van innovaties leidt tot een hoge mate van adoptie. Om perceptie te meten is een instrument nodig, en om adoptie te meten een ander instrument. Zonder een voorafgaande theorie is het onzinnig ervan uit te gaan dat de score op het ene instrument (dat perceptie meet) de score op het andere instrument (dat adoptie meet) voorspelt.

Een instrument heeft een hoge *constructvaliditeit* als het construct dat het beoogt te meten relaties heeft met andere constructen binnen het kader van een theorie. Een construct is een concept dat deel uitmaakt van een theorie. In dit boek zijn vele constructen behandeld zoals structuur, cultuur, technologie, beleid, adoptie en radicaliteit. Zo kan een theorie voorspellen dat een radicale innovatie niet congrueert met een bureaucratische cultuur. Als na meting met twee instrumenten (een cultuurinstrument en een instrument dat innovatiekenmerken meet) deze relatie inderdaad zou blijken te bestaan, geeft dit ondersteuning aan de constructvaliditeit van beide instrumenten. De optimale manier om de mate van constructvaliditeit te bepalen, is dus het toetsen van hypothesen over relaties tussen constructen. Bij veel manieren om de constructvaliditeit vast te stellen, blijft men echter steken bij het construct als zodanig in relatie tot de manier van meting. Men gaat dan bijvoorbeeld na of twee verschillende manieren om een construct te meten (bijvoorbeeld het meten van betrokkenheid met behulp van een vragenlijst en een observatieschema) tot vergelijkbare resultaten leidt. Ook gaat men wel na of meting van een construct (bijvoorbeeld adoptie) overeenkomt met de meting van een ander construct (bijvoorbeeld motivatie). Als de overeenkomst tussen de metingen laag is, dan wordt dit gezien als ondersteuning voor de constructvaliditeit van het instrument dat adoptie meet. Ook kan men nagaan of twee verschillende instrumenten waarvan men veronderstelt dat ze adoptie meten (bijvoorbeeld een vragenlijst en een interview) een samenhang vertonen. Als deze samenhang groot is, wordt dit ook gezien als een ondersteuning voor de constructvaliditeit van beide instrumenten.

In artikelen in goede vaktijdschriften wordt altijd wel melding gemaakt van de validiteit van de gebruikte meetinstrumenten. Een redelijke inhoudsvaliditeit moet als een minimale eis worden gesteld aan een instrument, wil het in een onderzoek gebruikt mogen worden.

Kwaliteit van de conclusies
In onderzoeksverslagen wordt vrijwel altijd een aantal conclusies getrokken. Een belangrijk aandachtspunt is of deze conclusies wel kloppen, gelet op de aard van de onderzoeksvraag en de onderzoeksresultaten. Een kritische blik op de conclusies is noodzakelijk.

Replicatie van de resultaten
Een belangrijke vraag is of de resultaten van een eenmalig onderzoek wel iets voorstellen. Is het niet zo, dat resultaten altijd herhaald moeten worden in ander onder-

zoek om waardevol te zijn? In publicaties over de kwaliteit van effectonderzoek naar verpleegkundige interventies wordt bijvoorbeeld gesteld dat een bepaald effect minstens in twee identieke onderzoeken moet worden aangetoond. Als de onderzoeken niet identiek zijn (er zijn bijvoorbeeld andere meetinstrumenten gebruikt), dan zijn de resultaten van deze onderzoeken niet goed vergelijkbaar. Als het herhalingsonderzoek wel identiek is uitgevoerd, maar er komen andere resultaten uit, dan moet men erg voorzichtig zijn om iets te gaan doen met de resultaten. Replicatie van resultaten is dus noodzakelijk, maar helaas, ook in de wereld van het innovatieonderzoek, nog veel te weinig gebruikelijk.

Op sommige terreinen is juist veel onderzoek gedaan. Men kan bijvoorbeeld denken aan onderzoek naar de relatie tussen de adoptie van innovaties en allerlei organisatorische factoren. Het is tegenwoordig gebruikelijk om op een dergelijke groep van onderzoeken een zogenoemde *meta-analyse* uit te voeren. Een meta-analyse is het onderzoeken van een reeks van onderzoeken. Het aardige van zo'n analyse is in de eerste plaats dat men op grond van een groot aantal onderzoeken kan nagaan of er een bepaalde relatie is tussen factoren, of dat een bepaalde strategie effectief is. Een strategie die na een meta-analyse effectief blijkt te zijn, kan zeer interessant zijn voor de praktijk. Een ander aantrekkelijk kenmerk van een meta-analyse is dat men ook kan nagaan in hoeverre verschillen in gebruikte meetinstrumenten, populatie- en steekproefkenmerken en kenmerken van de situatie van invloed zijn op de gevonden resultaten.

11.2.2 Bruikbaarheid

Kenmerken en resultaten van onderzoeken kunnen bruikbaar zijn voor de praktijk. Verpleegkundigen hebben, zoals eerder gezegd, in verschillende functies te maken met innovaties. Afhankelijk van het soort functie kan men behoefte hebben aan een bepaalde kijk op innovaties en innoveren (modellen, visies), aan informatie en criteria om beslissingen te nemen, aan informatie om het verloop van innovatieprocessen te volgen en dergelijke.

Er kan een onderscheid worden gemaakt tussen conceptuele en instrumentele bruikbaarheid van de resultaten van onderzoek. *Conceptuele bruikbaarheid* duidt op de beïnvloeding van een manier van denken en kijken naar situaties met behulp van resultaten van onderzoek. Hierbij moet in de eerste plaats worden gedacht aan modellen die ten grondslag liggen aan onderzoek, maar daarnaast ook aan theorieën die op grond van onderzoek zijn ontwikkeld. Deze theorieën kunnen het inzicht in bepaalde relaties vergroten, zoals het inzicht in de relatie tussen invoeringsstrategie en kenmerken van de organisatiecultuur, of het inzicht in de relatie tussen het ontstaan van innovaties en kenmerken van personen. *Instrumentele bruikbaarheid* duidt op het praktische gebruik van resultaten van onderzoek, zoals de invoering van een effectief gebleken innovatie, het gebruik van een vragenlijst die valide en betrouwbaar is gebleken of het kiezen van een bepaalde effectief gebleken invoeringsstrategie. De twee vormen van bruikbaarheid kan men zien als de uitersten op een continuüm. In veel gevallen zal er sprake zijn van een combinatie van conceptuele en instrumentele bruikbaarheid. Zo is een bruikbare vragenlijst niet alleen een instrument om informatie mee te verzamelen (instrumentele bruikbaarheid), maar geeft de vragenlijst ook een aantal begrippen (variabelen) weer, die invloed uitoefenen op hoe men naar een verschijnsel kijkt (conceptuele bruikbaarheid).

Als we nader ingaan op de bruikbaarheid van de resultaten van onderzoek, dan kan onderscheid worden gemaakt tussen de bruikbaarheid van modellen en theorieën, de bruikbaarheid van kennis over effecten en de bruikbaarheid van instrumenten. Achtereenvolgens worden deze vormen van bruikbaarheid besproken.

Bruikbaarheid van modellen en theorieën

Modellen en ontwikkelde theorieën kunnen van betekenis zijn voor de beantwoording van verschillende vragen. De vraag kan bijvoorbeeld zijn welke innovatierichting een organisatie, divisie, afdeling of team het beste kan inslaan. Een model kan hier zijn waarde bewijzen. Het kan er bijvoorbeeld op wijzen dat men bij het beantwoorden van de genoemde vraag rekening moet houden met zowel de missie van de organisatie als met veranderingen die zich nu en in de toekomst in de omgeving zullen voordoen. Een ander voorbeeld van een bruikbaar model is een invoeringsmodel, dat zicht geeft op de factoren die men kan betrekken bij het kiezen van een invoeringsstrategie. Ten slotte kan men ook denken aan modellen die aangeven wanneer iets gelukt is. Zo'n model kan bijvoorbeeld een overzicht geven van manieren om 'verbetering van kwaliteit' concreter te maken. Dit kan zeer bruikbaar zijn bij het evalueren van de effecten van innovaties en invoeringsstrategieën.

Bij de beoordeling van de bruikbaarheid van een model kunnen de volgende aandachtspunten worden gebruikt.

Wat is de *analyse-eenheid* van het model? Richt het model zich op het individu, de groep, de hele organisatie, of zelfs op meer organisaties? Sommige innovatiemodellen stellen het individu centraal. Zulke modellen geven bijvoorbeeld een beschrijving van de fasen die individuen doormaken binnen een innovatieproces. Andere modellen stellen daarentegen een groep centraal. Zo'n model kan bijvoorbeeld gaan over de groepsdynamische factoren die van invloed zijn op het ontstaan van innovaties. Uiteraard kan een innovatiemodel ook een hele organisatie centraal stellen. Ten slotte kan een model betrekking hebben op innovatieprocessen waarbij meer organisaties zijn betrokken, bijvoorbeeld een model dat gaat over hoe organisaties omgaan met cultuurverschillen in de ontwikkeling van innovaties. Als een vraag zich in de praktijk voordoet op het niveau van een groep in een organisatie, dan is het logisch om in eerste instantie te zoeken naar modellen die ook de groep centraal stellen en niet het individu.

Innovatiemodellen verschillen niet alleen in de eenheid van analyse, maar ook in de inhoud van de variabelen. Zo verschillen de in hoofdstuk 3 behandelde implementatiebenaderingen erin wanneer een innovatie of invoering als succesvol wordt beschouwd. In dit opzicht zijn modellen bruikbaarder als deze variabelen overeenkomen met de doelen die in de betreffende organisatie worden gesteld.

Bruikbaarheid van kennis over effecten

Kennis over de effectiviteit van innovaties kan bruikbaar zijn bij het beslissen over het al dan niet invoeren van een innovatie. Een belangrijke vraag hierbij is of de effecten van de betreffende innovatie overeenkomen met de doelen die men stelt. Eerder werd hiervoor de term *doelcongruentie* gebruikt. Voor een verpleegafdeling die kostenbeheersing als beleidsdoel heeft geformuleerd, zijn in de eerste plaats innovaties interessant waarvan uit onderzoek is gebleken dat deze tot beheersing van kosten leiden.

Andere kennis over effecten die bruikbaar zijn voor de praktijk, betreft kennis over de effectiviteit van strategieën om innovaties te ontwikkelen, te verspreiden en in te voeren. In hoofdstuk 2 en 3 is een aantal van deze strategieën aan de orde geweest.

Bij de beoordeling van de bruikbaarheid van kennis over effecten is een aantal aandachtspunten relevant die alle te maken hebben met de mogelijkheid tot vertaling van de resultaten van effectiviteitsonderzoeken naar de eigen praktijksituatie.

Een eerste aandachtspunt heeft betrekking op de vraag of de *kenmerken van de personen* die in het onderzoek zijn betrokken (gebruikers van de innovatie, degenen met een invoeringsrol) overeenkomen met de kenmerken van de betrokkenen in de eigen situatie. Als onderzoek bijvoorbeeld laat zien dat teamverpleging leidt tot een grotere arbeidstevredenheid bij verpleegkundigen met een mbo-opleiding, kan men er niet zomaar van uitgaan dat dit ook in de eigen situatie zal plaatsvinden als men hoofdzakelijk met hbo-opgeleide verpleegkundigen werkt.

Een tweede punt van aandacht betreft de *setting* (de sector) waarin het onderzoek is uitgevoerd. In hoeverre komt deze overeen met de eigen setting? Zo kan uit onderzoek gebleken zijn dat casemanagement in de ambulante psychiatrie leidt tot meer arbeidstevredenheid bij verpleegkundigen. Als de mogelijke gebruikers van dit onderzoek zelf werkzaam zijn in de intramurale psychiatrie, kan men er niet zonder meer van uitgaan dat dezelfde effecten in deze setting bereikt zullen worden.

Een derde aandachtspunt betreft de *organisatorische omstandigheden* waaronder de effectiviteit van de innovatie of strategie is gebleken. In hoeverre komen deze omstandigheden overeen met de eigen omstandigheden? Het kan bijvoorbeeld zijn dat de invoering van een nieuw verpleegsysteem effectief is gebleken op afdelingen waarin een sterke groepscultuur bestaat. Als men zelf een sterk doelgerichte cultuur op de afdeling heeft, is er een duidelijk verschil tussen de eigen omstandigheden en de omstandigheden waaronder deze innovatie elders effectief is gebleken. Andere omstandigheden die men kan vergelijken, zijn bijvoorbeeld de organisatiestructuur, de opbouw van groepen en de machtsverhoudingen.

Een probleem is dat in veel verslagen van effectonderzoek geen melding wordt gemaakt van de omstandigheden waaronder een innovatie of strategie effectief is gebleken. Dit kan een aantal redenen hebben. Een van deze redenen is dat de onderzoekers geen oog hebben voor de relatie tussen innovatie, effectiviteit en omstandigheden. Een andere reden kan zijn dat de onderzoekers er wel oog voor hebben, maar ervan uitgaan dat de omstandigheden een ondergeschikte rol spelen. Ook is het mogelijk dat men ervan uitgaat dat de invloed van de omstandigheden onder controle is gebracht door de aard van het onderzoeksontwerp. Als bijvoorbeeld gebruik is gemaakt van een experiment, is het gebruikelijk om de experimentele groep en de controlegroep zo veel mogelijk gelijk te maken. Dit kan men doen door op grond van toeval (loting) een persoon of afdeling toe te wijzen aan de experimentele groep of de controlegroep. Ook kan men personen of groepen op een aantal kenmerken meten, hetzij vooraf, waarbij de groepen op grond van deze kenmerken worden ingedeeld, hetzij achteraf, waarbij de invloed van de kenmerken op de gerealiseerde effecten wordt nagegaan. Ook deze maatregelen zijn niet zonder problemen. Zo worden meestal kenmerken van personen gemeten om groepen gelijk te kunnen maken en niet de kenmerken van afdelingen, zoals cultuur, structuur en machtsverhoudingen.

Als men wel het geluk heeft dat de verslagen van onderzoek expliciet zijn over de organisatorische omstandigheden waaronder een innovatie of strategie effectief is gebleken, zou men de eigen situatie goed in kaart moeten brengen om na te gaan of er sprake is van overeenstemming in omstandigheden.

Een vierde aandachtspunt betreft de inschatting van de *risico's en kosten* die verbonden zijn aan de keuze voor een bepaalde innovatie of strategie. Zo kan het zijn dat men op grond van de voorgaande punten tot de conclusie is gekomen dat de effecten van een innovatie overeenkomen met de eigen organisatiedoelen, en dat er overeenstemming is van setting, personen en organisatorische omstandigheden. Maar: voor een definitief oordeel over de bruikbaarheid van de innovatie is een inschatting nodig van de risico's en de kosten. Bij risico's gaat het dan om risico's voor cliënten en risico's voor leden van de organisatie. Belangrijk is of in onderzoeksverslagen melding wordt gemaakt van mogelijke *neveneffecten* van een innovatie of strategie. Een innovatie kan bijvoorbeeld leiden tot kostenbeheersing, maar ook negatieve effecten tot gevolg hebben, zoals vertrek van verpleegkundigen en verhoging van het ziekteverzuim. Het is dus aan te bevelen om de betreffende onderzoekspublicaties goed te screenen op risico's.

Bij kosten moet een onderscheid worden gemaakt tussen de kosten van invoering van een innovatie en de kosten die verbonden zijn aan het gebruik of de uitvoering ervan. In beide gevallen kunnen kosten nader worden verdeeld naar soort, zoals personele kosten en materiële kosten.

Bruikbaarheid van instrumenten

In onderzoek ontwikkelde of gebruikte instrumenten kunnen op verschillende manieren voor de praktijk bruikbaar zijn. In praktijkonderzoek worden vaak instrumenten gebruikt die in wetenschappelijk onderzoek zijn ontwikkeld en getoetst op betrouwbaarheid en validiteit. Deze instrumenten kunnen bruikbaar zijn voor de verschillende fasen van praktijkgericht innovatieonderzoek die eerder in dit hoofdstuk zijn onderscheiden. De fasen van praktijkgericht innovatieonderzoek waren: eerste diagnose (al dan niet keuze van een innovatie), tweede diagnose (ten behoeve van keuze invoeringsstrategie), monitoring van de uitvoering van de strategie en effectiviteit van de innovatie (zie subparagraaf 11.1.3).

Diagnostisch onderzoek (eerste fase)

Instrumenten kunnen bruikbaar zijn voor het verzamelen van informatie om een diagnose te stellen van een bestaande of gewenste situatie. Men kan bijvoorbeeld denken aan het stellen van een diagnose over de eigen organisatiedoelen in relatie tot ontwikkelingen in de omgeving van de organisatie. Deze diagnose kan leiden tot het constateren van de behoefte aan innovaties. Andersom is het ook mogelijk dat men een bepaalde innovatie op het spoor is, en zich afvraagt of deze een meerwaarde heeft, gegeven de eigen organisatiedoelen en de verwachte ontwikkelingen in de omgeving. Voor het kunnen stellen van deze eerste diagnose zijn instrumenten relevant die op hoofdlijnen informatie kunnen opleveren over externe ontwikkelingen (ervan uitgaande dat men de eigen organisatiedoelen kent).

Dit soort instrumenten kan men aantreffen als onderdeel van grotere instrumenten voor organisatiedoorlichting en in wetenschappelijke onderzoeken.

Ervan uitgaande dat men weet wat men wil meten, is het niet altijd eenvoudig om de meest geschikte meetinstrumenten te vinden. Instrumenten die eenvoudig te vinden zijn, zijn lang niet altijd de beste. Veel goede meetinstrumenten worden alleen verstrekt door de onderzoekers, moeten worden gekocht bij een uitgever, of zijn eigendom van een bedrijf of bureau, zodat men alleen via het kopen van een bredere dienst gebruik kan maken van het instrument.

Diagnostisch onderzoek (tweede fase)

In de tweede fase gaat het om een diagnose ten behoeve van de keuze voor een invoeringsstrategie. Als voorbeeld wordt hierbij teruggegrepen op het invoeringsmodel uit paragraaf 9.3.

Ten eerste moeten de instrumenten die men wil gebruiken iets meer detail opleveren dan bij de eerste diagnose. De grotere behoefte aan detail heeft te maken met de keuze voor een strategie. In dit boek zijn vier invoeringsstrategieën onderscheiden: de adaptatiestrategie, de transitiestrategie, de transformatiestrategie en de evolutiestrategie.

In de tweede plaats moeten de te kiezen instrumenten de concepten dekken van het model dat men kiest voor de tweede diagnose. In het geval van het contingentiemodel zijn dit de hoofdconcepten interne omgeving, externe omgeving, innovatiekenmerken en individuele kenmerken. In de derde plaats moeten de scores op de instrumenten kunnen worden omgezet naar een score op *congruentie*, te onderscheiden naar interne congruentie (binnen de context) en externe congruentie (tussen context en innovatie).

Momenteel is de ontwikkeling van een instrument ten behoeve van de keuze van invoeringsstrategieën in volle gang. Dit instrument heet het *innovatiecongruentie-instrument*. Het is opgebouwd rond de concepten innovatie, interne omgeving (structuur, cultuur, machtsverhoudingen, technologie, beleid) en externe omgeving. Met behulp van dit instrument wordt een beschrijving gemaakt van de invoeringssituatie. Deze beschrijving laat zien waar de congruente en waar de discongruente relaties zich bevinden tussen de genoemde kenmerken. Op grond van deze analyse kan een overwogen keuze worden gemaakt voor een invoeringsstrategie.

Monitoring van de uitvoering van een gekozen strategie

Om na te gaan of een gekozen invoeringsstrategie goed loopt en waar ze verfijnd dient te worden, is het gebruik van gestructureerde instrumenten als vragenlijsten, observatieschema's en dergelijke minder bruikbaar. Het beste is om gebruik te maken van de zogenoemde *diagnose in actie*, wat wil zeggen dat men goed moet kijken naar de meer directe reacties op interventies. Bijvoorbeeld: hoe wordt gereageerd op informatieverstrekking over de innovatie, hoe zijn de eerste reacties op een scholing die wordt gegeven, hoe reageert men op individuele ondersteuning en begeleiding? Degenen die de strategie uitvoeren, kunnen hun ervaringen en observaties ook opschrijven. Hierbij kan gebruikgemaakt worden van gestructureerde hulpmiddelen zoals evaluatieformulieren, maar men kan ook in eigen bewoordingen een dagboek bijhouden of notities maken.

Effecten van invoering en innovatie

Voor het meten van de effecten van invoering en innovatie kunnen gestructureerde instrumenten wederom bruikbaar zijn. Effecten van de invoering kunnen onderscheiden worden in tussenliggende effecten (mate van invoering van een innovatie) of instrumentele effecten (effecten die nodig zijn om andere effecten mogelijk te maken). De effecten van de innovatie zelf kan men aanduiden als de *eindeffecten*.

Tussenliggende effecten worden vaak bepaald met variabelen die sterk zijn gebonden aan de betreffende innovatie. Zo kan men bijvoorbeeld de mate van invoering van een nieuw verpleegsysteem meten aan de hand van de verdeling van taken en bevoegdheden en de wijze van communicatie. Variabelen die worden gebruikt om *instrumentele effecten* te meten, zijn vaak algemener van aard, zoals tevredenheid, motivatie, betrokkenheid, attitude, communicatie en klimaat. Bij het meten van de effecten van de innovaties komt men vaak variabelen tegen als arbeidstevredenheid, ziekteverzuim, vertrek uit de organisatie (individuele effecten), kwaliteit van de arbeid, kwaliteit van de zorg, tevredenheid van patiënten, productiviteit en doelmatigheid (groeps- en organisatie-effecten). Voor de meting van deze variabelen bestaan instrumenten, soms zelfs verscheidene voor een bepaalde variabele. Bij de keuze voor het ene of het andere instrument zal men moeten betrekken hoe complex het instrument is, welke kosten eraan zijn verbonden en hoe vriendelijk of onvriendelijk het instrument is voor degenen op wie het wordt toegepast (lengte van het instrument, helderheid van de instructies).

11.3 SAMENVATTING EN CONCLUSIES

In dit hoofdstuk is zowel een overzicht gegeven van vormen van wetenschappelijk onderzoek naar innovatie als meer toepassingsgericht onderzoek ten behoeve van plaatselijke innovatieprocessen. De verschillende vormen van wetenschappelijk onderzoek zijn te onderscheiden naar het al dan niet ingrijpen in het innovatieproces en de gerichtheid op innovatieprocessen versus de uitkomsten van deze processen. Bij het toepassingsgerichte onderzoek is een onderscheid gemaakt tussen diagnostisch onderzoek, monitoring van het innovatieproces en onderzoek naar de uitkomsten van zowel de implementatie als de innovatie. Ook wordt in dit hoofdstuk een brug geslagen tussen de methoden en resultaten van wetenschappelijk onderzoek en lokale innovatieprocessen. Hierbij gaat het om de beoordeling van reeds verricht onderzoek en de inschatting van de bruikbaarheid van methoden en resultaten voor de lokale situatie.

Literatuur

Abbott, A. (1981), Status and status strain in the professions. *American Journal of Sociology* 86 (5), 819-35.

Abrahamson, E. (1991), Managerial fads and fashions: The diffusion and rejection of innovations. *Academy of Management Review* 16, 586-612.

Adizes, I. (1988), *Corporate Life Cycles*. Prentice Hall, New Jersey.

Agocs, C. (1997), Institutional resistance to organizational change: denial, inaction and repression. *Journal of Business Ethics* 16, 917-31.

Akgun, A.E., G.S. Lynn & J.C. Byrne (2003), Organizational learning: a socio-cognitive framework. *Human Relations* 56 (7), 839-68.

Albert, S. & D.A. Whetten (1985), Organizational identity. In: B.M. Staw & L.L. Cummings (eds.), *Research in organizational behavior* 7, 263-95. JAI Press, Greenwich.

Alexander, J.W. & A.D. Bauerschmidt (1987), Implications for nursing administration of the relationship of technology and structure to quality of care. *Nursing Administrative Quarterly* 11 (4), 1-10.

Alexander, J.W. & W.A. Randolph (1985), The fit between technology and structure as a predictor of performance in nursing subunits. *Academy of Management Journal* 28, 844-59.

Alexander, V.D. (1996), Pictures at an exhibition: Conflicting pressures in museums and the display of art. *American Journal of Sociology* 101, 797-839.

Algemene Vereniging van Verplegenden en Verzorgenden (2003), *Jaarboek*. AVVV, Utrecht.

Alter, C. & J. Hage (1993), *Organizations working together*. Sage, London.

Amabile, T.M. (1983), *The social psychology of creativity*. Springer, New York.

Amabile, T.M., E.A. Schatzel, G.B. Moneta & S.J. Kramer (2004), Leader behaviors and the work environment for creativity: perceived leadership support. *The Leadership Quarterly* 15(1), 5-32.

Amabile, T.M., R. Conti, H. Coon, J. Lazenby & M. Herron (1996), Assessing the work environment for creativity. *Academy of Management Journal* 39 (5), 1154-84.

Ambrosini, V. & C. Bowman (2001), Tacit knowledge: some suggestions for operationalization. *Journal of Management Studies* 38 (6), 811-29.

Amelsvoort, P. van & G. Scholtes (1994), *Zelfsturende teams: ontwerpen, invoeren en begeleiden*. ST-groep, Vlijmen.

Ament, A.J.H.A. & F.F.H. Rutten (1993), Evaluatie. In: R.M. Lapré & F.F.H. Rutten (red.), *Economie van de Gezondheidszorg*. Lemma, Utrecht.

Ancona, D.F. & D.F. Caldwell (1992), Bridging the bondary: external activity and performance in organizational teams. *Administrative Science Quarterly* 37, 634-65.

Anderson, N. & M.A. West (1996), The team climate inventory: development of the TCI and its applications to teambuilding for innovativeness. *European Journal of Work and Organizational Psychology* 5 (1), 53-66.

Anderson, N., C.K.W. de Dreu & B.A. Nijstad (2004), The routinization of innovation research: a constructively critical review of the state of the science. *Journal of Organizational Behavior* 25, 147-73.

Anderson, P. & M.L. Tushman (1991), Managing through cycles of technological change. *Research & Technology Management*, may/june, 26-31.

Andrews, F.M. (red.) (1979), *Scientific productivity*. Cambridge University Press, Cambridge.

Ansoff, H.I. (1984), *Implanting Strategic Management*. Prentice Hall, New Jersey.

Archilladelis, B.P., P. Jervis & A. Robertson (1971), *A study of success and failure in industrial innovation*. University of Sussex Press, Brighton.

Argyris, C. & D. Schon (1996), *Organizational learning II*. Addison Wesley, Reading.

Argyris, C. (1993), *Knowledge for action: A guide to overcoming barriers to organizational change*. Jossey-Bass, San Francisco.

Armitage, P., J. Champey-Smith & K. Andrews (1991), Primary nursing and the role of the nurse preceptor in changing long term mental health care: An evaluation. *Journal of Advanced Nursing* 16, 413-22.

Attewell, P. (1992), Technology, diffusion and organizational learning. *Organization Science* 3 (1), 203-29.

Atwal, A. & K. Caldwell (2002), Do multidisciplinary integrated care pathways improve interprofessional collaboration? *Scandinavian Journal of Caring Science* 16 (4),360-67.

Aydin, C.E. & R.E. Rice (1991), Social worlds, individual differences and implementation. *Information and management* 20, 119-36.

Azjen, I. (1991), The theory of planned behavior. Special Issue: Theories of cognitive self-regulation, organizational behavior and human decision processes 50(2), 179-211.

Baer, M., G.R. Oldham & A. Cummings (2003), Rewarding creativity: when does it really matter? *The Leadership Quarterly* 14, 569-86.

Bandura, A. (1965), Influence of models' reinforcement contingencies on the acquisition of imitative responses. *Journal of personality and social psychology* 1, 589-95.

Banet, A.G. (1976), Yin/Yang: a perspective on theories of group development. In: J.W. Pfeiffer & J.E. Jones (eds.), The 1976 annual for group facilitators. University Associates, La Jolla, California.

Bannink, P. & R. Bont (1995), Een onderzoek naar de invoering van integrale kwaliteitszorg in algemene en academische ziekenhuizen. Kwaliteit en Zorg, maart, 19-27.

Barron, F. & D.M. Harrington (1981), Creativity, intelligence and personality. In: M. Rosenzweig & L.W. Porter (eds.), *Annual Review of Psychology* 32, 439-76.

Bartunek, J.M. & M.K. Moch (1987), First order, second order and third order change and organizational development interventions: A cognitive approach. *The Journal of Applied Behavioral Science* 23 (4), 483-500.

Basadur, M. (2004), Leading others to think innovatively together: creative leadership. The Leadership Quarterly 15(2), 103-21.

Bass, B.M. (1990), *Handbook of Leadership: A survey of theory and research*. Free Press, New York.

Bate, P. (1994), *Strategies for Cultural Change*. Butterworth Heinemann, Oxford.

Baum, J.A.C. (1989), Liabilities of newness, adolescence, and obsolence: exploring age dependence in the dissolution of organizational relationships and organizations. *Proceedings of the administrative Sciences Association of Canada* 10 (5), 1-10.

Bazzoli, G.J., M. Shortell, N.L. Dubbs, C. Chan & P. Kralovec (1999), A taxonomy of health networks and systems: Bringing order out of chaos. *Health Services Research*, 33 (6), 1683-1717.

Bekkers, F., F. de Bakker, H. van Dartel, D. Meeman & J. van Vliet (1990), *Patiëntgericht verplegen en de kwaliteit van zorg.* Van Gorcum, Assen.

Berlowitz, D.R., G.J. Young, E.C. Hickey, D. Saliba, B.S. Mittman, E. Czarnowski e.a. (2003), Quality improvement implementation in the nursing home. *Health Services Research* 38 (1) pat 1, 65-83.

Bero, L.A., R. Grilli, J.M. Grimshaw, E. Harvey, A.D. Oxman & A. Thomson (1998), Closing the gap between research and practice: an overview of systematic reviews of interventions to promote the implementation of research findings. *British Medical Journal* 317, 465-68.

Blackler, F. (1995), Knowledge, knowledge work and organizations; an overview and interpretation. *Organization Studies* 16 (6), 1021-46.

Boekholdt, M. (1981), *Invoering van groepsverpleging: een organisatie-veranderkundig onderzoek op enkele verpleegafdelingen van een algemeen ziekenhuis.* NZi, Utrecht.

Boerstler, H., R.W. Foster, E. O'Connor & S.M. Shortell (1996), Implementation of TQM: Conventional wisdom versus reality. *Hospital and Health Services Administration* 41 (2), 143-59.

Bolman L.G. & T.E. Deal (1991), *Reframing organizations.* Jossey Bass Publishers, San Francisco.

Bostrom, A.C., M. Malnight, J. MacDougall & D. Hargis (1989), Staff nurses attitudes toward nursing research: A descriptive study. *Journal of Advanced Nursing* 14, 915-22.

Bouter, M. (2003), *Relaties tussen kenmerken van de context en kenmerken van het zorgdossier in teams met en hoge en lage implementatie-effectiviteit.* Afstudeerscriptie Verplegingswetenschap. UMC, Utrecht.

Bracht, N., L. Kingsbury & C. Rissel (1999), Community organizational principles in health promotion: A five-stage model. In: N. Bracht (red.) *Health promotion at the community level 2: New advances.* Sage, Thousand Oakes.

Braverman, M. (1974), *Labour and monopoly capital: The degradation of work in the twentieth century.* Monthly Review Press, New York.

Brehm, S.S. & S.M. Kassin (1993), *Social psychology.* Boston, Houghton Mifflin Company.

Brett, J.L. (1987), Use of nursing practice research findings. *Nursing Research* 6 (6), 344-49.

Brett, J.L. (1989), Organizational integrative mechanisms and adoption of innovations by nurses. *Nursing Research* 38 (2), 105-10.

Burke, W.W. (2002), *Organizational change: theory and practice.* Sage, London.

Burkhardt, M.E. & D.J. Brass (1990), Changing patterns or patterns of change: The effects of a change in technology on social network structure and power. *Administrative Science Quarterly* 35, 104-27.

Burkhardt, M.E. (1994), Social interaction effects following a technological change. *Academy of Management Journal* 37 (4), 869-98.

Burnes, B. (2000), *Managing change: a strategic approach to organizational dynamics.* Prentice Hall, London.

Burns, J.M. (1978), *Leadership.* Harper & Row, New York.

Burt, R.S. (1987), Social contagion and innovation: cohesion versus structural equivalence. *American Journal of Sociology* 92, 1287-335.

Caluwé, L. de & H. Vermaak (2002), *Leren veranderen*. Kluwer, Deventer.

Cameron, K. & D. Whetten (1981), Perceptions of organizational effectiveness over organizational life-cycles. *Administrative Science Quarterly* 26 (4)524-44.

Chambers, R. & J. Jiggins (1987), Agricultural research for resource poor farmers. Part 1: transfer-of-technology and farming systems research. *Agricultural Administration and Extension* 27, 35-52.

Champion, V.L. & A. Leach (1989), Variables related to research utilization in nursing: an empirical investigation. *Journal of Advanced Nursing* 14, 705-10.

Chiesa, V., P. Coughlan & C.A. Voss (1996), Development of a technical innovation audit. *Journal of Product Innovation Management* 13, 105-36.

Christensen, C.M. (1999), *Het innovatiedilemma: kansen en risico's van nieuwe technologie*. Uitgeverij Contact, Amsterdam.

Churchman, C.W. (1971), *The design of inquiring systems*. New York, Basic Books.

Clegg, C., K. Unswoth, O. Epitropaki & G. Parker (2002), Implicating trust in the innovation process. *Journal of Occupational and Organizational Psychology* 75, 409-22.

Closs, S.J. & F.M. Cheater (1994), Utilization of nursing research: culture, interest and support. *Journal of Advanced Nursing* 19, 762-73.

Cock, G. de, R. de Bouwen, K. de Witte & J. de Visch (1993), *Organisatieklimaat en -cultuur, theorie en praktische toepassing van de organisatieklimaat-index voor profitorganisaties en de verkorte vorm*. ACCO, Leuven.

Cummings, T.G. & C.G. Worley (1997), *Organizational Development and Change*. 6th. edition. South-Western College Publishing, Cincinnati.

Daft, R.L. (1978), A dual core model of organizational innovation. *Academy of Management Journal* 21, 193-210.

Damanpour, F. & S. Gopalakrishnan (1998), Theories of organizational structure and innovation adoption. The role of environmental change. *Journal of Engineering and Technology Management* 15, 1-24.

Damanpour, F. (1991), Organizational innovation: A meta-analysis of determinants and moderators. *Academy of Management Journal* 34, 555-90.

Day, D.L. (1994), Raising radicals: Different processes for championing innovative corporate ventures. *Organization Science* 28, 65-78.

Deetz, S. (1985), Critical-cultural research: new sensibilities and old realities. *Journal of Management* 11 (2), 121-36.

Dellebeke, A. (1996), *Perceptie van innovatiekenmerken: De operationalisering van een contingentieconcept*. Afstudeerwerkstuk Verplegingswetenschap, Universiteit Utrecht.

Denis, J.L., Y. Hebert, A. Langley, D. Lozeau & L.H. Trottier (2002), Explaining diffusion patterns for complex health care innovations. *Health Care Management Review* 27 (3), 60-73.

Denyes, H.G., E. O'Connor, H.A. Oakley & S. Ferguson (1989), Integrating nursing theory, practice and research through collaborative research. *Journal of Advanced Nursing* 14, 141-5.

DiMaggio, P.J. & W.W. Powell (1983), The iron cage revisited: Institutional isomorphism and collective rationality in organizational fields. *American Sociological Review* 48, 147-60.

Dinther, G. van & A. Hendriks (1995), Het zelfzorgmodel van Orem in de zwakzinnigenzorg. In: A. Eliens & S. Eliens-Euwals. (red.), *De praktijk van verpleegkundige theorieën en modellen*. Intro, Nijkerk.

Dirks, K.T., L.L. Cummings & J.L. Pierce (1996), Psychological ownership in organizations: conditions under which individuals promote and resist change. *Research in Organizational Change and Development* 9, 1-23.

Dobbins, M., D. Ciliska, R. Cockerill, J. Barnsley & A. DiCenso (2002), A framework for the dissemination and utilization of research for health-care policy and practice. *The Online Journal of Knowledge Synthesis for Nursing* 9 (7), 1-15.

Dopson, S., L. Fitzgerald, E. Ferlie, J. Gabbay & L. Locock (2002), No magic target! Changing clinical practice to become more evidence based. *Health Care Management Review* 27 (3), 35-47.

Doty, D.H., W.H. Glick & G.P. Huber (1993), Fit, equifinality, and organizational effectiveness: a test of two configurational theories. *Academy of Management Journal* 36 (6), 1196-250.

Dougherty, D. & B.F. Hardy (1996), Sustained innovation production in large mature organizations: Overcoming organization problems. *Academy of management Journal* 39, 826-851.

Drazin, R. (1990), Professionals and innovation: structural-functional versus radical-structural perspectives, *Journal of Management Studies* 27 (3), 245-63.

Dubbs, N.L., G.J. Bazzoli, S.M. Shortell & P.D. Kralovec (2004), Reexaming organizational configurations: an update, validation and expansion of the taxonomy of health networks and systems. *Health Services Research* 2, 1-9.

Dunphy, D.D. & D.A. Stace (1988), Transformational and coercive strategies for planned change: beyond the OD model. *Organization Studies* 9 (3), 317-34.

Eagly, A.H. & S. Chaiken (1998), Attitude structure and function. In: D.T. Gilbert, S.T. Fiske & G. Lindsey (eds.), *Handbook of Social Psychology vol. 2*, 269-322. McGraw-Hill, Boston.

Edmonson, A. (2003), Framing for learning: lessons in successful technology implementation. *California Management Review* 45 (2), 34-54.

Edwards, J.R. (1993), Problems with use of profile similarity indices in the study of congruence in organizational research. *Personnel Psychology* 46, 641-65.

Ehrenfeld, M. & S. Eckerling (1991), Perceptions and attitudes of registered nurses and research. *Journal of Advanced Nursing* 16, 224-32.

Eliens, A. & S. Eliens Euwals (1995), *De praktijk van verpleegkundige theorieën en modellen*. Intro, Nijkerk.

Elkins, T. en R.T. Keller (2003), Leadership in research and development organizations: A literature review and conceptual framework. *The Leadership Quarterly* 14, 587-606.

Ericson, T. (2001), Sensemaking in organizations. Towards a conceptual framework for understanding strategic change. *Scandinavian Journal of Management* 17, 109-31.

Erikson, E. (1968), *Identity, youth and crisis*. Norton, New York.

Ess Coeling van, H. & L.M. Simms (1993), Facilitating innovation at the nursing unit level through cultural assessment. Part 1: How to keep management ideas from falling on deaf ears. *Journal of Nursing Administration* 23 (4), 46-53.

Estabrooks, C.A., J.A. Floyd, S.S. Scott-Findlay, K.A. O'Leary & M. Gushta (2003), Individual determinants of research utilization: a systematic review. *Journal of Advanced Nursing* 43 (5), 506-20.

Ettlie, J.E., W.P. Bridges & R.D. O'Keefe (1984), Organizational strategy and structural differences for radical versus incremental innovation. *Management Science* 30, 682-95.

Fawcett, J. (1995), *Analysis and evaluation of conceptual models in nursing*. F.A. Davis Company, Philadelphia.

Ferlie, E., L. Fitzgerald, M. Wood & C. Hawkins (2004), The nonspread of innovations: the mediating role of professionals. *Academy of Management Journal* 48 (19), 117-34.

Field, L. (1979), The implementation of nursing diagnosis in clinical practice. *Nursing Clinics of North America* 14 (3), 42-48.

Fitzgerald, L.E., E. Ferlie, M. Wood & C. Hawkins (2002), Interlocking interactions, the diffusion of innovations in health care. *Human Relations* 22 (12), 1429-49.

Fleuren, M.A.H., C.H. Wiefferink & T.G.W. Paulussen (2002), *Belemmerende en bevorderende factoren bij de implementatie van zorgvernieuwingen in organisaties.* TNO Preventie en Gezondheidszorg, Leiden.

Fleuren, M., K. Wiefferink & T. Paulussen (2004), Determinants of innovation within health care organizations. *International Journal of Quality Health Care* 16, 107-23.

Ford, C.M. (1996), A theory of individual creative action in multiple social domains. *Academy of Management Review* 21 (4), 1112-42.

Ford, E.W., W.J. Duncan & P.M. Ginter (2003), The structure of state health agencies: a strategic analysis. *Medical Care Research and Review* 60 (1), 31-57.

Freidson, E. (1986), *Professional powers. A study of the institutionalization of formal knowledge.* University of Chicago Press, Chicago.

French, W.L. & C.H. Bell (1995), *Organizational development: Behavioral science interventions for organization improvement.* Prentice Hall International, Englewood Cliffs.

Frost, P.J. & C.P. Egri (1991) The political process of innovations. *Research in Organizational Behavior* 13, 229-95.

Fulton, T.R. (1996), Nurses adoption of patient-controlled analgesia approach. *Western Journal of Nursing Research* 18 (4), 383-96.

Gabriel, Y. (1999), *Organizations in depth.* Sage, London.

Gilson, L.L. & C.E. Shalley (2004), A little creativity goes a long way: an examination of teams engagement in creative processes. *Journal of Management* 30 (4), 453-70.

Goes, J.B. & S.H. Park (1997), Interorganizational links and innovation: the case of hospital services. *Academy of Management Journal* 40, 673-96.

Goldberg, M.E., M. Fishbein & S.E. Middlestadt (1997), *Social Marketing.* Lawrence Erlbaum Associates Publishers, London.

Goode, C.G., M.K. Lovett, J.E. Hayes & L.A. Butcher (1987), Use of research based knowledge in clinical practice. *Journal of Nursing Administration* 17 (12), 11-18.

Goodman, P.S., M. Bazerman & E. Conlon (1980), Institutionalization of planned organizational change. *Research in Organizational Behavior* 2, 215-46.

Goodridge, D. & B. Hack (1996), Assessing the congruence of nursing models with organizational culture: A quality improvement perspective. *Journal of Nursing Care Quality* 10 (2), 41-48.

Gordon, M. (1996), Verpleegkundige Diagnostiek: Proces en toepassing. De Tijdstroom, Utrecht.

Granovetter, M.S. (1973), The strength of weak ties. *American Journal of Sociology* 78, 1360-80.

Green, G.C., R.W. Collins & A.R. Hevner (2003), Perceived control and the diffusion of software process innovations. *Journal of High Technology Management Research* 15 (1), 123-44.

Greenhalgh, T., G. Robert, F. MacFarlane, P. Bate & O. Kyriakidan (2004), Diffusion of innovations in service organizations: Systematic review and recommendations. *The Milbank Quarterly* 82 (4), 581-629.

Grimshaw, J.M., R.E. Thomas, G. MacLennan, C. Fraser, C.R. Ramsay, L. Vale, e.a. (2004), Effectiveness and efficiency of guideline dissemination and implementation strategies. *Health Technology Assessment* 8 (6), 1-69.

Grol, R. & Grimshaw, J. (2003), From best evidence to best practice: effective implementation of change in patients care. *Lancet* 362, 1225-30.

Groot, R. de, e.a. (red.) (1997), *Innovatie in de zorgsector. Jaarboek 1997*. De Tijdstroom, Utrecht.

Guth, W.D. & I.C. MacMillan (1986), Strategy implementation versus middle-management self-interest. *Strategic Management Journal* 7, 313-27.

Hackman, J. & G. Oldham (1976), Motivation through the design of work: test of a theory. *Organizational Behavior and Human Performance* 16 (2), 250-79.

Hage, J. & J.R. Hollingsworth (2000), A strategy for the analysis of idea innovation networks and institutions. *Organization Studies* 21 (5), 971-1004.

Hage, J. & M. Aiken (1967), Program change and organizational properties: A comparative analysis. *American Journal of Sociology* 72, 503-19.

Hage, J. (1980), *Theories of organizations*. John Wiley and Sons, New York.

Halfens, R.J.G. & R.H. van Linge (2003), Disseminatie en implementatie van kennis in de verpleegkundige en verzorgende praktijk. In: *State of the art studies*. LEVV/Elsevier, Utrecht/ Maarssen.

Hall, R. (1987), *Organizations, structures, processes and outcomes*. Prentice Hall, New Jersey.

Hammer, M. & J. Champy (1993), *Reengineering the Corporation*. HarperCollins, New York.

Hannam, M.T. & J. Freeman (1989), *Organizational ecology*. Harvard University Press, Cambridge MA.

Harvey, G. & Kitson, A. (1996), Achieving improvement through quality: An evaluation of key factors in the implementation process. *Journal of Advanced Nursing* 24, 185-95.

Hofstede, G. (1991), *Allemaal andersdenkenden: Omgaan met cultuurverschillen*. Uitgeverij Contact, Amsterdam.

Horsley, J.A. (1983), *Using research to improve nursing practice: A guide*. Saunders Company, Philadelphia.

House, J.S. (1981), *Work stress and social support*. Addison Wesley, Reading, MA.

Howell, J.M. & C.A. Higgins (1990), Leadership behavior, influence tactics and career experiences of champions of technological change. *TheLeadership Quarterly* 1 (4), 249-64.

Howell, J.M. & K. Boies (2004), Champions of technological innovation: The influence of contextual knowledge, role orientation, idea generation, and idea promotion on champion emergence. *The Leadership Quarterly* 15 (2), 123-43.

Huber, G.P., K.M. Sutcliffe, C.C. Miller & W.H. Glick (1993), Understanding and predicting organizational change. In: G.P. Huber & W.H. Glick (eds.), *Organizational change and redesign*. Oxford University Press, Oxford.

Hunt, M. (1987) The process of translating research findings into nursing practice. *Journal of Advanced Nursing* 12, 101-10.

Hurst, D.K. (1995), *Crisis & vernieuwing*. Scriptum, Schiedam.

Jansen, E. (1994), Innovation and restrictive conformity among hospital employees: Individual outcomes and organizational considerations. *Hospital and Health Services Administration* 39 (1), 63-80.

Janssen, O. (2004), Job demands, perceptions of effort-reward fairness, and innovative work behavior. *Journal of Occupational and Organizational Psychology* 73, 287-302.

Jaussi, K.S. & S.D. Dionne (2003), Leading for creativity: the role of unconventional leadership behavior. *The Leadership Quarterly* 14 (4/5), 475-98.

Jermias, J. & L. Gami (2004), Integrating business strategy, organizational configurations and management accounting systems with business effectiveness: a fitness landscape approach'. *Management Accounting Research* Vol. 15, pp. 179-200.

Johnson, K.B., C.J. Blaisdell & A. Walker (2000), Effectiveness of a clinical pathway for inpatient asthma management. *Pediatrics* 106 (5), 1006-12.

Jones, K.R. & Redman, R.W. (2000), Organizational culture and work redesign: experiences in three organizations. *Journal of Advanced Nursing* 30 (12), 604-10.

Jong, A. de (1995), *Reading, a force of information: a study of factors influencing nurses motivation for (not) reading professional literature*. Afstudeerwerkstuk Master of Science in Nursing, Cardiff/Utrecht.

Kahai, S.S., J.J. Sosik & B.J. Avolio (2003), Effects of leadership style, anonymity, and rewards in an electronic meeting system context. *The Leadership Quarterly* 14, 499-524.

Kaluzny, A.D., D.M. Warner, D.G. Warren & W.N. Zelman (1982), *Management of health services*. Prentice Hall, Englewood Cliffs.

Kanter, R.M. (1988), When a thousand flowers bloom: Structural, collective and social conditions for innovation in organizations. In: B. Staw & L.L. Cummings (eds.) *Research in organizational behavior*. Vol. 10, 169-211.

Kessels, J. & P. Keursten (2002), The changing relationship between work and learning: creating a knowledge productive work environment. The Journal of Lifelong Learning in Europe 2.

Ketchen, D.J. (1997), Organizational configurations and performance: a meta analysis. *Academy of management Journal* 40 (1), 223-40.

Kezar, A. & P. Eckel (2002), Examining the institutional transformation process: the importance of sensemaking, interrelated strategies, and balance. *Research in Higher Education* 43 (3), 295-328.

Kilman, R.H., K.W. Thomas, D.P. Slevin, R. Nath & S.L. Jerrell (1994), *Producing useful knowledge for organizations*. Jossey-Bass, San Francisco.

Kim, I. & M.I. Kim (1996), The effects of individual and nursing unit characteristics on willingness to adopt an innovation. *Computers in Nursing* 14 (3), 183-7.

Kimberley, J.R. & M.J. Evanisko (1981), The influence of individual, organizational and contextual factors on hospital adoption of technological and administrative innovations. *Academy of Management Journal* 24 (4), 689-713.

King, N. & N.R. Anderson (1990), Innovation in working groups. In: M.A. West & J.L. Farr (eds.), *Innovation and creativity at work: Psychological and organizational strategies at work*. Wiley, Chichester.

King, N. & N.R. Anderson (1995), *Innovation and change in organizations*. Routledge, Londen.

Kirchhoff, K.T. (1983), Should staff nurses be expected to use research? *Western Journal of Nursing Research* 5, 245-56.

Kirchner, J.A., M. Cody, C.R. Thrush, G. Sullivan & C.G. Rapp (2004), Implementation of integrated mental health services in rural VA community based outpatient clinics. *Journal of Behavioral Health Services & Research* 31 (1), 13-25.

Kirton, M.J. (1976), Adaptors and innovators: A description and measure. *Journal of Applied Psychology* 61, 622-29.

Kirton, M.J. (1989), *Adaptors and innovators: Styles of creativity and problem solving*. Routledge, New York.

Klein, K.J. & J.S. Sorra (1996), The challenge of innovation implementation. *Academy of Management Review* 21, 1055-80.

Kline, S.J. & N. Rosenberg (1986), An overview of innovation. In: R. Landau & N. Rosenberg (eds.), *The positive sum strategy*. National Academies Press, Washington, pp. 275-305.

Knotsenburg, H.J. van (1995), *Management van de invoering van geïntegreerde verpleegkunde*. Afstudeerwerkstuk Verplegingswetenschappen, Universiteit Utrecht.

Koevoets, E.M.H.M. (1996), *Implementation of the care programme research and advice*. Afstudeerwerkstuk Master of Science in Nursing, Cardiff/Utrecht.

Kolb, D.A. (1974), On management and the learning process. In: D.A. Kolb, I.M. Rubin & J. McIntyre (eds.), *Organizational Psychology: an experimental approach*. Prentice Hall, New York.

Koppes, J. (2004), Voorspelt de congruentie tussen de kenmerken van de innovatie en de afdelingsconfiguratie de mate van adoptie? *Afstudeerwerkstuk Verplegingswetenschap*. UMC, Utrecht.

Kotter, J.P. & L.A. Schlesinger (1979), Choosing strategies for change. *Harvard Business Review* 2, 106-14.

Krause, D.E. (2004), Influence-based leadership as a determinant of the inclination to innovate and of innovation-related behaviors. *The Leadership Quarterly* 2, 1-29.

Laan, B. van der (2002), *De implementatie van een coachende stijl van leidinggeven op verpleegunits in een ziekenhuis*. Afstudeerwerkstuk Verplegingswetenschap.UMC, Utrecht.

Lacey, E.A. (1994), Research utilization in nursing practice. A pilot study. *Journal of Advanced Nursing* 19, 987-95.

Larson, M.S. (1977), *The rise of professionalism: A sociological analysis*. University of California Press, Berkeley.

Lau, C.M. & H.Y. Ngo (2004), The HR system, organizational culture and product innovation. *International Business Review* 13 (6), 685-703.

Lawrence, P.R. & J.R. Lorsch (1967), *Organization and environment*. Harvard University Press, Cambridge MA.

Lazarus, R.S. (1966), *Psychological stress and the coping process*. New York, McGraw-Hill.

Leatt, P. & R. Schneck (1982), Technology, size, environment and structure in nursing sub-units. *Organization Studies* 3, 221-42.

Lee, M.L. (2002), An exception handling of rule-based reasoning using case-based reasoning. *Journal of Intelligent and Robotic Systems* 35, 327-38.

Lemieux-Charles, L., W. McGuire & I. Blidner (2002), Building interorganizational knowledge for evidence-based health system change. *Health Care Management Review* 27 (3), 48-59.

Lemon, M. & Sahota, P.S. (2004), Organizational culture as a knowledge repertory for increased innovative capacity. *Technovation* 24, 483-98.

Leonard Barton, D. (1995), *Wellsprings of knowledge: Building and sustaining the sources of innovation*. Harvard Business School Press, Boston MA.

Linge, R.H. van (1992), *De organisatie van praktisch pedagogische gezinsbegeleiding*. Eburon, Delft.

Linge, R.H. van (1998), *Innoveren in de gezondheidszorg. Theorie, praktijk en onderzoek*. Elsevier/ De Tijdstroom, Maarssen.

Lu, Y. (2000), *De invloed van self-efficacy op de invoering van een protocol postoperatieve pijn*. Afstudeerwerkstuk Verplegingswetenschap. UMC, Utrecht.

Lubberhuizen, P. (1999), *A study in nursing teams of the relationships between innovation, climate and innovative behavior*. Afstudeerwerkstuk Master of Science in Nursing. Cardiff/ Utrecht.

Lutzen, K. & C. Tishelman (1996), Nursing diagnosis: A critical analysis of underlying assumptions. *International Journal of Nursing Studies* 33 (2), 190-200.

Maguire, S. (2002), Discourse and adoption of innovations: a study of HIV/AIDS treatments. *Health Care Management Review* 27 (3), 74-88.

Malhotra, Y. (2000), Knowledge management and new organizational forms: a framework for business model innovation. Information Resources Management Journal 13 (1), 5-14.

Manz, C.C., D.T. Bastien, T.J. Hostager & G.L. Shapiro (1989), Leadership and innovation. In: A. van de Ven, H.L. Angle & M.S. Poole (eds.), *Research on the management of innovation: The Minnesota studies*. Harper & Row, New York.

Martin, G., M. Herie, B. Turner & J. Cunningham (1998), A social marketing model for disseminating research-based treatments to addictions treatment providers. *Addiction* 93, 1703-15.

McCloskey, J.C. (1994), Nursing management innovations: A need for systematic evaluation. *Nursing Economics* 12 (1), 35-44.

McCourt, A.E. (1987), Implementation of nursing diagnosis through integration with quality assurance. *Nursing Clinics of North America* 22 (4), 899-904.

Meterko, M., D.C. Mohr & G.J. Young (2004), Teamwork culture and patient satisfaction in hospitals. *Medical Care* 42 (5), 492-8.

Meyer, A.D. & J.B. Goes (1988), Organizational assimilation of innovations: A multilevel contextual analysis. *Academy of Management Journal* 31, 897-923.

Meyer, A.D., A.S. Tsui & C.R. Hinings (1993), Configurational approaches to organizational analysis. *Academy of Management Journal* 36, 1175-95.

Michel, Y. & N.V. Sneed (1995), Dissemination and use of research findings in nursing practice. *Journal of Professional Nursing* 11 (5), 306-11.

Miles, R.E. & C.C. Snow (1978), *Organizational strategy, structure and process*. McGraw-Hill, New York.

Miller, D. (1996), A preliminary typology of organizational learning: synthesizing the literature. *Journal of Management*, 22 (3), 485-505.

Mintzberg, H. (1979), *The structuring of organizations*. Prentice Hall, Englewood Cliffs.

Mintzberg, H., B. Ahlstrand & J. Lampel (1998), *Strategy safari*. Prentice Hall, London.

Mohr, W.K. (1995), Multiple ideologies and their proposed roles in the outcomes of nurse practice settings. *Nursing Outlook* 43, 215-23.

Mohrmann, S.A. & T.G. Cummings (1987), Self designing organizations: Towards implementing quality of work life innovations. In: R.W. Woodman & W.A. Pasmore (eds.), *Research in Organizational change and development*, vol. 1, 275-310. Jai Press, London.

Monge, P.R. & E.M. Eisenberg (1987), Emergent communication networks. In: E.M. Jablin, L.L. Putnam, K.H. Roberts & L.W. Porter (eds.), *Handbook of organizational communication*. Sage, Newberry Park CA.

Moore, G.M. & I. Benbasat, (1991), Development of an instrument to measure the perceptions of adopting an information technology innovation. *Information Systems Research* 2 (3), 192-222.

Moreau, D., E.C. Porter & K. Niemela (1993), Implementing and evaluating an attending nurse model. *Nursing Management* 6, 56-64.

Morgan, G. (1997), *Images of organization*. Sage, London.

Mossholder, K.W., R.P. Settoon & A.A. Armenakis (2000), Emotion during organizational transformations. *Group and Organization Management* 25 (3), 220-43.

Mumford, M., C.M. Scott, B. Gaddis & J.M. Strange (2002), Leading creative people: orchestrating expertise and relationships. *The Leadership Quarterly* 13, 705-50.

Murdough, C., M. Kramer & C.E. Schmolenberg (1981), The teaching of nursing research: A survey report. *Nursing Education* 6, 28-34.

Nemeth, C.J. & J. Wachtler (1983), Creative problem-solving as a result of majority vs. minority influence. *European Journal of Social Psychology* 13, 45-55.

Nonaka, I. & H. Takeuchi (1995), *The knowledge creating company.* Oxford University Press, New York.

Nonaka, I. & N. Konno (1998), The concept of ba: Building a foundation for knowledge creation. *California Management Review* 40 (3), 40-54.

Noorda, G. (1998), *Cognitieve stijl en methodisch handelen.* Afstudeerwerkstuk Verplegingswetenschap, Utrecht.

Nord, W.R. & S. Tucker (1987), *Implementing routine and radical innovations.* Lexington Books, Lexington MA.

Norman, P.M., L.E. Palich, L.P. Livingstone & G.R. Carini (2003), The role of paradoxical logic in innovation: the case of intel. *The Journal of High Technology Management Research* 15 (1), 51-71.

Nutt, P.C. (1996), Views of implementation approaches by top managers in health service organizations. *Hospital and Health Service Organizations* 41 (2), 176-96.

Oldham, G.R. & A. Cummings (1996), Employee creativity: Personal and contextual factors at work. *Academy of Management Journal* 39 (3), 607-34.

Palmer, M.H. (1995), Nurses knowledge and beliefs about continence interventions in long term care. *Journal of Advanced Nursing* 21, 1065-72.

Patterson, F. (2002), Great minds don't think alike? Person-level predictors of innovation at work. *International Review of Organizational Psychology* 17, 115-44.

Pearcy, P.A. (1995), Achieving research based nursing practice. *Journal of Advanced Nursing* 22, 33-9.

Pelz, D.C. (1967), Creative tensions in the research and development climate. *Science* 15, 160-5.

Pelz, D.C. (1983), Quantitative case histories of urban innovations: Are there innovation stages? *IEEE Transactions on Engineering Management* 30, 60-67.

Pennings, J.M. (1992), Structurele contingentietheorie. In: P.J.D. Drenth, H.K. Thierry & C.H.J. de Wolf. (red.), *Nieuw handboek arbeids- en organisatiepsychologie.* Bohn Stafleu van Loghum, Houten.

Perala, M.L. & M. Hentinen (1989), Primary nursing: Opinions of nursing staff before and during implementation. *International Journal of Nursing Studies* 26 (3), 231-42.

Pernis, H. van (1997), *The implementation of case management.* Afstudeerwerkstuk Master of Science in Nursing, Cardiff/Utrecht.

Pfeffer, J. (1992), *Managing with power: Politics and influence in organizations.* Harvard Business School Press, Boston.

Phan, P.H. & T. Peridis (2000), Knowledge creation in strategic alliances: another look at organizational learning. *Asia Pacific Journal of Management* 17 (2), 201-15.

Pierce, J.L. & A. Delbeq (1977), Organizational structure, individual attitude and innovation. *Academy of Management Review* 2, 27-33.

Poole, M.S. & A.H. van de Ven (2004), *Handbook of Organizational Change And Innovation*. Oxford University Press, New York.

Porter, M. (1985), *Competetive Advantage*. New York, The Free Press.

Poslawsky, I. (2003), De implementatie van richtlijnen voor agressiehantering in de psychiatrie. *Afstudeerwerkstuk Verplegingswetenschap*, UMC Utrecht.

Prasad, P. (1993), Symbolic processes in the implementation of technological change: A symbolic interactionist study of work computerization. *Academy of Management Journal* 36 (6), 1400-29.

Pratt, M.G. & A. Rafaeli (1997), Organizational dress as a symbol of multilayered social identities. *Academy of Management Journal* 40, 862-98.

Pratt, M.G. & P.O. Foreman (2000), Classifying managerial responses to multiple organizational identities. *Academy of Management Review* 25 (1), 18-42.

Profetto-McGrath, J., K.L. Hesketh, S. Lang & C.A. Estabrooks (2003), A study of critical thinking and research utilization among nurses. *Western Journal of Nursing Research* 25 (3), 322-37.

Puffer, S. & A. Rashidian (2004), Practice nurses' intentions to use clinical guidelines. *Journal of Advanced Nursing* 47 (5), 500-9.

Quinn, R.E. & J. Rohrbaugh (1981), A competing values approach to organizational effectiveness. *Public Productivity Review* 5, 122-40.

Quinn, R.E. & J.R. Kimberly (1984), The transformation of organizational cultures. In: P.J. Frost (ed.) *Organizational culture*. Sage, Beverly Hills, CA.

Quinn, R.E. & K. Cameron (1983), Organizational life cycles and shifting criteria of effectiveness: some preliminary evidence. *Management Science* 29, 363-77.

Ravn, J.E. (2004), Cross-system knowledge chains: the team dynamics of knowledge development. *Systemic Practice and Action Research* 17 (3), 161-75.

Redfern, S. & S. Christian (2003), Achieving change in health care practice. *Journal of Evaluation in Clinical Practice* 9 (2), 225-38.

Redman, R. & S. Ketefian (1995), Defining and measuring work redesign: a field study. In: K. Kelly & M. Maas (eds.), *Health care Work Redesign*. Sage, London.

Rees, G., H. Guro, L. McDade & L. McKechnie (2004), Joint working in community mental health teams: implementation of an integrated care pathway. *Health and Social Care in the Community* 12 (6), 527-37.

Reger, R.K., J. Barney, S. Bunderson, P. Foreman, L.T. Gustafson, A.S. Huff, e.a. (1998), A strategy conversation on the topic of organizational identity. In: D. Whetten & P. Godfrey (eds.), *Identity in organizations; developing theory through conversations*. 99-168. Sage, Thousand Oaks.

Reiley, P., C.P. Seibert, N.E. Miller & K.C. Canney (1994), Implementation of a collaborative quality assessment program. *Journal of Nursing Administration* 24 (5), 65-71.

Reiter-Palmon & J.J. Illies (2004), Leadership and creativity: Understanding leadership from a creative problem-solving perspective. *The Leadership Quarterly* 15 (1), 55-77.

Rice, R.E. & C. Aydin (1991), Attitudes toward new organizational technology: Network proximity as a mechanism for social information processing. *Administrative Science Quarterly* 36, 219-44.

Rice, R.E. & E.M. Rogers (1980), Re-invention in the innovation process. *Knowledge* 1, 499-514.

Roach, D.W. & D.A. Bednar (1997), The theory of logical types: a tool for understanding levels and types of change in organizations. *Human relations* 50 (6), 671-99.

Rogers, E.M. (1992), *Transformative learning: Understanding and facilitating nurses learning of conceptual frameworks*. Lezing gepresenteerd op Sigma Theta Tau-conferentie te Pittsburg.

Rogers, E.M. (1995), *Diffusion of innovations*. The Free Press, New York.

Rogers, E.M. (2003), *Diffusion of innovations*. The Free Press, New York.

Ross, V.E., A.W. Kleingeld & L. Lorenzen (2004), A topographical map of the innovation landscape. *The Innovation Journal* 9 (2), 1-19.

Rycroft-Malone, J., G. Harvey, K. Seers, A. Kitson, B. McCormack & A. Titchen (2004), An exploration of the factors that influence the implementation of evidence into practice. *Journal of Clinical Nursing* 13, 913-24.

Savitz, L.A. (2000), A life cycle model of continuous clinical process innovation. *Journal of Health Care Management*, 45 (5), 307-315.

Schein, E.H. (1992), *Organizational culture and leadership*. Jossey-Bass, San Francisco.

Schneller, E.S. & J.B. Ott (1996), Contemporary models of change in the health professions. *Hospital and Health Services Administration* 41 (1), 121-36.

Schroeder, R.G., A.H. van de Ven, G.D. Scudder & D. Polley (1989), The development of innovation ideas. In: A.H. van de Ven, H.L. Angle & M.S. Poole (eds.), *Research on the management of innovation: The Minnesota Studies*. Ballinger/Harper & Row, New York.

Scott, S.G. & R.A. Bruce (1994), Determinants of innovative behavior: A path model of individual innovation in the workplace. *Academy of Management Journal* 37 (3), 580-607.

Scott, W.R. & J.W. Meyer (1994), *Institutional environments and organizations*. Sage, London.

Scott, W.R. (2003), *Organizations, rational, natural and open systems*. Prentice Hall, New Jersey.

Selto, F.H., C.J. Renner & S.M. Young (1995), Assessing the organizational fit of a just-in-time manufacturing system: testing selection, interaction and systems models of contingency theory. *Accounting, Organizations and Society* 20 (7/8), 665-84.

Senge, P. (1990), *The fifth discipline*. Century Business, London.

Shortell, S.M., D.Z. Levin, J.L. O'Brien & E.F.X. Hughes (1995), Assessing the evidence on CQI: Is the glass empty or half full? *Hospital and Health Services Administration* 40 (1), 4-24.

Shortell, S.M., R.H. Jones, A.W. Rademaker, R.R. Gillies, D.S. Dranove, E.F. Hughes, e.a. (2000), Assessing the impact of total quality management and organizational culture on multiple outcomes of care for coronary artery bypass graft surgery patients. *Medical Care* 38 (2), 207-17.

Skivington, J.E. & R.L. Daft (1991), A study of organizational framework and process modalities for the implementation of business-level strategic decisions. *Journal of Management Studies* 28 (1), 45-67.

Sluys, E.M., D.H. de Bakker & J. Dronkers (1994), *Kwaliteitssystemen in uitvoering*. Nivel/NRV, Utrecht.

Solberg, L.I. (2000), Guideline implementation: what the literature doesn't tell us. *Journal on Quality Improvement* 26 (9), 525-37.

Srivasta, S., S.L. Overt & E.H. Neilsen (1983), Organizational analysis through group process: A theoretical perspective for organizational development. *Human Relations* 3, 83-111.

Stacey, R.D. (1992), *Managing the unknowable: Strategic boundaries between order and chaos in organizations*. Jossey-Bass, San Francisco.

Stankiewicz, R. (1979), The size and age of Swedish academic research groups and their scientific performance. In: F.M. Andrews (red.) *Scientific productivity*. Cambridge, Cambridge University Press.

Sternberg, R.J. & T.I. Lubart, (1999), The concept of creativity: prospects and paradigms. In: R.J. Sternberg (ed.), *Handbook of creativity*. Cambridge University Press, New York.

Stettler, C.B. (2003), Role of the organization in translating research into evidence-based practice. *Outcomes management* 7 (3), 97-103.

Stevens, M.J. & M.A. Campion (1994), The knowledge, skill, and ability requirements for teamwork: applications for human resource management. *Journal of management* 20, 503-30.

Strang, D. & N.B. Tuma (1993), Spatial and temporal heterogeneity in diffusion. *American Journal of Sociology* 99 (3), 614-9.

Street, A.E. (1992), *Inside nursing: A critical ethnography of clinical nursing practice*. State University of New York Press, New York.

Tabak, F. & S.H. Barr (1998), Innovation attributes and category membership: explaining intentions to adopt technological innovations in strategic decision making contexts. *Journal of High Technology Management Research* 9 (1), 17-33.

Taggar, S. (2002), Individual creativity and group ability to utilize individual creative resources: a multilevel model. *Academy of Management Journal* 45, 315-30.

Tanenbaum, S. (2003), Evidence based practice in mental health: practical weaknesses meet political strength. *Journal of Evaluation in Clinical Practice* 9 (2), 287-301.

Tang, H.K. (1999), An inventory of organizational innovativeness. *Technovation* 19, 41-51.

Teplensky, J.D., M.V. Pauly, J.R. Kimberly, A.L. Hillman & S. Schwartz (1995), Hospital adoption of medical technology: an empirical test of alternative models. *Health Services Research* 30 (3), 436-65.

Thomas, L.H., E. McColl, N. Cullum, N. Rousseau, J. Soutter & N. Steen (1998), Effect of clinical guidelines in nursing, midwifery and the therapies: a systematic review of evaluations. *Quality in Health Care* 7, 183-91.

Thomas, L.H., E. McColl, N. Cullum, N. Rousseau, J. Soutter & N. Steen (1998), Effect of clinical guidelines in nursing, midwifery, and the therapies: a systematic review of evaluations. *Quality in Health Care* 7, 183-91.

Tidd, J., J. Bessant & K. Pavitt (1997), *Managing Innovation, integrating technological, market and organizational change*. Wiley, Chichester.

Titler, M.G. (1994), Infusing research into practice to promote quality care. *Nursing Research* 43 (5), 307-13.

Tripp-Reimer, T., G. Woodworth, J.C. McCloskey & G. Bulechek (1996), The dimensional structure of nursing interventions. *Nursing Research* 45 (1), 10-17.

Tsai, S.L. (2003), The effects of a research utilization in-service program on nurses. *International Journal of Nursing Studies* 40, 105-13.

Tushman, M.L. & E. Romanelli (1985), Organizational evolution: a metamorphosis model of convergence and reorientation. In: L.L. Cummings & B.M. Staw (eds.), *Research in Organizational Behavior* 7, 171-222.

Utterback, J.M. (1994), *Mastering the dynamics of innovation*. Harvard Business School Press, Boston

Vegt, R. van der (1980), Opgaven voor implementeren: over het tot stand brengen van vernieuwingen. *Tijdschrift voor Agologie* 2, 89-104.

Ven, A.H. van de & R. Drazin (1985), The concept of fit in contingency research. *Research in Organizational Behavior* 7, 333-65.

Ven, A.H. van de (1986), Central problems in the management of innovation. *Management Science* 32 (5), 590-607.

Ven, A.H. van de (1993), Managing the process of organizational innovation. In: G.P. Huber & W.H. Glick (eds.), *Organizational change and redesign.* Oxford University Press, New York.

Venkatraman, N. (1989), The concept of fit in strategy research: toward verbal and statistical correspondence. *Academy of Management Review* 14 (3), 423-44.

Vince, R. & M. Broussine (1996), Paradox, defense and attachment: accessing and working with emotions and relations underlying organizational change. *Organization Studies* 17 (1), 1-21.

Vogeler, C.M. (1996), *De implementatie van een geïntegreerd verpleegkundig systeem.* Afstudeerwerkstuk Verplegingswetenschap, Universiteit Utrecht.

Wakefield, B.J., M.A. Blegen, T. Uden-Holman, T. Vaughn, E. Chrischilles & D.S. Wakefield (2001), Organizational culture, continuous quality improvement, and medication administration error reporting. *American Journal of medical Quality* 16 (4), 128-34.

Weggeman, M. (1997), *Kennismanagement.* Scriptum, Schiedam.

Weick, K.E. (1995), Sensemaking in Organizations. Sage, Thousand Oaks.

Weick, K.E. & R.E. Quinn (1999), Organizational change and development. *Annual Review of Psychology* 50, 361-86.

West, M.A. & N.R. Anderson (1992), Innovation, cultural values and the management of change in British hospitals. *Work and Stress* 6, 293-310.

West, M.A. & Anderson, N. (1996), Innovation in top management teams. *Journal of Applied Psychology* 81, 680-93.

West, M.A., C.S. Orrill, J.F. Dawson, F. Brodbeck, D.A. Shapiro & B. Howard (2003), Leadership clarity and team innovation in health care. *The Leadership Quarterly* 14 (4/5), 393-410.

West, M.A., M.G. Patterson & J.F. Dawson (1999), A path to profit? Teamwork at the top. *Centrepiece* 4, 6-11.

Wickramasinghe, N. & G. Davison (2004), Making explicit the implicit knowledge assets in healthcare: the case of multidisciplinary teams in care and cure environments. *Health Care Management Science* 7, 185-95.

Wilt, C.P. van der (2004), *Eigenheid in gezamenlijkheid: Multidisciplinaire samenwerking in de GGZ.* Afstudeerwerkstuk Verplegingswetenschap. Universiteit Utrecht.

Yeung, A.K.O., J.W. Brockbank & D.O. Ulrich (1991), Organizational culture and human resource practices. In: R.W. Woodman & W.A. Pasmore (eds.), *Research in Organizational change and development.* Vol. 5. Jai Press, London.

Yin, R.K. (1996), *Applications of case study research.* Sage, Newbury Park.

Zammuto, R.F. & J.Y. Krakower (1991), Quantitative and qualitative studies of organizational culture. In: R.W. Woodman & W.A. Pasmore (eds.), *Research in Organizational change and development.* Vol. 5. Jai Press, London.

Zhou, J. (1998), Feedback valence, feedback style, task autonomy, and achievement orientation: interactive effects of creative performance. *Journal of Applied Psychology* 83, 261-76.

Zorge-Brouwer, M. & S. Wildeman-Jongma (1997), *Van invoeren naar uitvoeren: De implementatie van een research based nursing innovation.* Afstudeerwerkstuk Verplegingswetenschap, Universiteit Utrecht.

Dankwoord

Aan vele personen ben ik dank verschuldigd voor het tot stand komen van dit boek. Ik noem hierbij in de eerste plaats de studenten van de masteropleidingen met wie ik de afgelopen jaren heb mogen werken. De discussies, nuchtere opmerkingen en kritische vragen hebben mij veel inspiratie gegeven bij het schrijven van dit boek. Ook de collega's van de disciplinegroep verplegingswetenschap van het UMC Utrecht en de Faculteit Gezondheidszorg van de Hogeschool van Utrecht wil ik danken voor hun inspirerende input. Verder natuurlijk dank aan alle anderen die ik meer of minder vaak mocht ontmoeten tijdens bijeenkomsten, congressen, conferenties, commissies enzovoort en die mijn denken over innovatie hebben gevoed en verrijkt.

Dit boek was er natuurlijk nooit gekomen als het thuisfront het niet mogelijk had gemaakt. Heel veel dank ben ik daarom verschuldigd aan Irma, Thomas, Aaron, Ezra en Esmee. Het is niet altijd gemakkelijk uit te leggen waarom pap nog achter de computer moet werken in de weekenden en in de vakanties. Inmiddels is dit wel een beetje gewoon geworden, maar het zal misschien nog vreemder zijn als ik binnenkort weer meer tijd heb om met jullie te spelen.

Amsterdam, februari 2006

Roland van Linge

Illustratieverantwoording

Figuur 3.1: Azjen, I. (1991), The theory of planned behavior. *Organizational and Human Decision Processes* 50, 179-211.

Figuur 4.1: Schein, E.H. (1992), *Organizational culture and leadership.* Jossey-Bass, San Francisco.

Figuur 4.2: Quinn, R.E. & Rohrbaugh, J. (1981), A competing values approach to organizational effectiveness. *Public Productivity Review* 5, 122-140.

Figuur 6.1: Hurst, D.K. (1995), *Crisis & vernieuwing.* Scriptum, Schiedam.

Figuur 7.1: Alter, C. & J. Hage (1993), *Organizations working together.* Sage, Londen.

Figuur 8.1: Blackler, F. (1995), Knowledge, knowledge work and organizations; an overview and interpretation. *Organization Studies* 16 (6), 1021-46.

Figuur 8.2: Weggeman, M. (1997), *Kennismanagement.* Scriptum, Schiedam.

Figuur 8.3: Kolb, D.A. (1974), On management and the learning process. In: D.A. Kolb, I.M. Rubin & J. McIntyre (red.), *Organizational Psychology: an experimental approach.* Prentice Hall, New York.

Figuur 9.1: Linge, R. van (1998), *Innoveren in de gezondheidszorg. Theorie, praktijk en onderzoek.* Elsevier gezondheidszorg, Maarssen.

Figuur 10.1: R. van Linge.

Register

Printed in the United States
By Bookmasters